都在學！

黃木村的痠痛自癒療法

揉一揉、拉一拉，
圖解對症根治99%痠痛！

隋朝養生功法傳人
黃木村 著

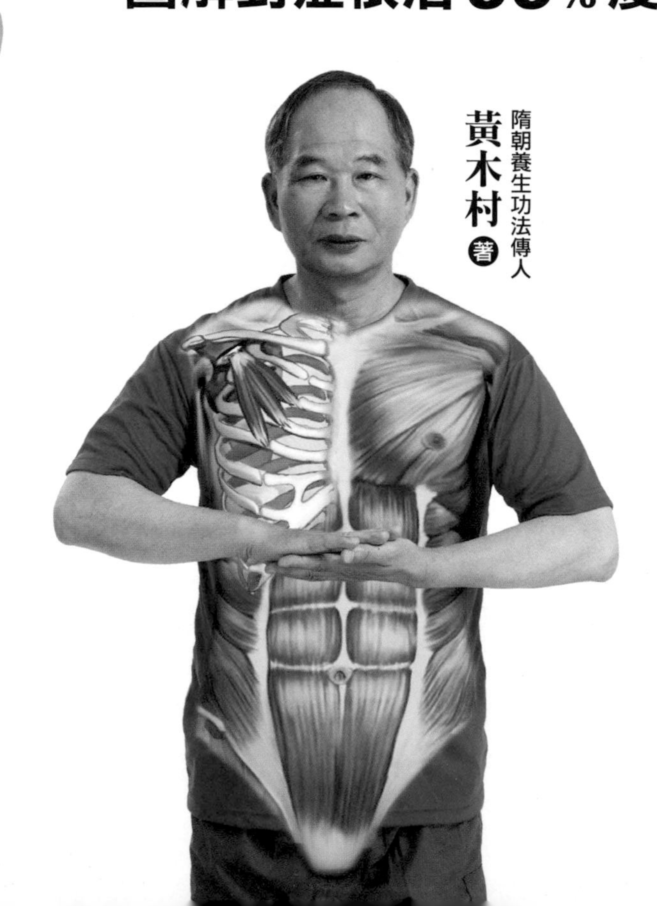

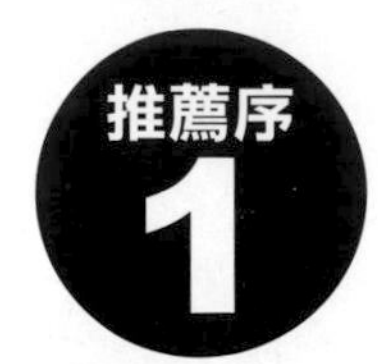

告別長年肩頸痠痛，連搭飛機時都可做！

財團法人兩岸和平發展基金會法律顧問 宋明蒼

換肝的人通常都會有排斥的現象，但看到好友張德傑將軍在接受換肝手術之後，不僅沒有面帶菜色，而且身體越來越健康，人也變得比實際年齡年輕，近70歲的人竟可以從桃園開車到屏東當天來回，實在不可思議！好奇一問，才得知他在換肝後跟隨黃木村老師練習「人體自癒療法」。

看到老友重拾健康的奇蹟，我和太太既是驚喜也是羨慕，於是，我們決定追隨老友的腳步，一起跟著黃老師開始學習「人體自癒療法」，如今一晃眼已經三年多了。

其實我的身體狀況一向尚可，唯獨因長期伏案工作、缺少運動，以致於脖子僵硬、肩膀痠痛，讓我十足困擾！而內人也同樣有此煩惱！但這些問題，蒙黃老師親身指點，在我們勤於練習中，一一獲得大大的改善！如今，**我和內人全因著日日練習「人體自癒療法」，而變得日日輕鬆自在。**

「人體自癒療法」是從一早醒來，**躺在被窩裡即可開始做的運動**，非但無副作用又不花錢，更又不受場地、時間限制，只要持之以恆，一分耕耘肯定會有一分收獲。這一福音我尤其要推薦給忙碌奔波於全世界推廣業務的人士，這是**在飛機上隨時都可做的功法**。

「痠痛麻」向來是現代人的文明病，許多人為此求醫問診、復健、推拿全都來，無不是為了想替自己解決這個惱人的病痛！而黃老師這本新作《黃木村的痠痛自癒療法》，正是有這方面困擾的現代人該人手一本的「福音書」！

推薦序2

這套自癒療法讓換肝後的我身心健康，愈來愈年輕！

退役少將 張德傑

「張大哥，您的氣色越來越好，講話中氣十足。」「同學，你現在的身體狀況比高中時還好！」「張先生，您是做什麼氣功或運動，看起來比實際年齡年輕很多！」……每次聽到這些稱讚的話，我內心總是無比高興！很少人想得到我曾經病重到面臨生死關頭。

民國97年二月初，我因「猛爆型肝炎」（肝指數飆到2800），在三軍總醫院接受「活體捐肝」移植手術，之後或許是「因緣具足」，接觸了黃木村老師講授的「人體自癒療法」。實踐多年來，生理和心理都漸入佳境；**每三個月回診，檢驗數據也讓醫生很滿意**。這些顯現出來的效果，正是我為何會一頭栽進去，以「信心、毅力」每天持續「做」，並協助黃老師亟力推廣這套「預防醫學範疇」之養生功法的原因。

「一、兩年來雙手手指發麻，做『手指比一四』竟然好了！」「久站腰痠背痛，多做『腰上下拉』就解決。」「長期睡不好，做『腳掌上下』一覺到天亮。」「便秘做『大腿前後移』就暢通。」「退休後記性減退，做『手指壓掌心』記憶力明顯變好。」「女兒發燒，做『拇指擦手指』居然退燒了！」……這些親耳聽到致謝的實證不勝枚舉，正如黃老師的著作都強調——「醫生解決不了的病痛，一個動作通通搞定」、「免吃藥打針，動一動就會好」，奇妙到不可思議！

黃老師邀我寫新書推薦序，因禿筆生鏽已久，惶恐多日才勉強擠出字來，而心想既然如此，就趁機誠心呼籲平時疏於照顧、甚至糟蹋自己身體的朋友，如果有緣**練學這套養生運動，一定要用「築基」的信念，持之以恆做下去，久之就能逐漸改善病痛，進而痊癒**，然後就能「好吃」、「好睡」、「好拉」，最後「好終」。過一個美滿人生，您，要還是不要?!

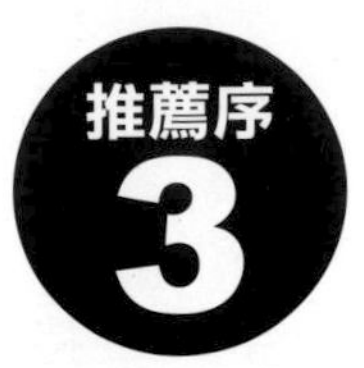

舒緩長年過勞病痛，並為癌後的長輩恢復健康！

泰沂科技股份有限公司董事長 宋慧玲

在竹科打拚十數載，在顧及事業工作的同時，卻總是忽略身心健康的平衡，在辦公室裡長時間的工作、開會，終難逃一堆過勞毛病纏身。兩年多前，緣起先生旅美求學時的室友老張推薦，也正值公司轉型為醫療器材產品研發製造階段，接觸大量保健資訊，因好奇心驅使，我來到剛成立的黃木村老師新竹教室。

相聚自是有緣，在老師親自教授示範、教學下，**兩年多來已舒緩療癒了我長年的頭痛、眼壓高、暈眩、胃食道逆流、新陳代謝遲緩等毛病**。乖乖地做著基本功，與針對症狀的各種動作組合，不只解除病灶，而且自然啟動了免疫系統的自癒開關。而持續的練習，不僅身體感覺更輕盈，不久心情也變得更輕鬆正向。

更感激的是，「人體自癒療法」還護持了我九十幾歲的公公，一年多前他因肝腫瘤，開刀摘除了部分肝臟、胰臟和膽囊的大手術，不論術前的保健或術後的修復，都極需要能提升自癒力的養生法。他每天認真地做動作，現在不但複檢指數正常，不用再投藥，**連主治醫生也讚嘆恢復速度之驚人，他現在還常開著車帶著婆婆出門逛逛**。正如婆婆說「父母身體康健，就是兒女最大的福報」，我感恩家中長者均平安健康，也感恩因緣具足，在家人最需要的時候遇到了貴人。如今黃老師的所有著作，已經成為我們家必備的健康工具書，更是祝福親友健康平安最棒的伴手禮。

「人體自癒療法」就好比一趟自己和身體對話的美麗旅程，讓自己更健康的方法，唯有親身體驗、勤學勤練，才能體會到箇中真諦。我誠心推薦它給尚未身受其惠的朋友們，畢竟人生不管在哪一個階段，要活出自在，「健康」才是王道！

推薦序 4

罹癌兄長神奇好轉，親眼見證自癒療法的奧祕！

布佬廚房食品有限公司創辦人 徐茂鑫

時光飛逝，轉眼結識黃木村老師已經八年，恭喜老師出版了第四冊大作。黃老師所提倡的「人體自癒療法」、「痠痛自癒療法」，對忙碌的現代人真是助益匪淺，**不僅是自己與身體的立即溝通，每一個動作都是深入穴位自我按摩，打通經絡氣血，促進體內宇宙運轉流暢**；簡單易行的動作，更是老少咸宜，不受時空限制，隨時隨地皆可做。

回想與黃老師結識，正是我二哥罹患腎盂癌之際，當時二哥切除了一個腎，之後又轉移膀胱，進入化療階段。第四個療程做完，虛弱又痛苦的二哥決定不再繼續化療，已經七十歲的他改以豁達的人生觀看待餘生，轉念之後他開始做黃老師教授的小動作。初期因為體力尚未恢復，做得比較辛苦，但仍耐心堅持，每天吃完早餐之後就專心做，一整天下來做4～5回合，一週後即感受到身體的變化。早先他每半年會有不舒服達一週左右，過後明顯感到突破，秉持恆心每天繼續認真做，到了第五年左右，整個人氣色體力好轉，各方面都跟生病時判若兩人。

如果是聽旁人說，可能會覺得未免太神，但看見二哥的轉變，讓我親眼見證自癒療法的奧祕；當然生病還是要看醫生做正規治療，但平日輕微不適，或改善免疫力來防病抗老，其實是可以透過這些非常到位的小動作來改善。

我自己因為高血壓家族病史，除了注意三餐飲食、固定運動來控制之外，也經常做黃老師這一套自癒療法來保養，太太、女兒及岳母的一些痠痛小病，也都在動一動之後得到舒緩，**讓我們一家老小因此免疫力大大提升**。

藉此推薦序，感謝黃老師推廣自癒療法造福人群；也真心推薦給大家，不花錢的自我保健法，人人都可以輕鬆做到。

作者序

治身養性，消病解業，唯在一心
——願把金針度與人

黃木村

我始終相信，每個人誕生到這世上，是有使命的。幸運的我在很年輕時，就曉得自己今生的使命，是要將一門助人健康的運動傳承下去。

不藏私、不求名、不為利，我的人生使命

少年時，我的恩師港明初中的林修老師，選擇將畢生所學的養生功法傳給我，叮囑我發揚光大，並廣結善緣，幫助更多人重拾健康。數十年來，我潛心研究「人體自癒療法」運動，抱著「願把金針度與人」的信念，不藏私、不求名、不為利。原本觀望之人發現我無所圖之後，紛紛敞開心胸接納和學習，一步步**見到驚人的成效後，一傳十、十傳百，如今從台灣、中國、東南亞到北美，都有這套運動的支持者。**

解決現代人的痠痛麻，人生無病無癌慢老

民國97年、100年和102年，應「蘋果屋出版社」之邀，我出版了《人體自癒療法：3分鐘動出免疫力》、《人體自癒療法：白金增訂版》，以及《驚人の人體自癒療法》，我親自示範全套動作和DVD教學，幫助大眾更正確地學習。藉此也結識了各國的讀者朋友，透過向世人推廣啟動自癒力的觀念，讓越來越多患者重獲新生，令我深感安慰又滿足，衷心感謝著上蒼。

承蒙「蘋果屋出版社」盛情再次合作，誕生本書**《黃木村的痠痛自癒療法》，以最常困擾現代人的「痠、痛、麻」為主題，及導致的炎症、慢性病、癌症提出解法，期許能幫助大家喚醒天賦的自癒力，找回無痛無病慢老的人生。**

源自隋朝智者大師的靜坐養生法

這套「自癒療法」的基本功法，源自於一千四百多年前，隋朝智者大師的打坐基本動作；加上恩師修習領悟，成為一套疏通氣血、按摩臟腑和穴道的養生運動，讓身體的自癒力被啟動，疏導病氣排出體外。

接觸這套養生功法時，我只是個小伙子，憑藉熱忱、把握工作閒暇，以面對面免費教學來推廣。漸漸地學員們將運動後身體好轉的心得反饋給我，促使我不斷閱讀醫學健康類書籍，儘管不是醫生，也能對病症和人體反應有深入的理解。累積多年教學經驗後，我將基本動作系統化，這套運動逐漸成為現在的樣貌。

恩師晚年得知我密集追蹤學員病情的改善程度，回頭調整基本動作，他也非常讚許，勉勵我繼續努力，讓這套養生運動與時俱進。換言之，它歷經了時代考驗，還融入廣大學員的實證，每個基本動作都是最真切、最有效的設計。而雖然恩師已於民國92年仙逝，一日為師，終生為父，他老人家的教誨恩義，是我一生奉行的圭臬，推廣健康使命義無反顧。

「自己的身體自己照顧」才是負責任

近年我固定在台北教課，也常受邀到各地演講，以及走入學校、企業或公益團體，傳授大家應用這套自癒療法改善健康問題，達到保健、養生目的。在接觸到形形色色的朋友當中，不乏肩負重任的社會精英，他們一生拚搏、努力爭勝，卻敗給自己的健康，甚至在生死關頭被迫放棄事業，上下求索，只求祛病延年。我不只一次聽他們感慨：「如果人生能重來，我一定會珍惜身體。」「唉，要是早一點接觸這套運動就好了。」……

我自己是三個孩子的父親，從他們孩提時代我就言教身教「健康第一」，教導孩子做個負責任的人，首先**要從「自己的身體自己照顧」做起**。在指導學員時，我也勸大家把這個觀念傳給下一代，擁有健康是追求人生理想的最大資本，一切從健康談起。

既然「自癒力」是我們與生俱來的能力，喚醒它、啟動它，就能健康延壽。而啟動自癒力並不難，靠的不是吃補吃藥、不是醫療資源，而是**透過生活化的自癒運動**，**讓氣血暢通**，**隨時修正身體狀況**，這是眾生都做得到的事，沒有託辭，但看決心。

最後，我想提醒大家，我們能一起接觸這套「自癒療法」是因緣，你我都是幸運兒，能夠透過它來修這門「治身養性、消病解業」的人生學分。祝福所有讀者朋友們，平安、健康。

| 嚴富春 | 高雄・退伍軍人・73歲

學員實證 1

坐骨神經痛加骨刺，天天做自癒療法，免去開刀之苦

我的腰痛發作過不只一次，年輕時身強體壯，總能順利恢復，就不以為意。兩年前一次搬重物，腰痛復發怎樣都治不好，痛到夜不成眠，連躺平都有心理壓力。經海軍醫院、高雄榮總的X光檢查和MRI磁振造影，得知**腰椎第4、5節間的椎間盤軟骨突出壓迫到神經，造成「坐骨神經痛」，而且頸椎、胸椎已經長骨刺**。

權威醫師建議開刀換置人工椎間盤，但我覺得脊椎問題不能草率，得再想想。期間，同學熱心介紹台北某家民俗療法頗負盛名，我搭高鐵往返求醫，可惜效果有限。臨別時推拿師送我一本書和一個計時器，我帶著這兩件禮物返回高雄，心想：「難道真的逃不過開刀？」

推拿師送的書，正是黃木村老師的前作《驚人の人體自癒療法》，我從書上看到改善腰痛的運動，便按照隨書光碟做「腰上下拉」。**初做覺得腰又痠又痛，一個月後變得只痠不痛，兩個月後連痠的感覺都消失**。體驗到成效的我操之過急，無視書上說明，居然一個動作做了15分鐘；困惑當下，我決定聯繫出版社，向黃老師本人請益。

黃老師是位謙謙君子，他耐心聽完我的描述，對我鼓勵有加，同時提醒每個動作只需做3分鐘，頂多5分鐘足矣；針對我的病症，除了「**腰上下拉**」，他還建議加上「**大腿前後移**」和「**腳掌上下**」，經此指點，我內心篤定不少。一年前我開始利用週末到台北聽黃老師的課，面對面學習溝通，對這套「人體自癒運動」也更加了解。

如今腰痛不再困擾我，我仍持續做這套人體自癒療法，並從中挑出12個特別「治疲防病」的基本動作，組成自己專屬的養生操。以前腰痛時，我走路會向右歪斜，走一百公尺得停下來數次，眼睛隨時在找地方歇息；**而今我不僅腰不痛，精神變得超級棒，可以抬頭挺胸健步走，還能幫忙拖地板**。基於親身體驗獲益匪淺，我也會買老師的大作《驚人の人體自癒療法》、和新書《黃木村的痠痛自癒療法》贈送朋友，願把健康智慧分享給大家。

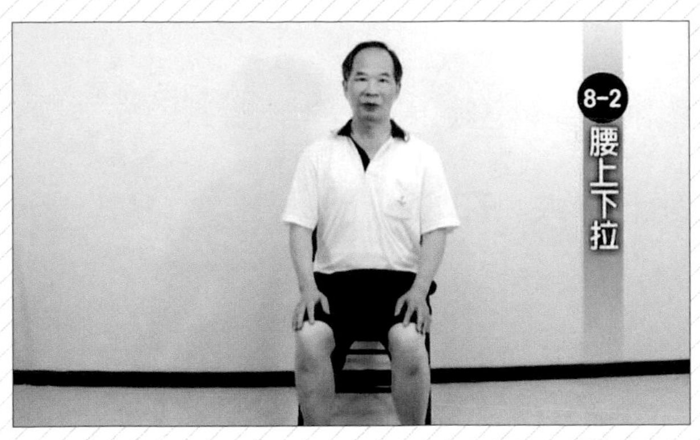

▲除了看黃木村老師的書，也跟著他親身示範的光碟做自癒運動，讓動作更正確。

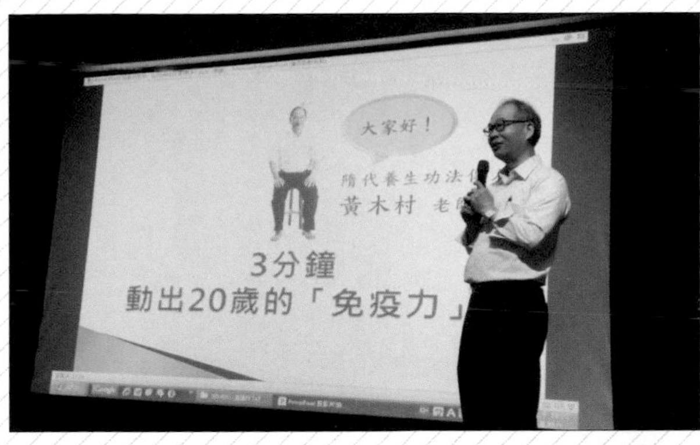

▲黃老師固定在台北授課（客家藝文活動中心），也常應邀到各地機關企業學校演講，總是求知者眾。

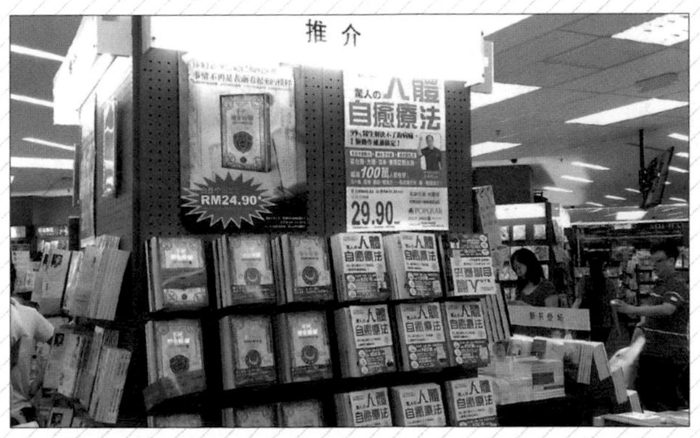

▲台灣、香港、中國、星馬、甚至美洲，都有黃老師的書友學員，著作長居保健書暢銷榜前茅。（馬來西亞大眾書局暢銷書榜）

學員實證 2

｜羅寒影｜ 台北·退休公務員·80歲

膝蓋開刀兩次，又有骨質疏鬆症 如今能拄拐杖搭捷運、騎復健車

去年年初我不慎摔倒，膝蓋斷成兩截，手術後坐輪椅需依賴他人照顧。之前朋友送我一本黃木村老師的前作《驚人の人體自癒療法》，我看了覺得不錯，但沒認真做。手術後為了盡快痊癒我勤於復健，便透過出版社找到黃老師，得知老師免費面對面教學，我決定**由外勞推著輪椅也要去聽課**。

黃老師傾囊相授，毫不藏私，我坐在課堂第一排認真聽講，整整寫了兩本筆記。膝蓋手術屆滿一年時，不幸鋼釘鋼絲凸出演變為蜂窩性組織炎，我只好再次開刀。因年紀大又有骨質疏鬆症，我很擔心術後無法痊癒，於是向黃老師求助。

老師教我做自癒療法的**腳部動作**如：「膝蓋運動」、「腳踝左右擺」、「腳板轉圈」、「腳掌上下」、「抓腳趾」，每個動作3分鐘，每天至少做2次。我抱著一定要好起來的信念，還認真做每日4要：**「拉下巴」**、**「縮小腹」**、**「推手造血」**、**「新疆舞」**，藉此提升免疫力。果然不久，術後腫脹就消失了！

骨科醫師定期追蹤我的病況，一月時骨骼恢復六、七成，二月照X光和超音波進展至九成，醫師頻頻問我做了什麼。於是，我買《驚人の人體自癒療法》送給醫師當新年禮物，說我就是按書做自癒運動，才康復得這麼快。醫師和復健師提醒我：「奶奶您年紀大了，能這樣已經是奇蹟，不可能百分之百復原。」然而**我很快就擺脫輪椅**，**能自行拄著拐杖**，**搭捷運去上課**。感謝黃老師給我諸多指點，我告訴他：「我還要繼

續加油，看能不能百分之百康復！」如今我已能夠騎復健腳踏車，醫護員都對我豎起大拇指。

我常買《驚人の人體自癒療法》送給家族親友，眾人看見我身上的奇蹟，都很認真地學做。我的親家母已經93歲高齡，有腰椎神經痛麻的困擾，她照書運動的心得是——有做就有效，不做就會痛。**針對現代人常見的「痠痛麻」困擾，黃老師在本書中更提供很多基本動作的組合運動法**，是你我都很需要的自救術。在此我將個人經驗分享出來，願大家拿出恆心和毅力，為自己的健康而戰。

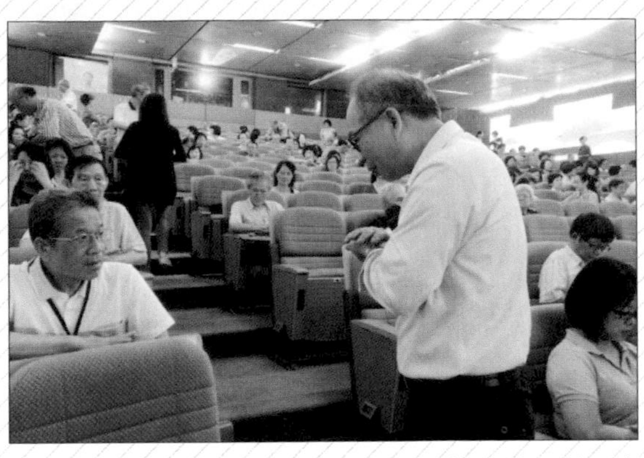

▲黃老師演講和上課認真、毫不藏私，總是親身示範，讓學員看清楚動作細節正確做法。

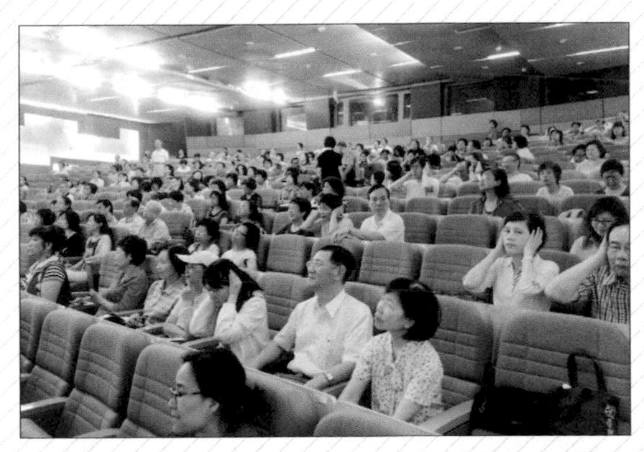

▲演講場場熱烈滿座，現場帶領來賓做人體自癒療法運動，並回答大家各種保健療病需知。

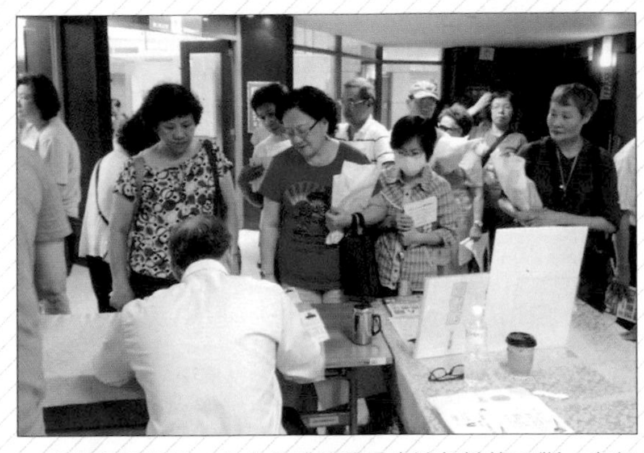

▲演講和課堂後，來自各地的學員書迷仍諮詢不斷，老師也誠摯回覆協助，以眾生健康為重。

學員實證 3

｜高稻春｜ 台北．文化事業．72歲

將「自癒療法」運用在生活中，關節炎、高血壓、嗜睡都獲得改善

媳婦知道我喜歡運動，有天告訴我黃木村老師演講的訊息，聽完演講我決定去上課，因為課程實用、老師誠懇，還把先生、孩子拖去學。我抱持「做做看」的心態，沒想到很快就見到效果。

我脖子有一突起腫塊，做**「拉下巴」**一段時間竟消掉了；也曾覺得嗜睡，老師要我順應身體想睡就睡，但要繼續**「拉下巴」**；一陣子後嗜睡改善，朋友都說我氣色變好。我也天天做「縮小腹」，腰腹贅肉變瘦，裁縫師說身材變S曲線。出差四川時，每天狂拉肚子；我打電話向老師求助，他聽症狀是只拉不痛，要我寬心；我依他吩咐多做「縮小腹」，一招就好轉了。

三年前，**我受退化性關節炎所苦，曾注射玻尿酸，止痛無效反而更僵痛，還因怕痛少動，結果右腿肌肉輕微萎縮**。老師教我勤做**「腰上下拉」**、**「大腿前後移」**，一天5次，做時放慢速度，卻每每汗流浹背，還增做**「抬大腿」**，如今僵痛掰掰了，腿部肌肉也平衡回來。此外，我心臟也不好，得吃血壓藥；老師提醒我，**心悸時不可做「雙呼吸」，應該做「鼻吸少、嘴呼多」、「縮小腹」和「推手造血」**，健康時才加做「雙呼吸」，現在血壓都很穩定。

我把這套自癒療法運動充分應用在生活裡，並分享給親友，光是**「拇指擦手指」**就幫很多孩子快速退燒，包括我的孫子、家族晚輩、同事的小孩。我覺得自己很幸運能學得這套運動，希望更多人也動起來贏回健康。

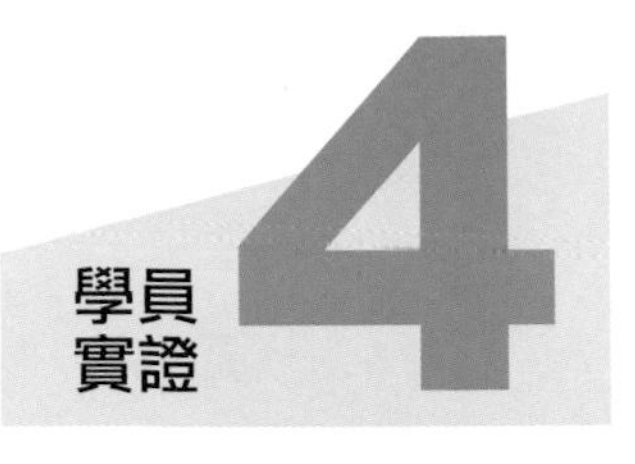

| 余福源 | 台北・貿易商・45歲

運動傷害造成右手無法舉起使力 練習「張手」、「握手」運動後復原了

我從高中時代就打棒球，有些運動舊傷。六年前一次運動傷害，嚴重到右手完全抬不起來，無法握拳也無從使力。我安慰自己：「年紀大了，受傷不能打球，也算正常吧。」然而我非常捨不得放棄棒球，加上手舉不起來嚴重影響生活，我下定決心要治療復健，但始終成效不彰。

有同事介紹黃木村老師的「人體自癒療法」很神奇，我想多一份希望也好，於是實地去了解。老師鼓勵我持之以恆就能改善，傳授**「張手」**、**「握手」**這兩個簡單的動作，囑咐我天天做。這兩個動作隨時都可以做，一旦養成習慣也不會妨礙思考或行動；**我在手痛最劇烈時，一天有5、6個小時都在做**。乖乖做了一個多月，肩膀和手臂都不痛了，力量也逐漸回復，很快便重回球隊繼續投球。

儘管傷勢復原，我並沒因此怠惰，仍然每天用零碎時間做「張手」和「握手」來保健。奇妙的是，舊傷沒有復發過，以往投球之後常覺得痠痛，現在完全沒有這種情形。我很高興自己的狀態越來越好，很想知道繼續堅持下去，究竟可以投球到幾歲。

下班回到家，我會利用看電視時，做老師教導的臉部動作，例如**「拉下巴」**、**「拉上唇」**，前者能強化免疫腺，提升抗病力，後者能促進臉部血液循環，消除疲勞。這兩個運動不方便在外頭做，留在家裡做正好。衷心感謝黃老師無私的教導，讓我受益匪淺！相信新書《黃木村的痠痛自癒療法》，能繼續造福更多繁忙眾生。

目次

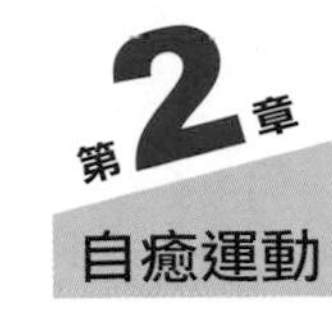

7大基本動作，啟動你的自癒力！＋更有效提醒．舒緩動作……35

第3章 對症運動

擺脫「痠、痛、麻」，對症做自癒運動！

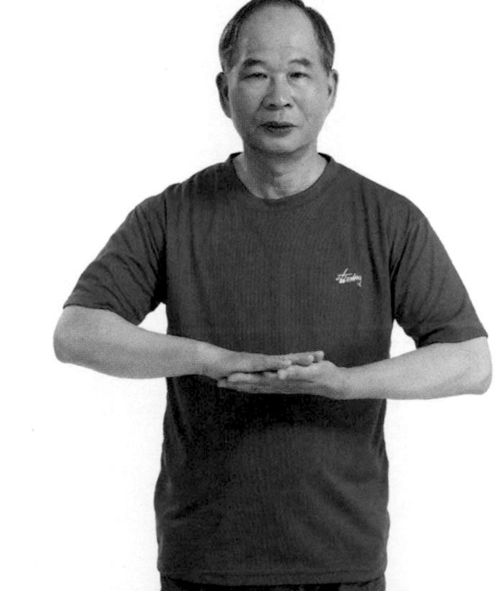

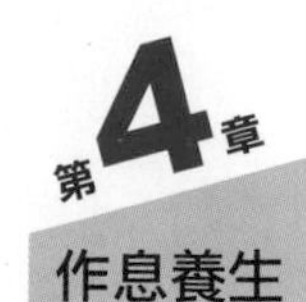

第4章
作息養生

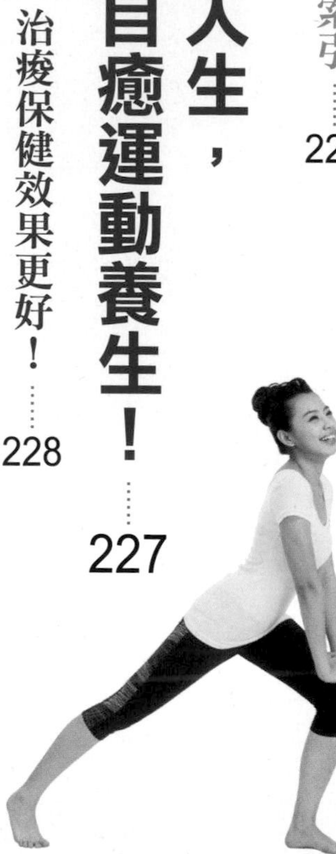

3 分鐘速覽 馬上檢測

你了解自己的身體嗎？

自癒力 vs. 痠痛麻，輸了就一身病！

自癒力 | 痠痛麻

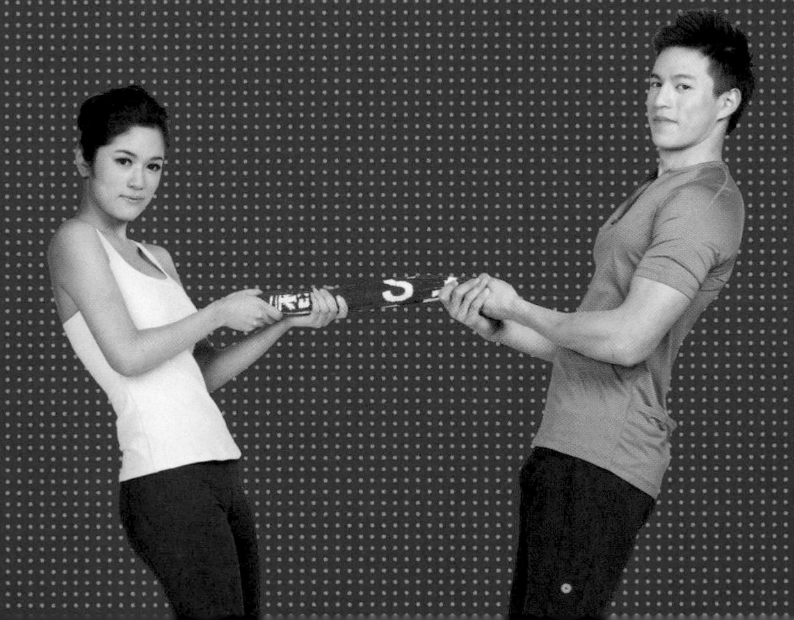

看懂徵兆！自癒力vs.痠痛麻，你贏了嗎？

馬上檢測

腰痠、背痛、膝傷好了又犯？身上一摸都是硬塊氣結？睡覺躺平就有壓力？運動傷害連醫生也搖頭？女性生理問題多多？……你的「自癒力」和「痠痛麻」每天對戰已經糟到什麼程度？快做下列評量，打「✓」者各1分，再加總看結果！

〔痠痛麻程度〕自我評量

- □ 1 常胸悶？覺得吸入的空氣很少？
- □ 2 感冒就耳朵抽痛？常三叉神經痛？
- □ 3 咬合不正？曾下巴脫臼？顳頜關節會發出喀喀聲？
- □ 4 有吃止痛藥的習慣？6個月內曾吃肌肉鬆弛劑？
- □ 5 食慾不振？肚子常脹氣？很少吃鈣質食物？不愛曬太陽？
- □ 6 每天走不到一千步？上班久坐？休假只做球類、健身、無氧運動？
- □ 7 運動少臀部卻縮水？雙腿變細？

〔自癒力好壞〕自我評量

- □ 1 3個月內曾經感冒？6個月內曾自己買成藥吃？
- □ 2 感冒就會發燒？拖很久才會好？
- □ 3 皮膚鼻子過敏？一年內得過泡疹？
- □ 4 一累就會耳鳴？覺得聽力衰退？
- □ 5 睡覺磨牙、咬牙根？常牙齦腫？
- □ 6 常口乾舌燥？多喝水仍火氣大？每天抽菸或飲酒？
- □ 7 常口角炎、嘴破？被人說口臭？

□8 怕胖就越吃越少？胃口變差？每天攝食少於3蔬2果？
□9 黑眼圈、粉刺、斑痣、皺紋變多？
□10 腰腹突出的蘋果體型？脂肪肝？
□11 容易消化不良或打嗝？常腹瀉或便秘？吃藥還常再犯？
□12 曾視力突然模糊？眼壓高？
□13 比同齡朋友提前老花？
□14 一餓就頭暈或顫抖？血糖高？
□15 一年變胖超過5％？不知道體重？減肥效果不佳？喝水也會胖？
□16 體味重？汗臭？香港腳？
□17 輕輕按壓身體就會痛？頸部淋巴常腫大？
□18 經常下肢或眼皮水腫？到了傍晚就覺得鞋子變緊？
□19 身上摸得到有脂肪瘤？皮膚長疣或瘜肉？
□20 手腳四季都是冰冷的？穿得比別人多，體溫卻偏低？

□8 被說腰挺不直？駝背？骨盆前後傾？
□9 脊椎側彎？椎間盤突出？骨刺？
□10 長時間使用3C？眼瘞？乾眼症？伸脖子看電腦？歪脖子講電話？
□11 身上氣結多？手指顫抖？懷疑有帕金森氏症？
□12 常忽然腿軟？蹲下就站不起來？
□13 下樓梯覺得膝蓋有負擔？上下公車覺得吃力？
□14 睡覺躺平會覺得背部僵痛？側躺時明顯感到肩膀被壓迫？
□15 經常半夜腳抽筋？常穿高跟鞋？工作需久站？
□16 前彎時，雙手無法碰到地？站立時，無法做手插腰後仰？
□17 常落枕？睡醒手突然無法抬高？家裡隨時備有瘆痛貼布？
□18 1週推拿、按摩1次以上？還是瘆痛？
□19 手指彎曲或伸直會卡卡的？轉動手腕有喀喀聲？無法轉動？

總分說明詳見左頁

□ 21 最近會莫名緊張、呼吸急促？有心悸或心律不整問題？
□ 22 生理期不規律？快邁入更年期？
□ 23 懷疑自己不久會得「失智症」？花在找東西的時間變多？
□ 24 失眠、多夢？甚至要吃安眠藥？每天都覺得越睡越累？
□ 25 有四高慢性病？（三高＋高尿酸）1年內沒驗血？心衰、肝指數高？
□ 26 床事力不從心？運動傷害的頻率變多？
□ 27 稍微走快點、動一下就喘？超過1年不曾慢跑或游泳？
□ 28 髮量減少或髮際線上移？頭皮出油嚴重？
□ 29 各種用藥量越來越多？
□ 30 愛生氣？獨居？家人關係緊張？

總分說明詳見24頁

□ 20 體重超標？體脂過高？天變冷、下雨前就會骨頭痠痛？
□ 21 手腳末梢易發麻發冷？糖尿病？
□ 22 家族有骨質疏鬆症？痛風病史？
□ 23 常生理痛？貧血？眩暈？子宮肌瘤？
□ 24 6個月內曾鼠蹊窩或腋窩腫痛？扁桃腺經常發炎？
□ 25 排便出血？痔瘡？經常灌腸？
□ 26 腳跟痛影響走路？足底筋膜炎？
□ 27 最近看過骨科、神經內科、復健科？半年內曾因痠痛麻接受針灸？
□ 28 曾骨折？韌帶、肌腱曾受傷或斷裂？橫膈膜或肋骨有時刺痛？
□ 29 扁平足？O型腿？X型腿？拇趾外翻？
□ 30 確診為自律神經失調？

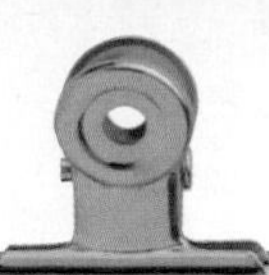

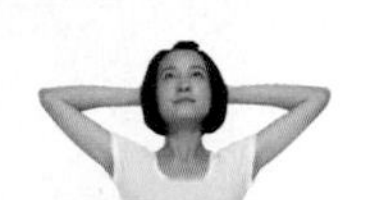

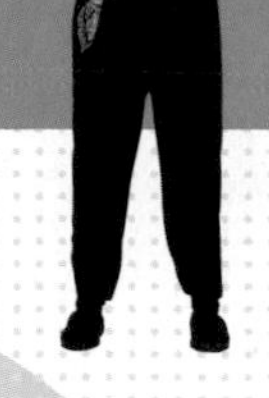

〔自癒力好壞〕評量總分説明

5分以下
健康良好請保持優勢！

你的先天體質良好，後天作息規律，因此氣血暢通、百病不生，自癒力處在滿格狀態，身心靈自然平衡。請繼續保持這份優勢，平日以「人體自癒療法」運動養生，遠離壓力，即能享有健康長壽的人生。

6～12分
小痛小病也會釀大禍！

你是那種「大病不患，小病不斷」的身體，但別忘了，隨著年齡慢慢增加，免疫力會走下坡，小病也會惹出大麻煩。請趁著年輕，多活動筋骨、強化體質，早日將體弱之處補強，才能避免早衰、炎症上身。

13～18分
立即改過遠離慢性病！

已察覺身體警訊，你勤跑醫院卻成效不彰，説得好聽是用忍耐力在對抗病痛，其實不斷在耗損元氣。請別放棄醫囑，並要改善作息，啟動飲食和運動計畫，努力改善氣血循環，這樣或許能挽救健康，不致淪為慢性病患。

19分以上
自癒力已嚴重拉警報！

你已經面對不只一種慢性疾病，健康問題正在威脅你的生理和心理！由於免疫力極差，即使小扭傷、感冒或牙齦發炎都可能造成骨牌效應，威脅生命。請盡快做深度的健康檢查，學習並每天實踐「人體自癒療法」運動。

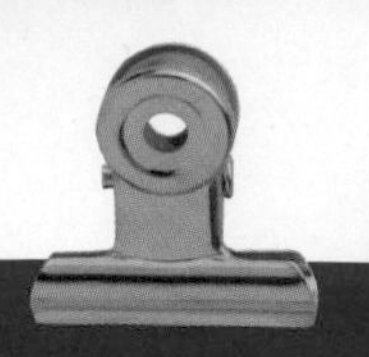

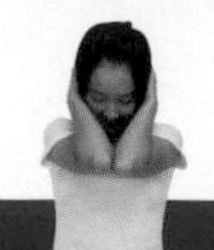

〔 痠痛麻程度 〕 評量總分說明

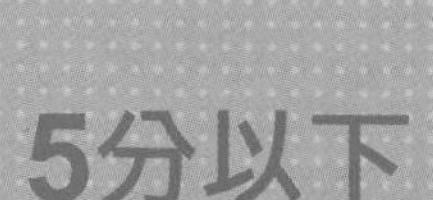

5分以下
氣血暢行且筋骨勇健！

你的健康情況令人喝采，生活習慣也很規律正常，因此氣血充足，經脈暢通，臟腑機能良好，筋骨強健有力，疾病很少上身，痠、痛、麻也敬而遠之。每天用零碎時間做自癒運動，就能常保強健的身體！

6～12分
出現不舒服的特定點！

想必你不怎麼常運動，或是未能選擇合適的運動項目，所以你的肌肉強度偏弱，常感覺筋緊、容易發生扭傷，若未完全根治將留下病灶，成為痠痛的原因。當務之急是活絡氣血，多從事運動，勤加鍛鍊。

13～18分
常有痠痛感療效有限！

痠痛程度已令你無法忽視，儘管試過各種改善痠痛的療法，但不見效果，或好了一陣子很快又再犯！日常生活裡的一些動作讓你感到吃力，例如爬上梯子換燈泡，就可能扭到脖子，或整夜因膝蓋痛、腰痠、肩痛而失眠。

19分以上
痠痛麻已是生活大敵！

肢體痠痛甚至已演變成僵麻！你試著安慰自己，也許能與痠、痛、麻和平共處，事實上，這些不適症狀已讓你的生活毫無品質可言，甚至暗潮洶湧，潛藏著可能致命的大病或癌症。慎重起見，請速就專科確診病因。

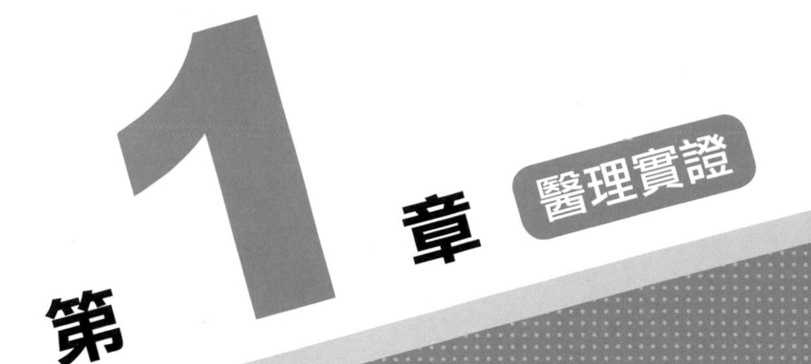

喚醒「自癒力」，掃除「痠痛麻」，

就能雙享健康與長壽！

「自癒力」是與生俱來的，卻被後天的生活惡習破壞了

每個人生來都具有「自癒力」，「自癒力」是人體最好的醫生！它讓痠痛勞累可以盡快排除；讓多數的疾病有辦法自行痊癒；即使和必要的醫藥也能協調平和不相害。可惜現代人一味依賴醫藥科技，反而忽略如何照顧自己的身體，甚至落得名醫也束手無策。很多學員跟我學「人體自癒療法」，驚訝它的健康效果，起初都以為這套運動是能「增強」抗病力，事實上，它是喚醒每個人天賦的保健自癒能力，只是知道這個祕密和方法的人越來越少。

氣血通暢就身強體健，氣血不通就痠痛老病

幾千年來，華人傳統醫學以「無形的氣」和「有形的血」為本，認為**百病之所以叢生，不外乎氣血失和**。「氣為血之帥」，氣推動血的流動，氣順行無阻，血才不會停滯；「血為氣之母」，氣的生成和運行需在血液中完成，血能載氣，兩者即相依相存。

氣血決定一個人的健康，氣足血行，自然體質強健，元氣飽滿。反之，如果氣弱血虛，血流趨緩，就像水流慢的水溝容易卡積髒污，**氣血循行的經絡裡形成「氣結」，痠痛和麻痹於是出現**；忽視「痠痛麻」小毛病不處理，連帶部位都會惡化導致氣滯血瘀，細胞得不到滋養，很快便加速衰老、抗病力漸失，慢性病、癌症上身的可能性就會大幅增高。

自癒力衰退3徵兆，哪裡痠痛那裡就開始生病

自癒力下降，身體會從3大病理徵兆來提醒我們，最直接的感受八、九成都是「痠、痛、

麻」。瞭解病理警訊和症狀要立即處理都很重要，「勿以善小而不為」，每天及時處理身體的廢物病氣，讓氣血組織回復正常，才不會小痛變大病。下列的不適症狀，可自我檢查是否經常出現——

- **自律神經失調：**自律神經又分交感、副交感神經，兩者若不協調則病況齊發。交感神經緊張時，末梢血管收縮而影響氣血循環，於是肌肉緊繃、肩頸僵硬、關節痠痛；副交感神經緊張時，呼吸變得急促，感覺疲憊、不安、注意力難以集中。
- **氣血經絡阻滯：**氣血運行於經脈和絡脈，身體隨時進行養分和代謝廢物的交換工程。一旦經絡堵塞、氣血瘀積，身體形同飽受污染的化工廠，摸得到凸硬的氣結，甚至出現腫塊，容易有暈眩、視力模糊、四肢麻痹、末梢水腫、血壓和血糖飆升等疑難雜症。
- **免疫系統異常：**淋巴腺、扁桃腺、甲狀腺、乳腺、攝護腺是人體5大免疫系統，當自癒力下降，5大抗病陣線會漏洞百出！尤其在季節交替、病毒流行期，容易罹患流感、水痘、腸胃炎、肝炎、帶狀疱疹、蕁麻疹等疾病。

當自癒力變差，或做了自癒療法運動卻不見起色，99%是生活全面性的問題，包含食無定時、久坐少動、熬夜、酗酒或咖啡、愛吃肥甘厚味、亂服成藥等惡習。這些自癒力的殺手要根除、導正日常作息，再加上這套運動，才能還給自癒力一個完善的發揮空間。

自律神經錯亂！
筋肉硬梆梆、關節痛、焦慮失眠……

免疫系統異常！
過敏、流感、腸胃炎、肝病……

氣血經絡阻滯！
腫瘤、三高、肥胖、水腫、暈眩、婦女病……

能疏導排出「病氣」，治癒疾病、健康慢老才有希望

很多人剛聽說這套「人體自癒療法」時，都是抱持懷疑的態度，有人會直接問我：**「練了這套運動，是不是就不會痠痛和生病？」**我當然是希望大家都健健康康呷到一百二十歲，可是從古至今醫學告訴我們，會讓人生病的原因太多了，就算再少生病的人也是會變老，生理和心理漸漸走下坡。而差別是在你我每天都做什麼努力，來放慢老化的時鐘，並加速病氣的排除。這套自癒運動不是仙丹，包含我自己有時候演講太頻繁，扁桃腺會紅腫抗議；而勤做自癒運動像「吞舌根」、「點頭」，能讓我舒緩當下的不舒服、避免惡化，不必依賴藥物，而且很快好轉。

「病氣」每秒都在累積，自癒運動是訓練疏導排出的能力

漢醫古書提到，當「風、寒、暑、濕、燥、火」這六種氣候過度異常時，人容易外感病邪，此即「六邪致病」。微妙的是，會讓我們生病的原因未必全是外來的，有時是臟腑機能失調所致，臨床表現非常類似，為了有所區分，醫書將後者稱為「內生五邪」，包含了「內風、內寒、內濕、內燥、內火」。

傳統醫學認為，**外感六邪、內生五邪皆會招人致病，哪裡生病，哪裡就產生病氣**，病情越嚴重，累積的病氣就越多。

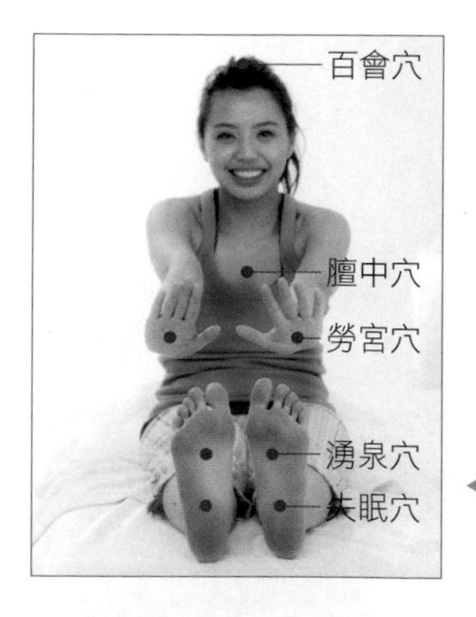

◀勤做「人體自癒療法」運動，就是訓練身體疏導和排除「病氣」，穴道、九孔、皮膚都是病氣的出口。

能將病氣徹底排除，疾病才有希望治癒。穴道、九孔、皮膚都是病氣的排出口，氣血不暢就遑論排除病氣。**促進氣血循環，將病氣「疏導」至相關穴道排出體外，是「人體自癒療法」運動很重要的一環**。例如，上半身的病氣，可從頭頂的「百會穴」、胸前的「膻中穴」排出；下半身的病氣，可從腳底的「湧泉穴」排出。

免疫力↑＋修復力↑＋養壽力↑＝健康長壽人生

《孫子兵法．九變》：「故用兵之法，無恃其不來，恃吾有以待之；無恃其不攻，恃吾有所不可攻也。」這計統御備戰的智慧，同樣適用於抗病防疫。人不可能完全不生病，想要健康長壽，必須隨時儲備自癒力。理想的自癒力必需囊括3部分——

- **免疫力**：誰都無法永遠活在無菌世界，對抗病毒的能力，是減少染病的關鍵。免疫力差的人小病不斷，日後轉變成癌症的機率特別高。
- **修復力**：萬一疾病真的上身，或處在受傷、疲累的虛弱狀態，身體要有能力自行修復，才不會讓更多病毒趁虛而入。修復力差的人，往往是慢性病的好朋友。
- **養壽力**：誰不想慢老延壽，然而要是老來身上插管、依靠輪椅被推去睡太陽，總是讓人唏噓。追求無病痛、行動自在的晚年，方是更高境界。養壽力是日常點滴累積的成果，越早開始關心健康、作息規律的人，將來老年生活才有品質。而來自各年齡層的學員證明，「人體自癒療法」是一套能陪伴你一生的養生運動。

擁有〔自癒力〕的健康人生！

免疫力↑	修復力↑	養壽力↑
➡防菌防癌	➡抗病康復	➡慢老長壽

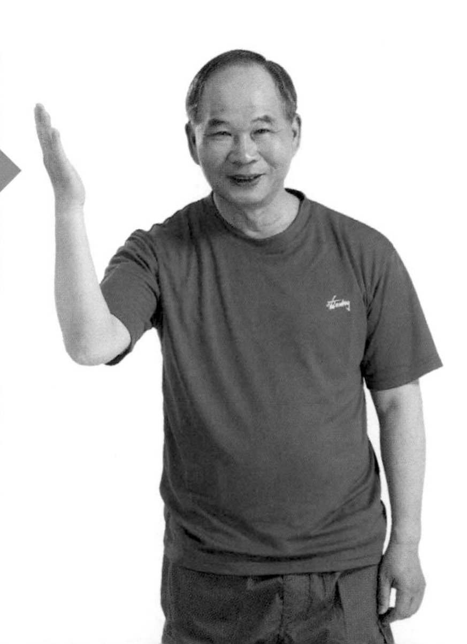

▶跟我學做這套自癒運動的人遍及各地、各種職業、各個年齡層，很多都是全家人一起為保健養生而做。

「痠、痛、麻」是全身性警訊，感覺不適時已比你想的嚴重

痠＝氣血阻滯；痛＝發炎生病；麻＝會好也難完全

氣足血行是健康首要條件。十二經脈、任督二脈是氣血的高速公路，合稱「十四經脈」，轉運站就是穴道；如果氣虛難行、血流變慢「塞車」，阻滯的氣在經絡中形成「氣結」，就是痠痛麻的起點。**哪裡氣血不通，那裡就痠痛麻！「痠」，乃因肌肉使用過度或緊繃，越是緊繃，氣血越難流通。「痛」，即肌肉筋骨勞損發炎，以致熱痛，此時病氣已生。「麻」，則是痠痛拖太久，可能傷及筋骨、壓迫神經，發生僵化麻痹**。當你感覺痠痛麻，代表身體已經偏離健康狀態，嚴重性可能超乎想像。

很多疾病的症狀相似，**光憑痠痛麻，想找出病根並不容易**，像同樣胸悶，過勞、壓力症候群、運動傷害、肺病、心臟問題都可能是病根。**症狀出現在局部時，不表示只有該處出問題**。耳朵腫痛若只關注耳朵發炎，恐忽略腎臟也有問題；或膝蓋痛急著醫腳，殊不知是全身性的免疫疾病。

痠痛麻要靠自救，忍耐會留後遺症、罹癌率高

面對痠痛麻，你可推溯病源、找專家；或啟動自癒力，讓身體自救修復，忍耐只會錯失治療的黃金期。就有學員從事製圖工作，經常眼球痠痛，下班也盯著電腦和手機；某天頭痛難耐，從神經內科看到眼科，**才查出罹患青光眼，眼壓極高且視野嚴重受損，這才後悔莫及**。再說到國人每5分40秒就有1人罹癌，癌症時鐘不斷加快，其實癌症是慢性病，長期忽略痠痛過勞、運動不足、飲食失衡、四高等身心壓力，氣滯血瘀痰凝，身體長久缺氧，以致生理代謝衰敗，毒素病氣瀰漫體內，成為細胞癌變的天堂。而學做「人體自癒療法」動起來，活化氣血力，正是現代人排毒防癌的解藥。

人體十四經脈＝氣血營養・排毒的主要通道

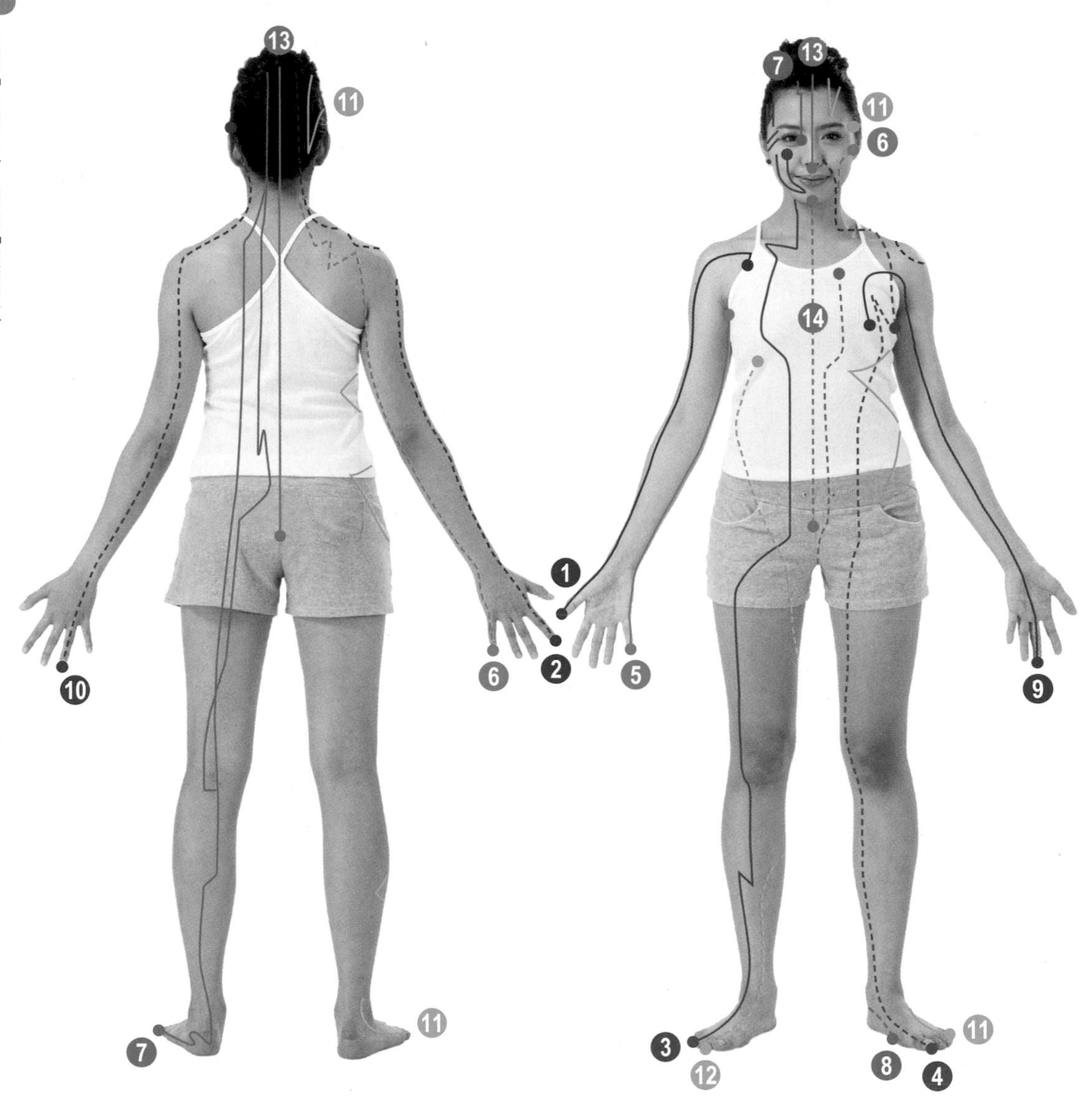

❶ 手太陰肺經 ———
❷ 手陽明大腸經 -------
❸ 足陽明胃經 ———
❹ 足太陰脾經 -------
❺ 手少陰心經 ———
❻ 手太陽小腸經 -------
❼ 足太陽膀胱經 ——
❽ 足少陰腎經 -------
❾ 手厥陰心包經 ——
❿ 手少陽三焦經 -------
⓫ 足少陽膽經 ———
⓬ 足厥陰肝經 -------
⓭ 督脈 ———
⓮ 任脈 -------------

人體重要筋肉＝含括經脈．血管．神經網絡

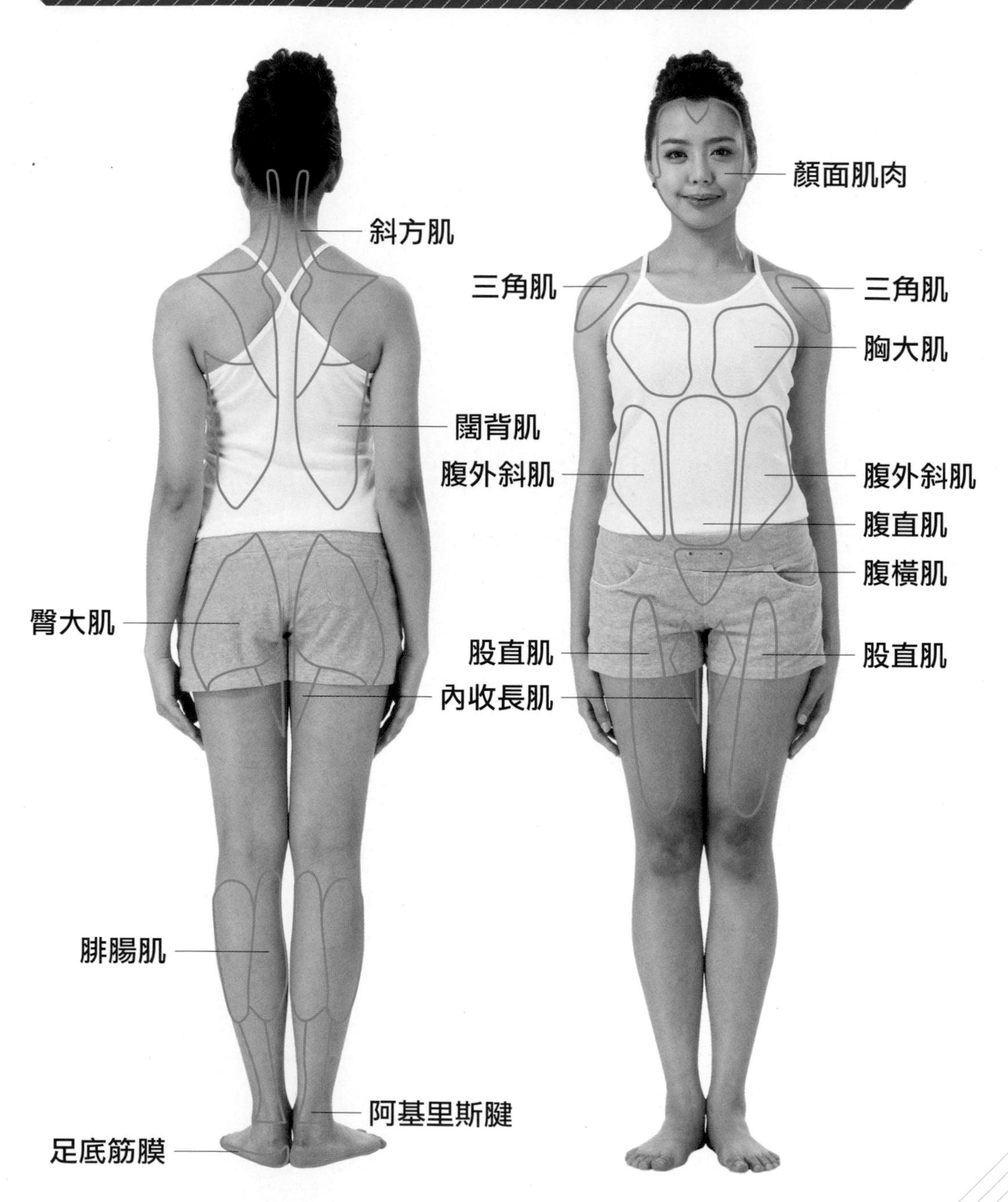

1個動作3分鐘，每天做5次，還你無痠無痛「輕鬆人生」

多年來，我寫的書都是以「人體自癒療法」運動為主題，書中多有介紹人體各部位基本動作，會就我教學員的心得做精進增減，以及說明相關醫學論述。各書不同且更重要的是，針對大家關心的多種病症，提出對症運動的動作組合，輔以學員們逆轉勝的應用實證，例如常見慢性病、痠痛炎症等。我一直關心的是，一般人要知道這套基本動作並不難，但**面臨某個症狀病痛時，要做哪些自癒運動，這才是大家不知道也最需要的**。

自癒運動源自隋朝養生功，導引氣血通暢排病氣

這套「人體自癒療法」運動，源自隋朝智者大師的靜坐方法，記載於天台宗《小止觀》一書，是智者大師早年的作品。其精髓是**運用自身力量，牽動筋骨肌肉，連帶刺激穴道，活絡經脈並按摩臟腑，激化生理代謝，導引全身氣血暢行無礙，使痠痛麻和病氣遠離**，病體就能重拾健康，是人人可學的養生法。可貴的是，修習這套運動擁有「自己的身體自己照顧」的能力，少了病痛老苦折磨，生命尊嚴得以維護，身心靈達到平衡，還省下大筆經濟負擔和醫療資源，人生課題將更有餘裕與視野。

了解病理活用，兼具「直接運動」和「間接運動」功效

西方醫學講究對症下藥，「人體自癒療法」講究疏導氣血，排除病氣，而非圍堵壓制。依此原理做基本運動，可依兩大原則來應用——

〈1〉**直接運動：**原則簡單，即針對痠痛疾病位置運動，「頭痛醫頭、腳痛醫腳」，哪裡的器官生病，就運動哪裡。例如來說，上背膏肓痛做「弓背」；腳麻做「腳掌上下」；胃痛做「胃部運動」。

〈2〉**間接運動：**原則較複雜，即搜尋疾病最大影響範圍來進行運動，「頭痛醫腳、腳痛醫頭」、「內病外治」。例如，坐骨神經痛做「繞舌頭」牽動中樞神經；落枕做「張手」排除頸部病氣。

天下事皆有因果，疾病亦然。大家若對疾病的來龍去脈多些了解，可更有智慧去運用這套運動。例如頭痛是「果」，可能的「因」包括——**感冒發燒所引起：**做「拇指擦手指」。**壓力過大所引起：**做「鼻吸少、鼻呼多」、「腳掌上下」、「縮小腹」。**外界刺激所引起：**做「鼻吸少、鼻呼多」、「腳掌上下」、「下顎往前」、「縮小腹」。**眼球痠痛所引起：**做「鼻吸少、鼻呼多」、「雙呼吸」、「推手造血」、「縮小腹」。又如椎間盤突出是「因」，導致的「果」可能包括：下背疼痛、坐骨神經痛、小腿抽筋、腳麻等。**牽涉到椎間盤突出要特別謹慎，在未能判斷突出程度之前，不宜貿然處置。**

「分散運動」比「集中運動」的效果更好

「人體自癒療法」運動要領只有一項——**每次做1個動作，每次3分鐘，每天做5次。**隨時隨地可做，固定時間進行效果更好。常有學員問我：「每次只做1個動作3分鐘，好輕鬆會不會沒有效？」「我工作忙，能否起床時就把當天5次運動量做完？」我的答案永遠是：「請把運動分散著做，效果遠勝過一口氣做完。」「輕鬆才好，大家就沒道理做不到。」

要「動」不要「累」，靜軟和緩的體內運動

「人體自癒療法」可視為**按摩器官和穴道的體內運動，我喜歡用「靜、軟、和、緩」來形容，**是「有氣質的運動」。做的時候不疾不徐，在輕鬆、無壓力的狀態下進行，做完不會氣喘吁吁或疲累，完全沒有副作用。認真做自癒運動的同時，別忘了規律的生活作息是健康之本。

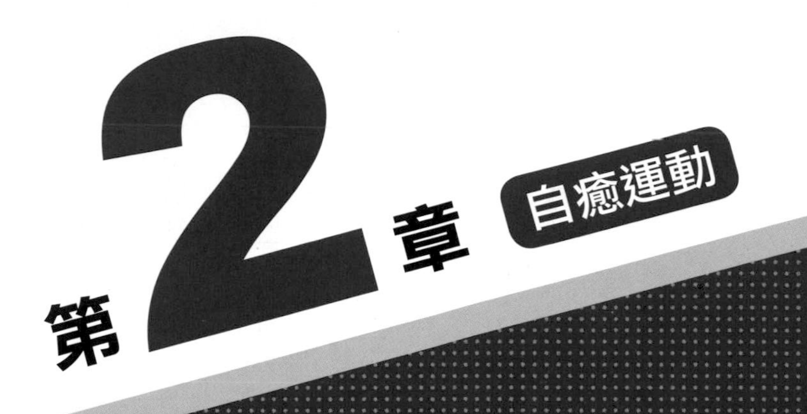

第2章 自癒運動

7大基本動作，啟動你的自癒力！

＋更有效提醒‧舒緩動作

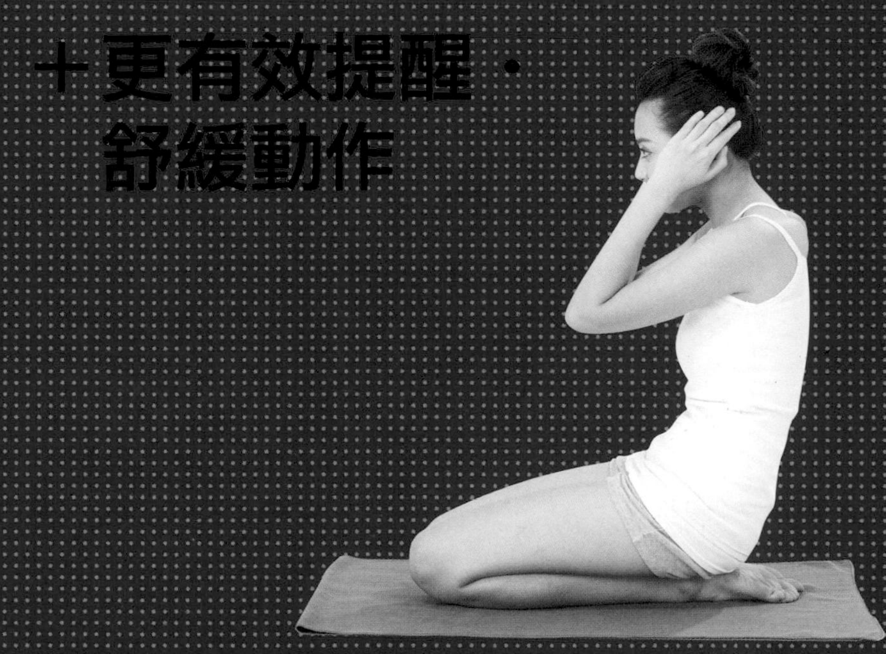

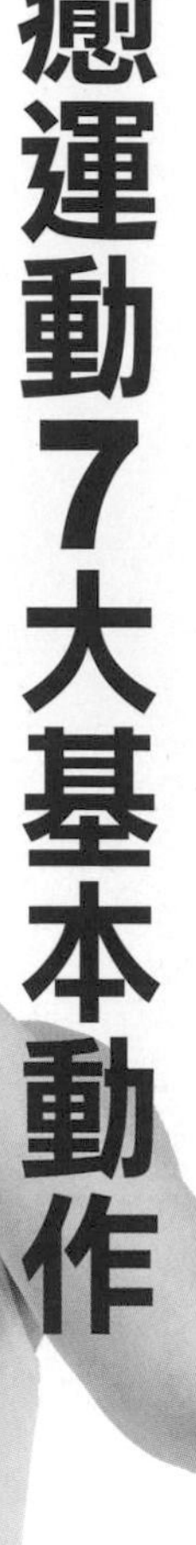

基本動作 ❶

把痠痛病氣吐掉，同時按摩五臟

呼吸動作

懂得呼吸，就是幫病氣找最快出口

人體形同一個有孔竅的容器，這些孔竅和代謝作用關連密切，因為身體持續在產生廢氣和病氣，需要盡快循著洞孔將壞氣排出，才能維持健康。老祖宗相信掌握「氣」的進出，學習吐納的功夫，是養生的不二法門，早在東周戰國初年，《行氣玉佩銘》描述如何煉養內氣，歸結「順生逆死」；武術裡說「氣沉丹田」，都是同樣的道理。

而我看「呼吸」不是狹隘的肺部活動，它不但是吸入有益的氧氣，代謝出有害的病氣，更是調整全身狀態的一種方法，是養生的基本功，而且24小時都能做呼吸運動。

活用關鍵「排氣穴」，痠痛鬱悶立消

人體的神、氣、精各蓄養在上丹田（兩眉之間）、中丹田（兩乳之間）、下丹田（肚臍以下），我常跟學員說：**健康問題出在哪裡，就從哪裡把壞氣吐掉**。

例如，上班族下午常偏頭痛，建議做「鼻吸少、鼻呼多」，把力量放在頭頂，讓病氣從「百會穴」排出；胸悶的人做「鼻吸少、嘴呼多」，力量放在胸膛中央，讓病氣從「膻中穴」排出；常腹痛的人適合「鼻吸、嘴呼、至腹部」，把力量放在腹部，讓病氣從肚臍下方的「氣海穴」排出。

吐納動用「九孔」，按摩內臟，自然恢復健康

呼吸不只是鼻口的任務，人體共有九個竅孔（九孔）：眼睛兩孔、耳朵兩孔、鼻子兩孔、嘴巴、肛門、尿道，它們都各有相連的臟腑。如果能設法運動九孔，就等於提供氧氣、按摩臟腑，隨時排惡換新。

例如古人說「**肺開竅於鼻**」，鼻孔一邊主肺，一邊主肝，輪流用「單側鼻孔呼吸」，就是輪流幫肺和肝按摩；有肝炎、肺病者宜多練習。又如「肝開竅於目」，夜貓族容易眼壓過高，往往肝功能也差，而改掉熬夜惡習後，眼壓、肝指數便會同時好轉了。

1 鼻吸少、嘴呼多

主要作用 讓身體細胞有氧化

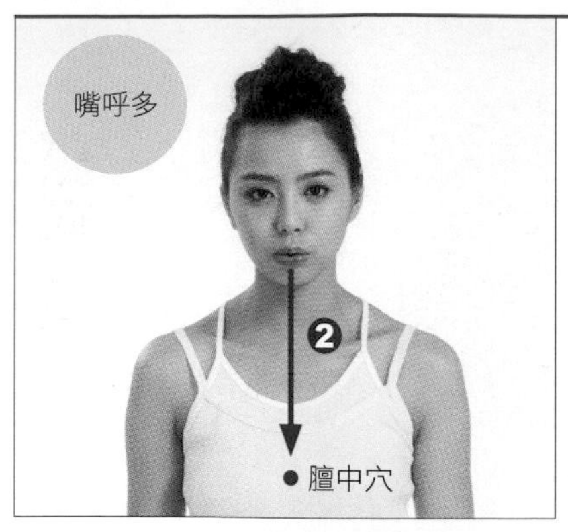

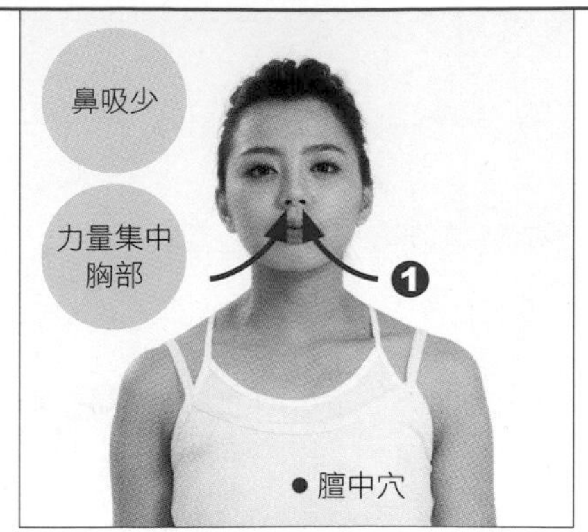

❶ 將力量放在胸部左右中央的「膻中穴」，先由鼻子吸氣，鼻吸氣少。
❷ 慢慢從嘴巴吐出又細又長的氣，嘴吐氣多，讓氧氣進出胸腔。反覆3分鐘。

效用▶ 透過廢氣排出、交換氧氣的動作，促使身體細胞有氧化。能立即降火氣、減輕壓力，常做可改善鬱悶、憂鬱恐懼症、解毒，並改善運動過程中產生之不適反應與好轉反應。

動作示範 1-1

2 鼻吸少、鼻呼多

主要作用 讓氧氣進出腦內

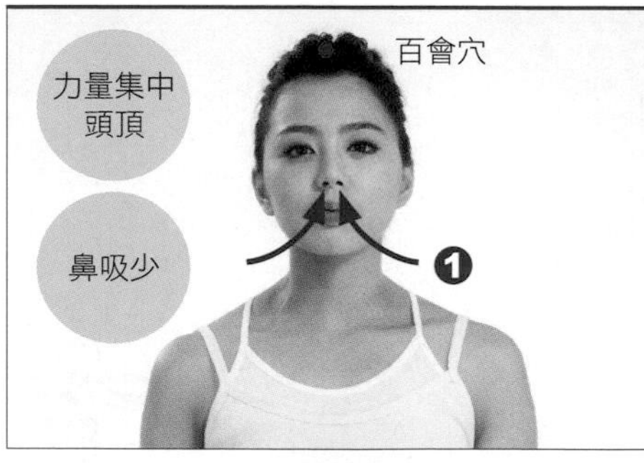

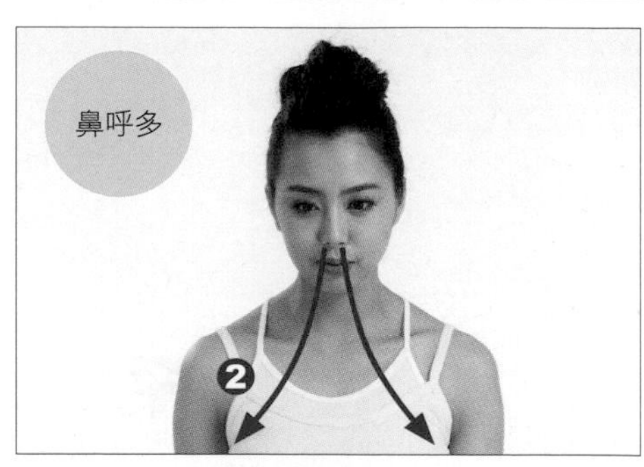

❶ 將力量放在頭頂中央的「百會穴」，先由鼻子吸氣，鼻吸氣少。
❷ 慢慢從鼻子呼出又細又長的氣，鼻呼氣多，讓氧氣進入腦內再排出。反覆3分鐘。

效用▶ 立即排除腦內脹氣，減輕腦壓、偏頭痛、頭暈、改善腦壓內分泌不平衡。

注意！ 本頁兩個呼吸運動宜多做，可立即舒緩胸鬱、頭痛、壓力，促進廢物壞氣代謝。但應選在空氣清新處，勿在大馬路上做。

動作示範 1-2

3 雙呼吸

主要作用　心臟運動

動作示範 1-3

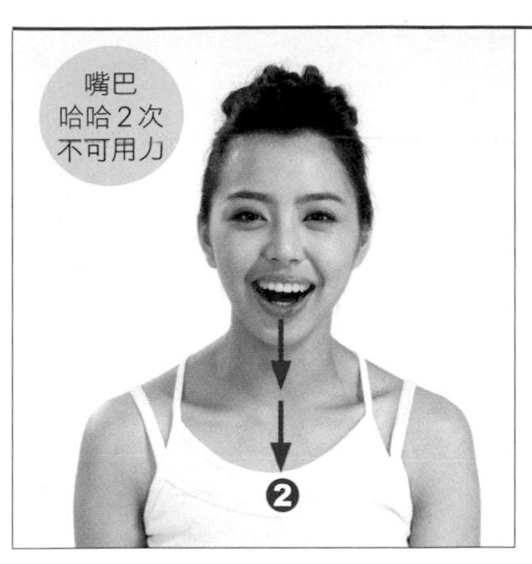

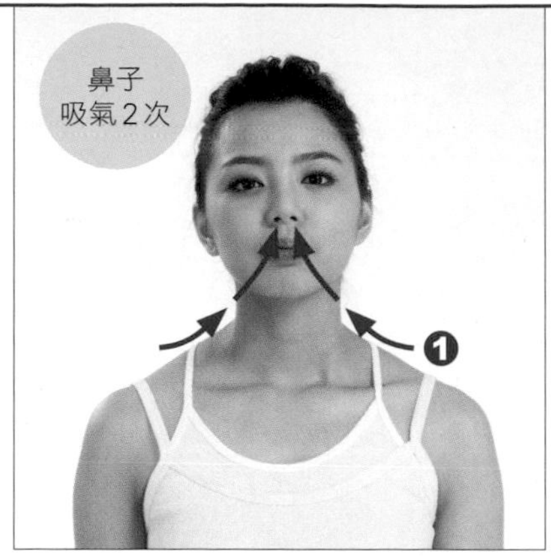

❶ 鼻子連續吸氣2次。

❷ 再從嘴巴連續哈氣2次。用吸氣、哈氣按摩心臟，反覆3分鐘。

注意！ 嘴巴哈哈2次時，不可用力，以免反而造成胸腔壓力、心跳過快。

效用▶ 有助加速心臟血液循環，幫助心臟直接運動。改善心臟肥大，及其造成之頭暈、頭痛、心悸。

4 鼻吸、嘴呼、動肋骨

主要作用　肝臟運動・肺臟運動

動作示範 1-4

注意！ 動作時雙手手掌各放在肋骨兩側，隨鼻吸、嘴呼感受幫助肋骨用力擴張、收縮。

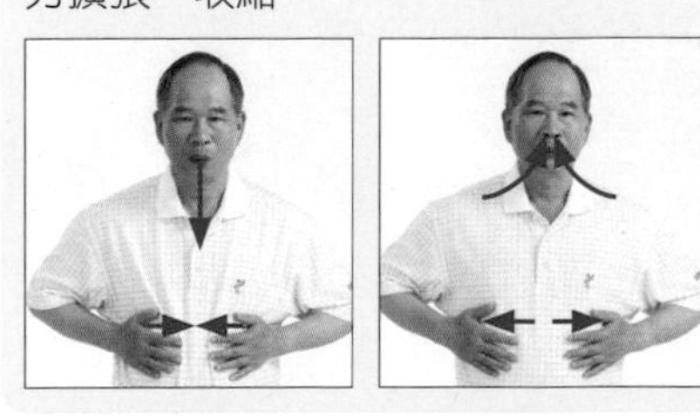

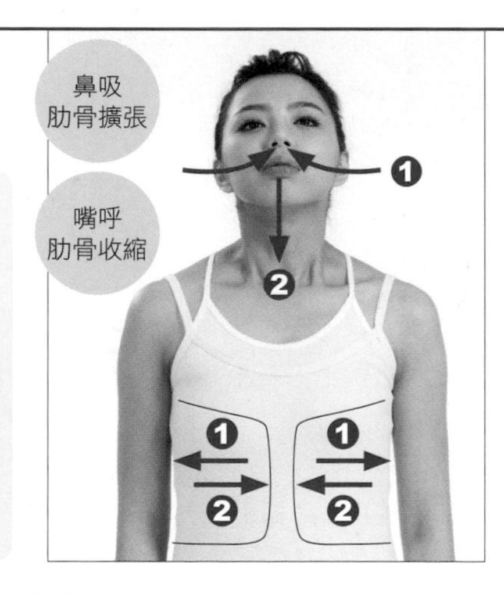

❶ 先以鼻子吸一口氣，吸氣時肋骨用力擴張。

❷ 吸氣到肋骨即由嘴呼出，呼氣時肋骨用力收縮，反覆3分鐘。藉由肋骨用力擴張與收縮來按摩肝臟。

效用▶ 幫助肺臟、肝膽按摩，有助改善肝病、B型肝炎。

5 鼻吸、嘴呼、推手造血

主要作用 心臟運動、促進血液循環

動作示範 2-2

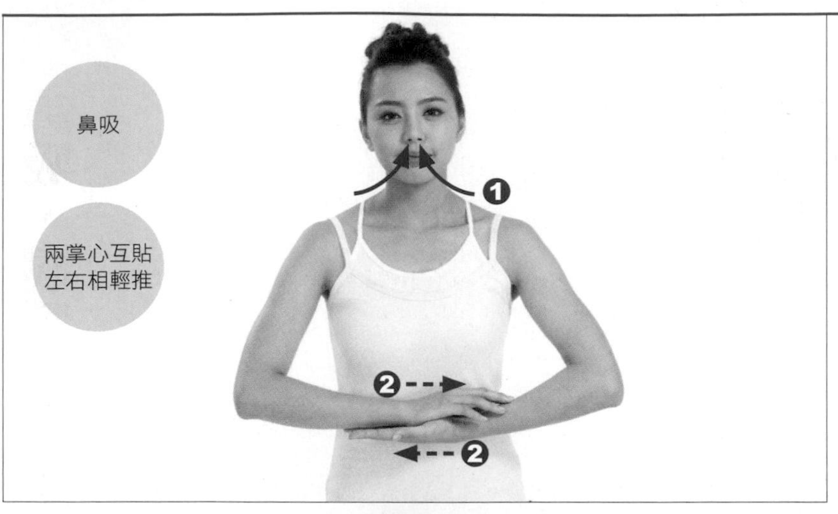

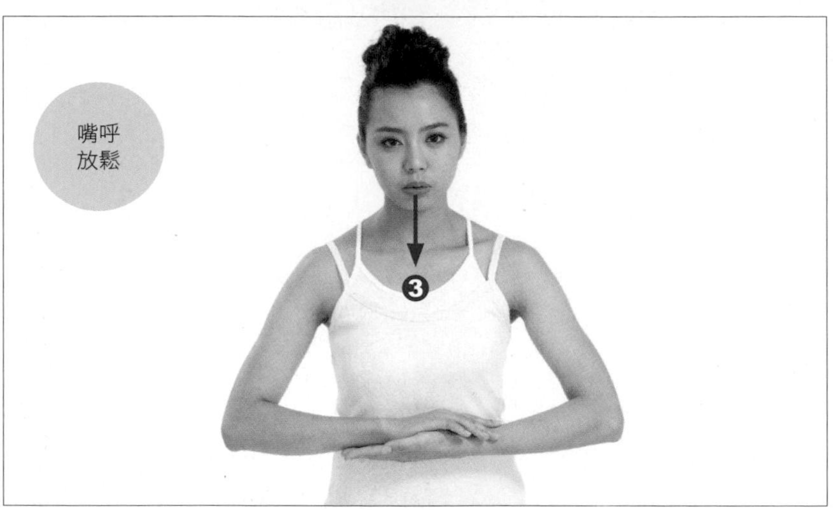

❶ 鼻子吸氣，兩手掌心在腹前平放互貼。

❷ 僅以掌心之力，左右輕推向兩掌肉墊，促進血液循環。

效用▶ 加速血液循環與心臟運動，舒緩右手中指關節（心包經）疼痛，改善血液疾病。

注意！「推手」的動作很容易做錯！注意，兩手掌要保持不可分開，只是左右輕輕推向肉墊互碰，兩掌之間會自然產生吸力；兩手掌不可以滑動錯開，手掌和手肘都保持水平。

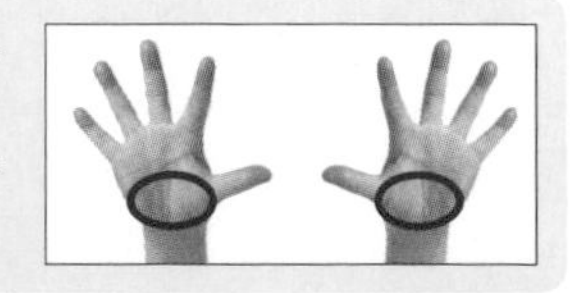

6 鼻吸、嘴呼、胸部用力

主要作用 幫胸腔排氣減壓

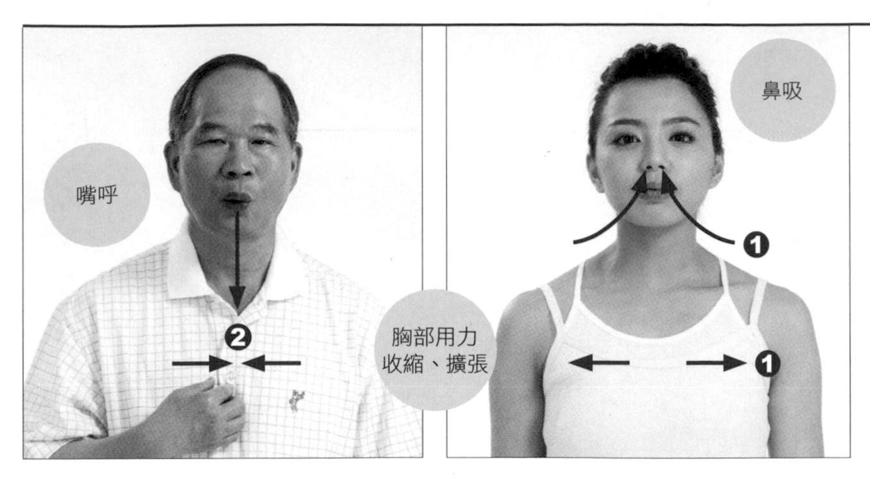

❶ 鼻子吸氣到胸部，吸氣時胸部用力擴張。

❷ 再以嘴巴呼氣，胸部用力收縮。胸腔反覆擴張、收縮，加速排除鬱氣。

效用▶ 改善運動造成的胸悶。

注意！ 動作時手可放在胸腔中間，隨鼻吸、嘴呼感受幫助胸腔用力擴張、收縮。

7 單孔呼吸

主要作用 肝臟運動・肺臟運動

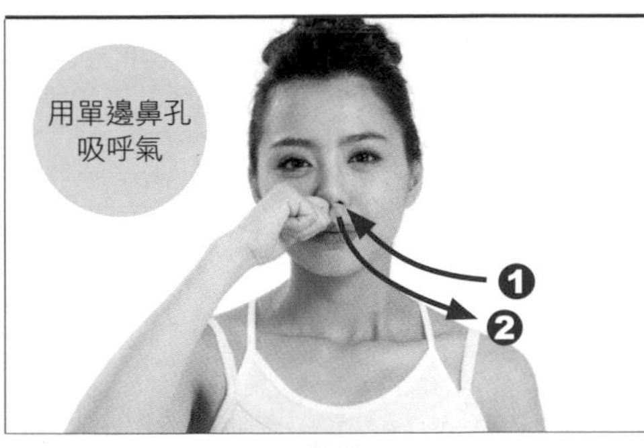

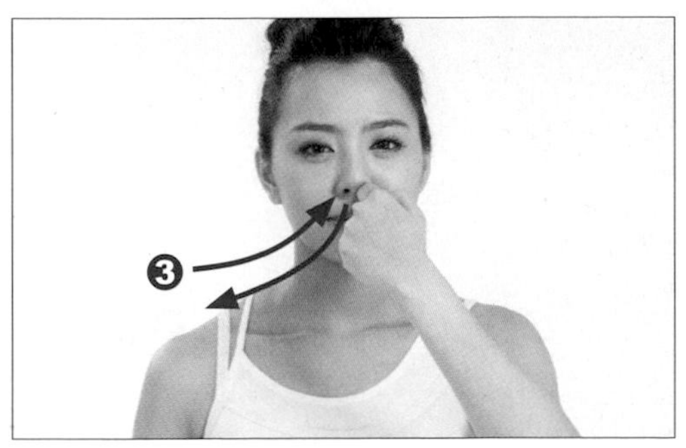

❶ 嘴巴閉著，以食指關節塞住單邊鼻孔，只留另一邊鼻孔吸氣。

❷ 吸滿後再由同一鼻孔呼氣，反覆做3分鐘。

❸ 換另一邊鼻孔吸呼氣。藉由兩邊鼻孔輪流做吸呼氣，幫助空氣直接傳到肝臟、肺臟。

效用▶ 協助肝臟、肺臟氧氣運動、改善肝病和B型肝炎。

動作示範 1-5

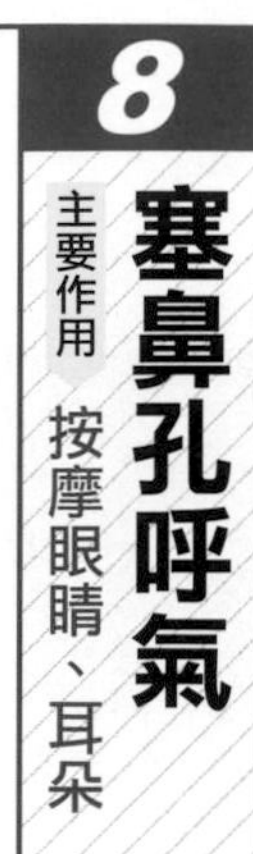

8 塞鼻孔呼氣

主要作用 按摩眼睛、耳朵

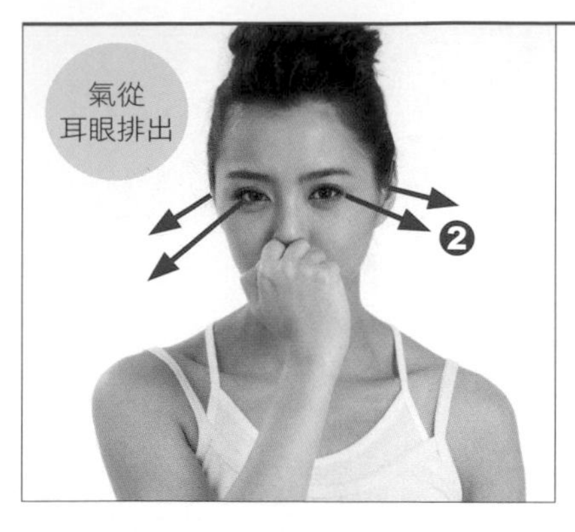

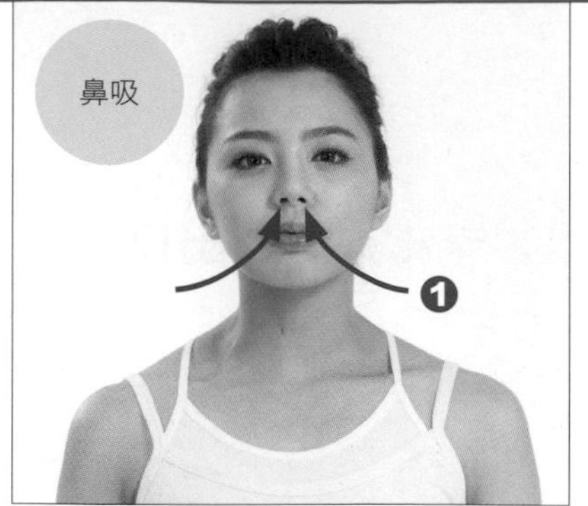

❶ 鼻子吸入一口氣，再閉嘴憋氣。

❷ 彎曲手指以兩指指節塞住雙鼻孔，慢慢做鼻呼氣，讓氣從眼、耳排出，有助按摩眼睛、耳朵。

效用▶ 改善耳鳴、耳疾或眼疾，促進耳聰目明。

注意！ 心臟不佳者不可以做此動作。憋氣長短視個人體力而定，不宜勉強。塞鼻孔呼氣時不可太用力。

9 鼻吸、嘴呼、至腹部

主要作用 暢通血液循環、按摩腹部

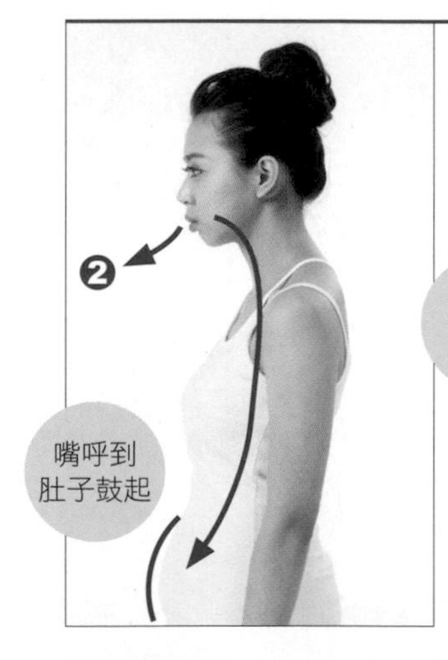

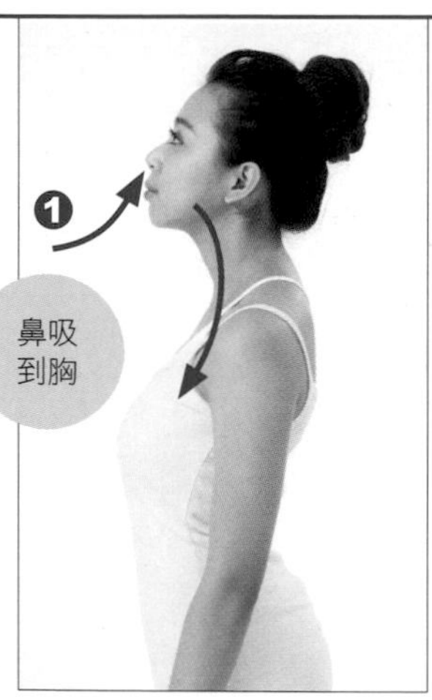

❶ 鼻子吸一口氣至胸部。

❷ 再以嘴巴呼氣至腹部，同時腹部鼓起。

效用▶ 改善腹部不適、暢通血液循環和「四大」（地水火風）。

注意！ 「四大不通」則腹部鼓脹，終至器官漸漸壞死。「四大」指構成一切物體的要素，包含地、水、火、風，而人體也是由四大和合而成。「地」以堅硬為性，如：爪齒、皮肉、筋骨；「水」以潤濕為性，如：腺體、唾涕、膿血；「火」以燥熱為性，如：體溫熱度；而「風」以流動為性，如：呼吸動轉。

基本動作❷

緊張和壓力，手掌是最佳出口

手部動作

末梢神經，是血液循環警示燈

四肢末梢離心臟最遠，手腳指節一旦少動，就會氣血循環不良、逐漸冰麻僵硬。氧氣和養分無法送來，不但末梢神經會損壞，體內器官的病氣和壓力也沒有出口，所以常會腰痠背痛，嚴重還會行動不便、眼茫、聽障、失智、性衰退等。

要活絡末梢神經、改善循環很簡單，例如豎起拇指比「一」，再換四指比「四」，讓五指輪流伸展，能馬上暖手、促使上身氣血通暢，還可預防感冒；再者，**手的末梢神經和孕婦及胎兒的臍帶相通，孕婦做等於幫胎兒運動**。

壓力是一種病毒，從手掌釋放，不要悶過夜

現代人也常因為工作壓力，使腕關節或肩膀痠痛，簡單搖動「手腕上下」就能緩解。經常手痠、五十肩的學員，我也建議**手伸直、向內和向外做「轉手」，從手腕、手臂到肩膀一起活動放鬆，改善連帶問題**。

此外，緊張或熱天時沒胃口，反覆「用力握拳」刺激手指神經，能連動施力胃部，促進消化功能，自然提振食慾。因為**手指末梢神經和胃部相連**，運動手指等於是按摩胃臟，幫胃放鬆。像有些上班族、考生一緊張就會胃痛，這時做「手指末梢彎曲」，重複模擬抓東西、再放開，持續做3分鐘就會解痛。**如果再搭配「鼻吸嘴呼」呼吸法，效果更好**。

學鴨子能長壽，一次散熱3分鐘，每天做5次

「雞和鴨，誰的壽命比較長？」我常這樣問學生；而答案是「鴨」，因為鴨有蹼能散熱。這個問題是希望**大家記住散熱的重要，身體才不會過熱而「當機」**。有空時多做「張手、收攏、張手」3分鐘，當感覺手脹脹的，就代表熱的病氣已經從指縫排出。

手指末梢神經也連結到腦部，發燒時，握拳用「拇指擦摩四指」，拉動虎口「合谷穴」，能退燒散熱。常用「手指壓掌心」，則有助提升記憶力、預防失智。

1 手指比一四

主要作用 運動手部末梢神經

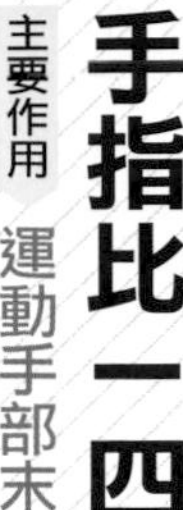

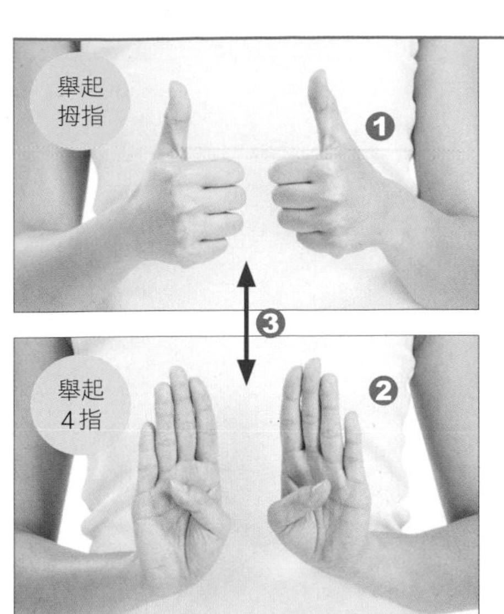

❶ 雙手「豎起大拇指」，伸展指關節。
❷ 雙手改比「4」，伸展4指。
❸ 雙手拇指、4指變換伸展，以拉動指節和末梢神經。末梢神經也和孕婦及胎兒的臍帶相通，同步做運動。

效用▶ 運動手指末梢神經、促進手部血液循環，可以改善手冰冷、預防感冒。孕婦藉此動作多拉動末梢神經，它與胎兒臍帶相通，等於是幫胎兒做運動。

注意！ 可與「腳趾比一四」等腳部運動同時做（第55頁），要輕輕做，不可太用力。

動作示範 2-1

2 推手造血

主要作用 造血、促進血液循環

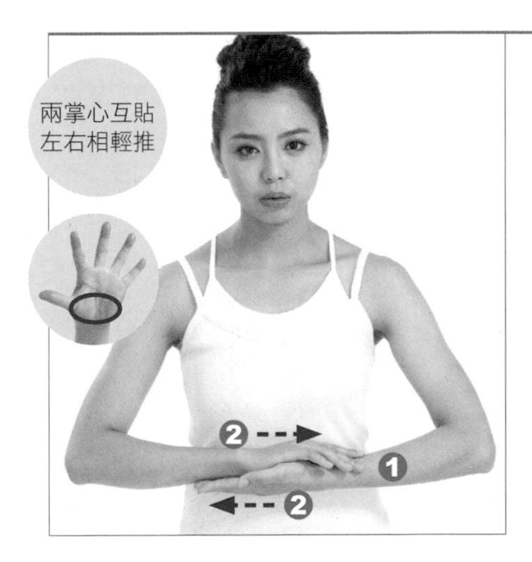

❶ 雙手手掌平放在腹部前方，掌心相貼，手腕平直勿彎曲。
❷ 僅用掌心之力左右相輕推，手掌心很快會覺得溫熱。

效用▶ 利用兩手掌心左右互推，促進造血、改善貧血；同時加速血液循環，有助排除血中廢物，及改善高血脂、平衡白血球與紅血球數量，促進血液健康。

注意！ 應只用掌心力量左右輕輕互推，手掌和手肘都保持水平，不可聳肩，上臂和腋窩不要出力。兩手掌要保持不可分開，只是左右輕輕推向肉墊互碰，兩掌之間會自然產生吸力。這個動作常有人做錯，用手臂或手指用力互推，太大力推到兩手掌錯開，不但沒效，還會造成手痠。

動作示範 2-2

3 手指末梢彎曲

主要作用 運動末梢神經胃反射區

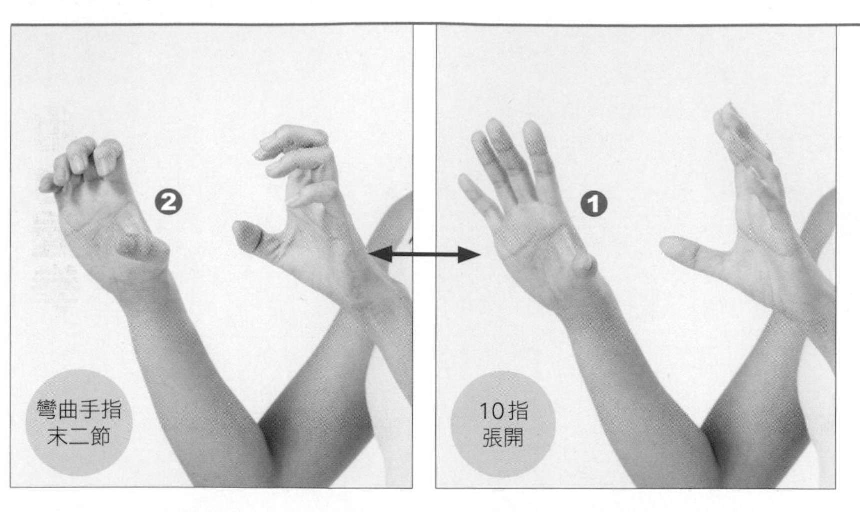

❶ **雙手10指張開。**
❷ **彎曲手指末2節，似舞爪狀。**
❸ **反覆張彎，拉動末梢神經（胃反射區）。**

效用▸ 運動末梢神經，可紓緩緊張、其引起的胃不適，改善手指關節變形。

4 握手

主要作用 按摩勞宮穴緩解過多出汗

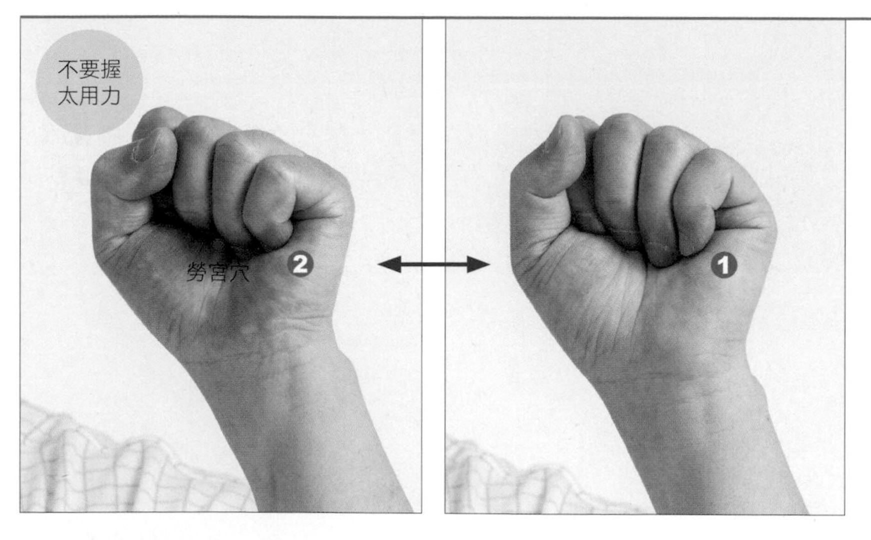

❶ **手指似握拳狀。**
❷ **反覆向掌心「勞宮穴」按壓。不必握太用力，會使手汗流出。**

效用▸ 改善手汗問題。

5 用力握拳

主要作用 刺激手指神經連動胃作用

❶ 雙手於身體兩側，用力握拳。

❷ 持續用力握拳致胃部出力，維持片刻再放鬆，反覆做3分鐘。

效用▶ 可改善食慾不佳、過瘦問題。

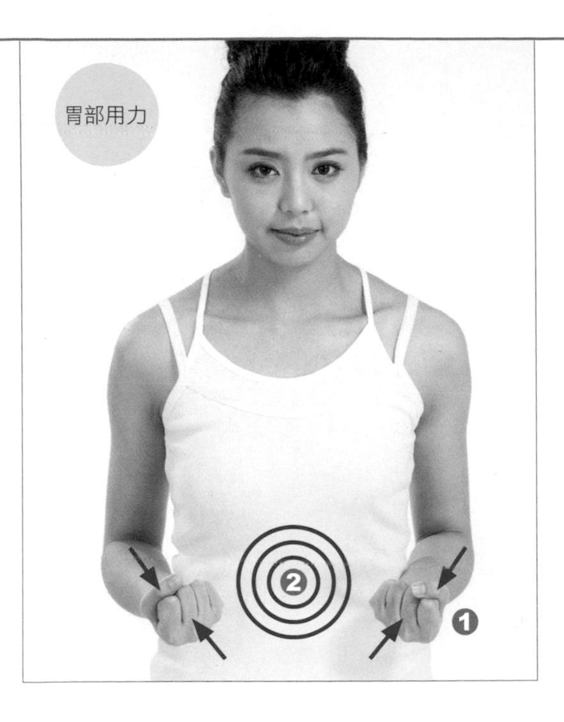

動作示範 2-5

6 張手

主要作用 從指縫散熱消淋巴腫脹

❶ 雙手10指張開，指節用力伸展。

❷ 然後收縮起來，重複張開、收縮。

效用▶ 手脹或腋下淋巴腫脹時，可促使氣從指縫排出。

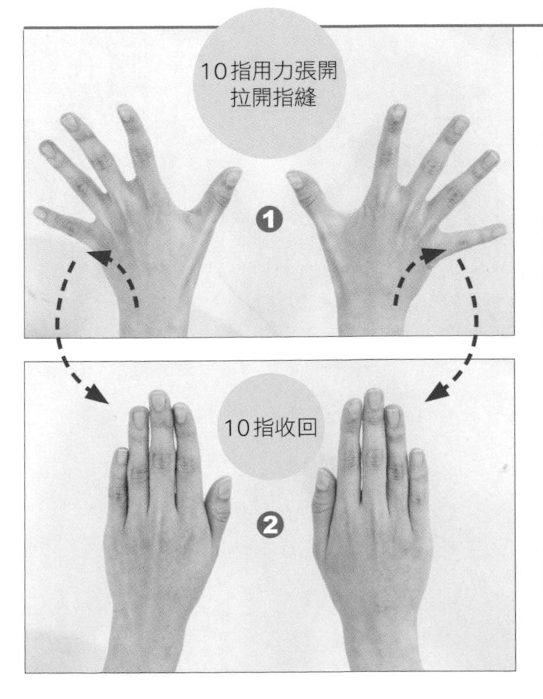

注意！ 反覆收手、張手之間，手掌可以想像順滑圓弧線，幫助動作連貫。

動作示範 2-6

7 手指壓掌心

主要作用 運動末梢神經腦反射區

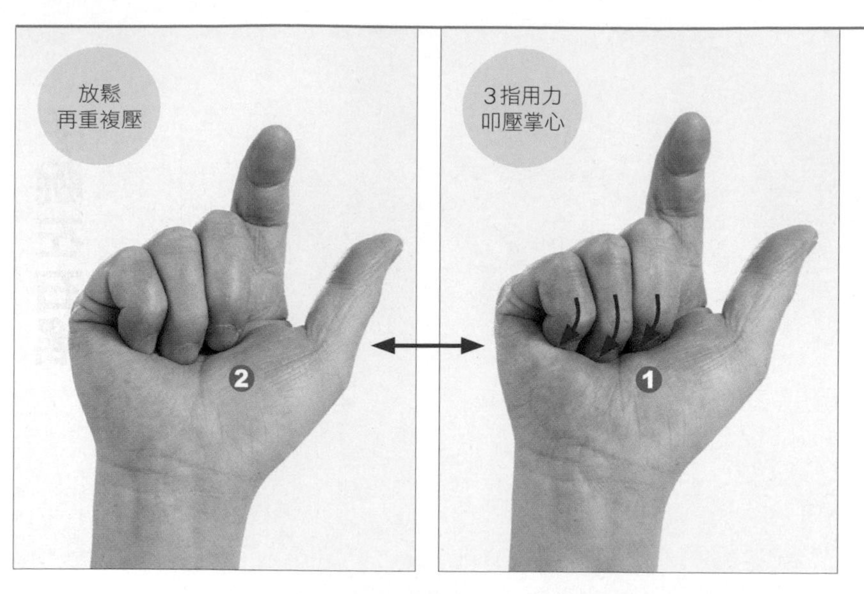

❶ **中指、無名指、小指用力向掌心叩壓。**

❷ **叩壓一下再鬆開，重複叩放3分鐘。**

效用▶ 提高記憶力、防治記憶衰退。

8 拇指擦手指

主要作用 拉動合谷穴散熱

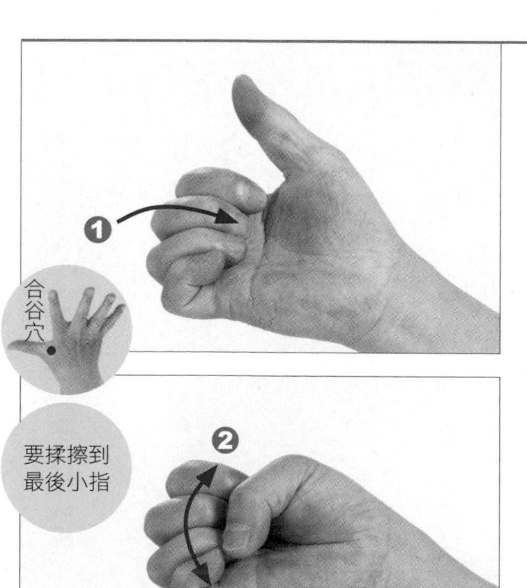

❶ **雙手4指握拳。**

❷ **拇指來回揉擦4指，以拉動虎口「合谷穴」。**

效用▶「合谷穴」位於拇指和食指掌骨之間的虎口處，常按有散熱退燒作用。

注意！ 拇指揉擦4指時，要確實從食指擦到小指尖，才能拉動到拇指根部內側「合谷穴」。

9 手腕左右搖

主要作用 活動腕關節

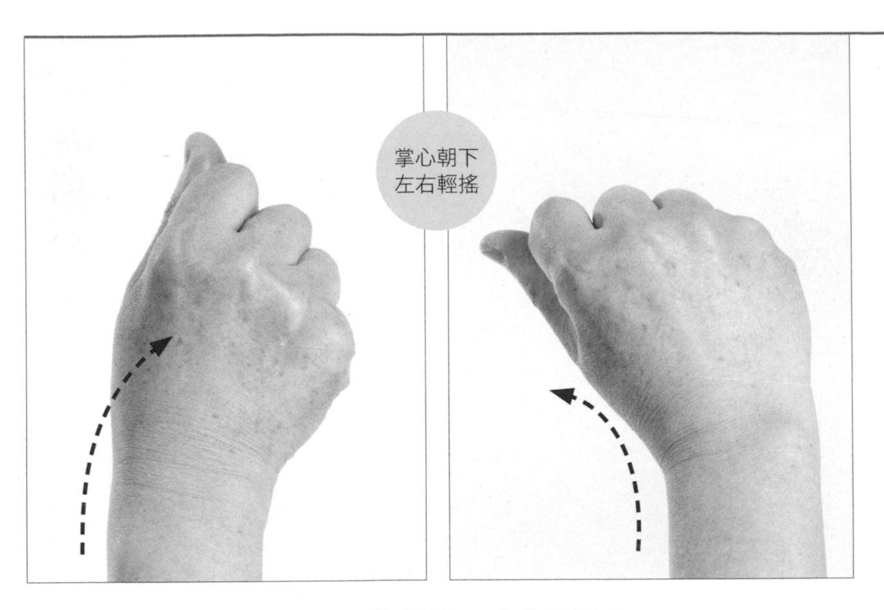

❶ 手腕往左右輕輕搖動。
❷ 持續動作3分鐘。

效用▶ 改善媽媽手、手腕肌腱發炎。

10 手腕上下搖（手腕前後搖）

主要作用 活動腕關節

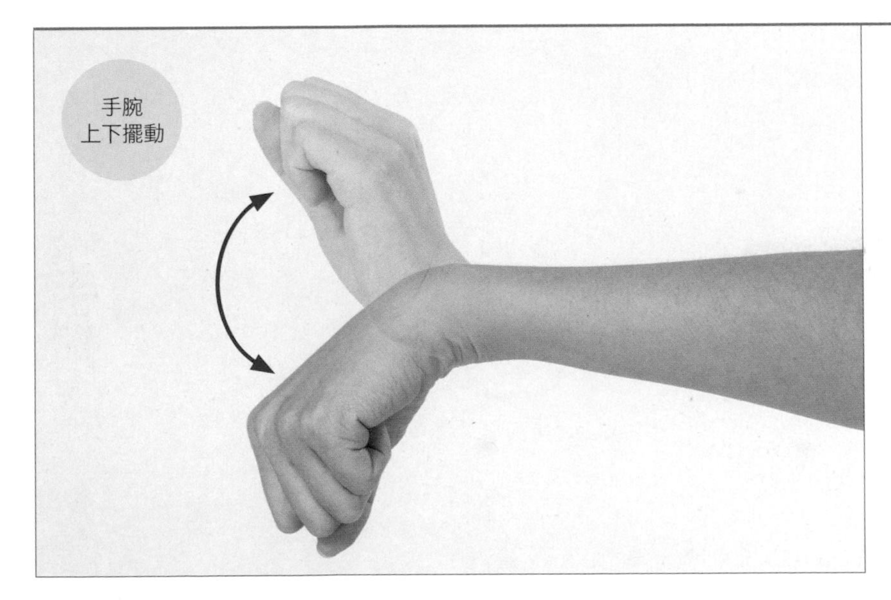

❶ 手臂往前伸，雙手握拳。
❷ 手腕上下擺動，活動腕關節。

效用▶ 改善肩膀痠痛、手腕關節問題、電腦手等。

動作示範 2-10

11 轉手

主要作用 運動手到肩膀神經和關節

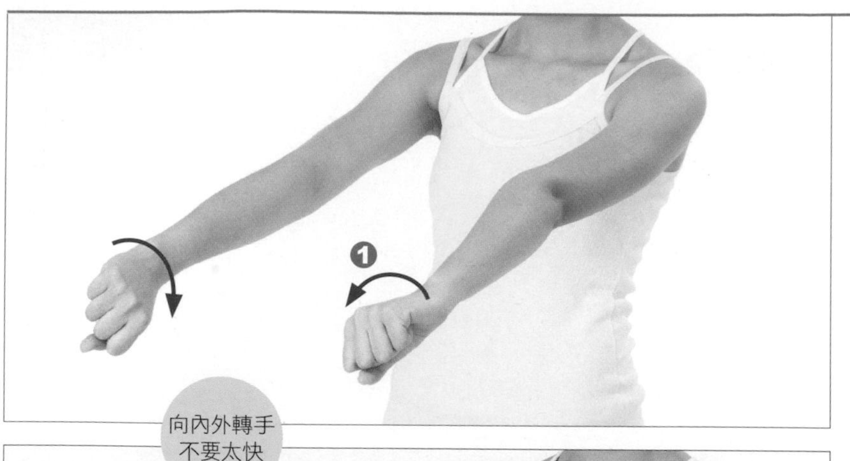

向內外轉手不要太快

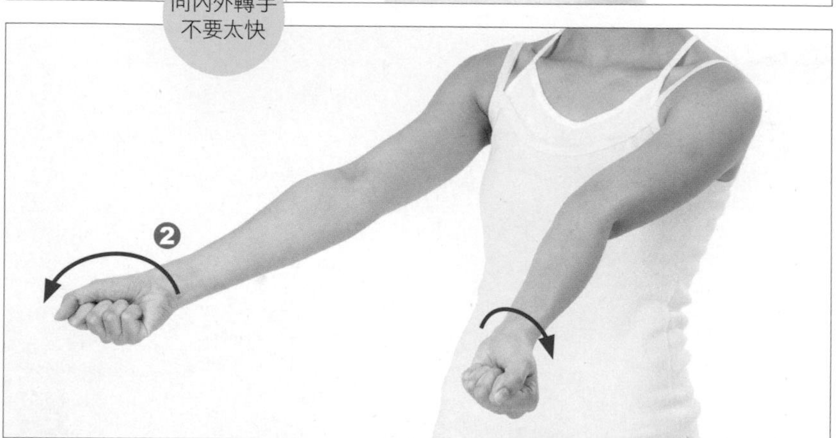

動作示範 2-11

注意！ 轉手時，手臂伸平的高度若與肩膀同高，更能活動到肩膀，改善肩頸痠痛僵硬的問題。

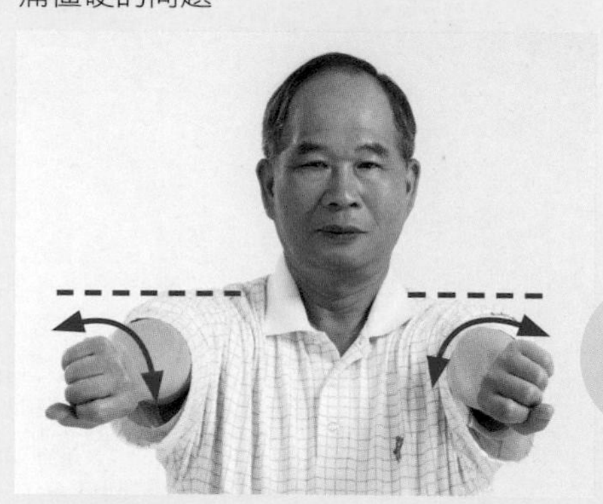

手齊肩高拉動肩膀

❶ **手握拳或張開，往前伸直，手臂先往內轉。**

❷ **手再往外轉，速度不要太快。**

❸ **反覆向內外轉，可拉動上臂到肩膀。**

效用▶ 有效防治肩膀痠痛、手臂麻痺、五十肩。

12 手腕繞圓圈

主要作用 活動腕關節、排除病氣

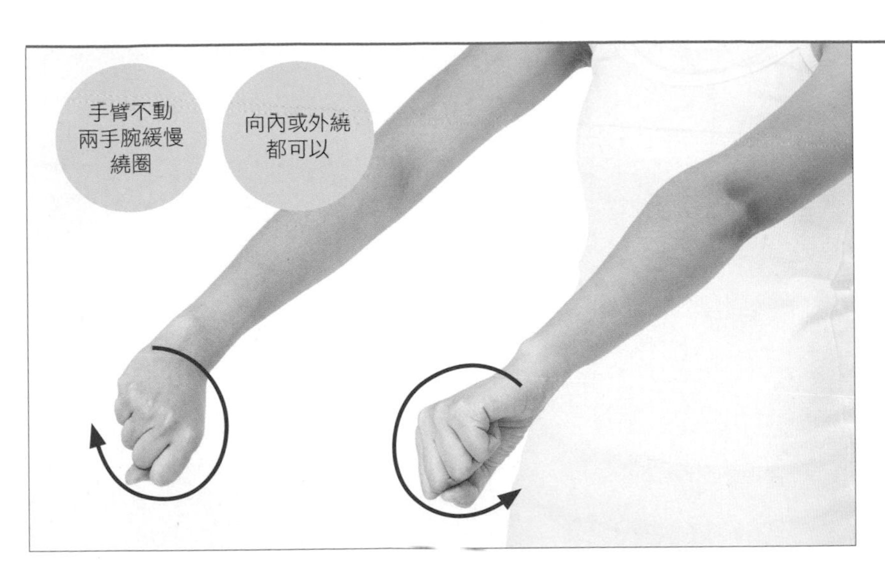

❶ **手臂往前伸，雙手握拳。**

❷ **手腕同時繞圓圈，向內向外都可以。**

效用▶ 把肩膀部位不好的氣，從手的指縫和「合谷穴」排出，可改善肩膀痠痛。

13 捏腋窩

主要作用 按摩腋窩淋巴腺

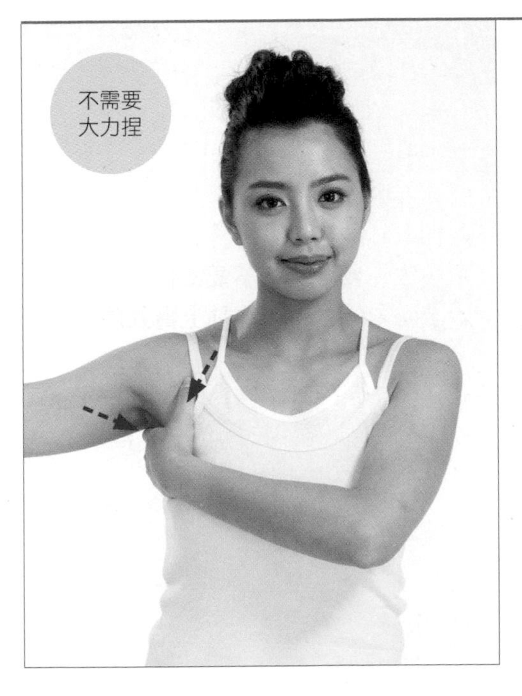

❶ **以手指按壓腋窩，捏壓淋巴腺，幫助腋窩淋巴腺的血液流通。**

❷ **換邊動作，各按3分鐘。**

效用▶ 改善癲癇。

注意！ 捏壓腋窩力道適中就好，不需要太用力，捏對腋窩下的那條筋就有效用。

動作示範 2-12

基本動作 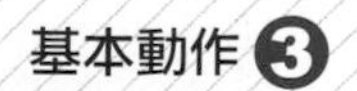

動動腳，氣血速通又防老

腳部動作

腳離心臟最遠，多動才不會冷痠麻

雙腳距離「生命幫浦」心臟最遠，當血液循環不良，腳會最早出狀況，**冷**、**痠**、**麻正是警訊**。

多刺激腳部末梢神經，能促進氣血循環，將「手指比一四」改做「腳趾比一四」，可促進下肢氣血循環，擺脫腳趾冰冷、小腿痠痛、腳板水腫等煩惱；孕婦做則能減輕害喜。常覺得小腿痠麻或腳趾發麻的人，請練習「抖腳跟」，坐穩後墊起腳尖，然後抖動懸空的腳跟3分鐘，腳部肌肉充分放鬆後，痠麻就會改善。

腳的穴點最多，牽動生殖、排泄系統

中醫認為「腎臟」主宰著生殖和發育，而腳底板前段中間的**「湧泉穴」是腎經的重要穴道**，常刺激此穴生殖和排泄系統的問題就少，無怪乎「湧泉穴」又叫「長壽穴」。

擔心攝護腺增生導致排尿困難的男性，請左右輪流「抬大腿」，大腿抬和身體呈90度，小腿和身體平行；這個動作會牽動鼠蹊部，強化攝護腺；**有習慣性腹瀉的人**，多練習也能有效改善。

習慣性便秘者，就要改做「大腿往後踢」，同樣站直，但左右小腿輪流往後朝臀部踢，能牽動膝下「足三里穴」，常受便秘、痔瘡之苦的人也能改善。

懂得「動腳醫頭」，婦科、更年期免煩惱

雙腳的穴道多，**不少婦女病也能藉由腳部運動來克服**。例如坐在椅子上，雙腳離地，腳板輕壓向下，「腳踝左右擺」以**牽動腳後跟，可以刺激子宮和卵巢反射區**，強化其機能；更年期生理不調、頭痛、失眠等症候群也都能有效減輕。

所謂**「頭的問題，由腳解決」**，藉由「腳板轉圈」拉動腳踝，讓堆積在下肢的病氣順暢往下走，然後從腳底「湧泉穴」排掉，頭痛也能逐漸消失；睡前反覆做「腳掌上下」壓腳3分鐘，拉動腳底「失眠穴」等要穴，然後放鬆，今晚就能睡個好覺了！

1 抬大腿

主要作用 拉動鼠蹊窩淋巴腺、攝護腺

動作示範 3-1

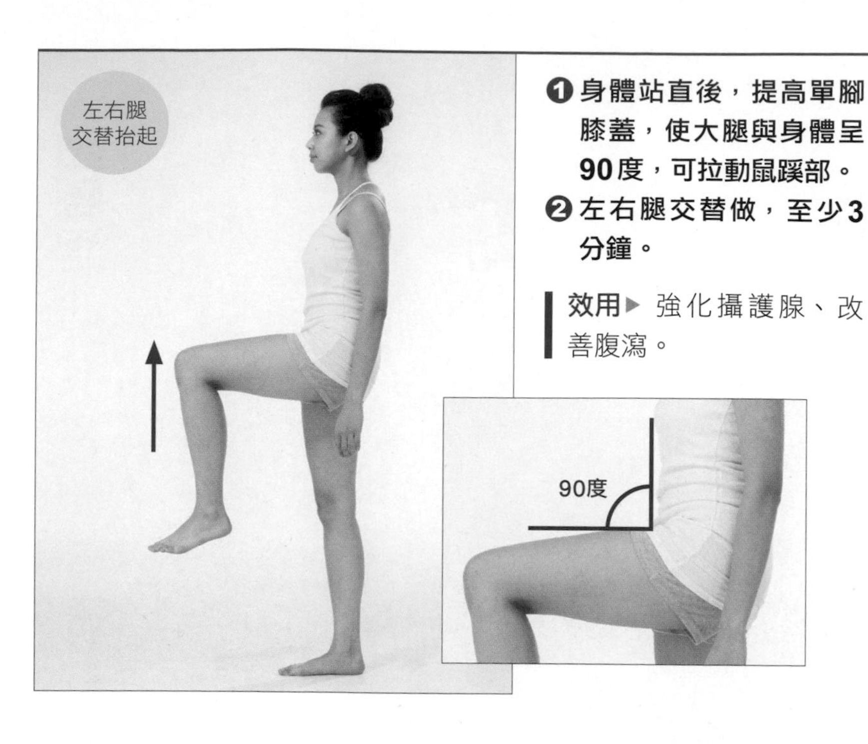

❶ **身體站直後，提高單腳膝蓋，使大腿與身體呈90度，可拉動鼠蹊部。**

❷ **左右腿交替做，至少3分鐘。**

效用▶ 強化攝護腺、改善腹瀉。

2 腳往後踢

主要作用
拉動鼠蹊窩淋巴腺、足三里穴
動作示範 3-2

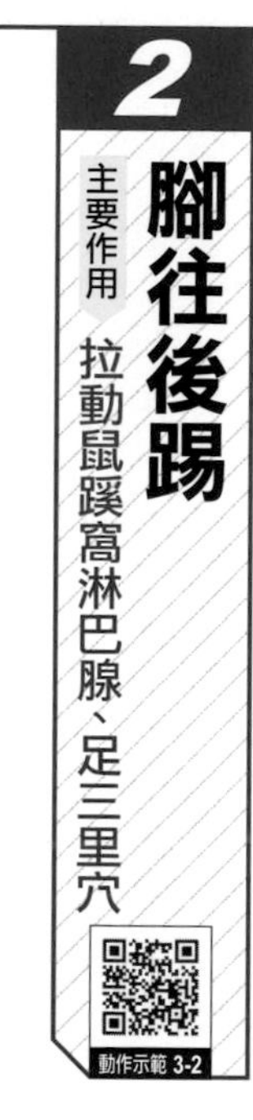

❶ **身體站直後，單腳腳跟往臀部方向踢，可拉動膝下「足三里穴」、大腿、鼠蹊部位等脈穴。**

❷ **左右腿交替做，至少3分鐘。**

效用▶ 改善便秘、痔瘡。

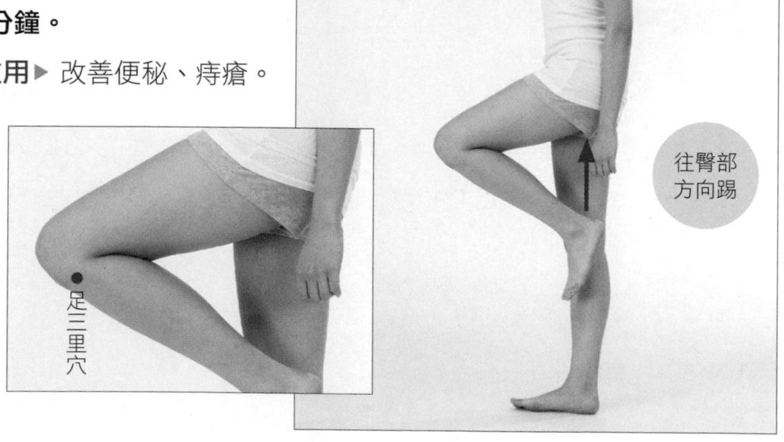

3 動腳跟

主要作用 運動胯部、拉動鼠蹊窩

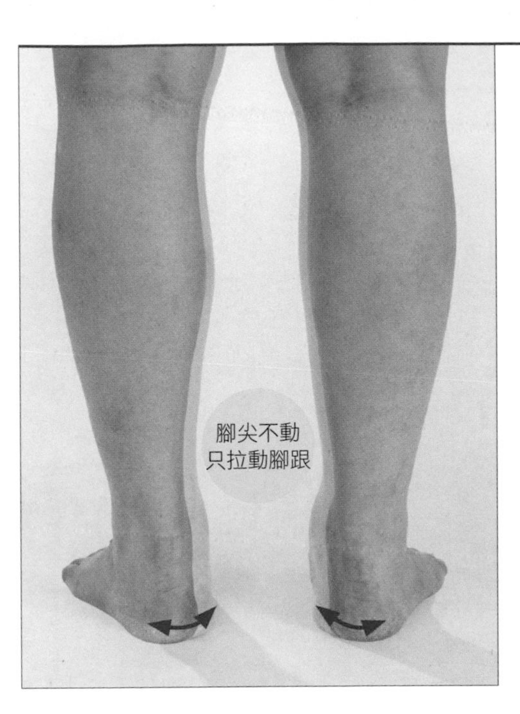

❶ **雙腳站立與肩同寬。**

❷ **腳尖不動，兩腳跟往內外微微拉動，可拉動胯部與臀部。**

效用▶ 運動胯部，有助於耐久站，而不易疲累。

注意！ 此運動也可以躺著做，請見第87頁「平躺、動尾椎」。

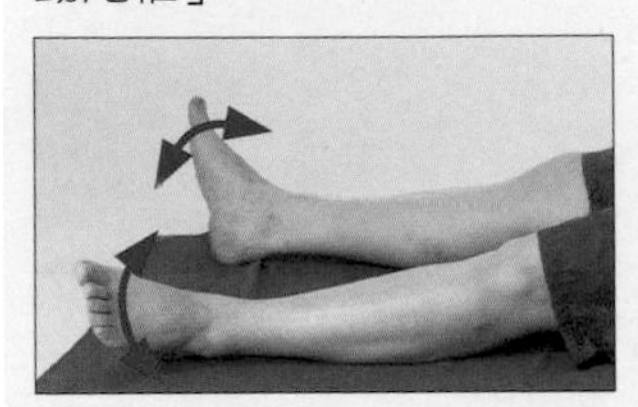

動作示範 3-3

4 腳趾比一四

主要作用 運動腳趾末梢神經

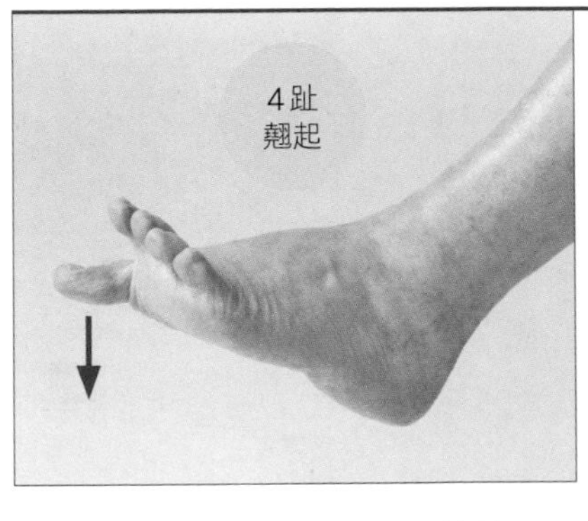

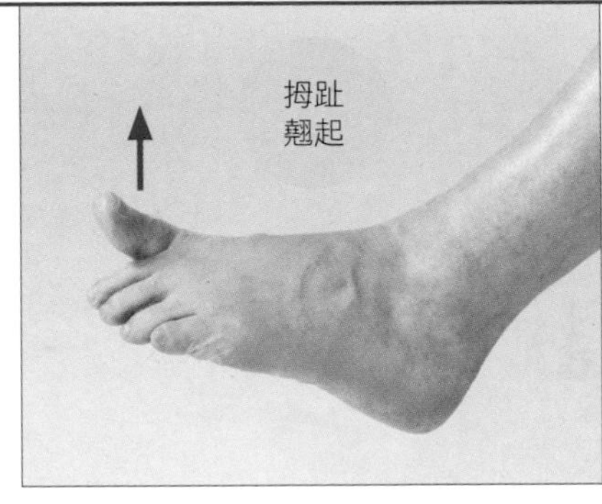

❶ **坐在椅子上或平躺，腳離地。**

❷ **單腳或雙腳同時做皆可，同第45頁「手指比一四」，先翹高腳拇趾、4趾壓低。**

❸ **換翹高4趾、腳拇趾壓低。交互伸縮，以拉動腳趾末梢神經。**

效用▶ 運動腳部末梢神經、促進下半身氣血循環，可改善腳冰冷、懷孕害喜。

注意！ 若初學覺得動作困難，可簡化為5趾同抓腳趾。

動作示範 3-4

5 腳掌上下

主要作用 拉動踝關節、腳部要穴

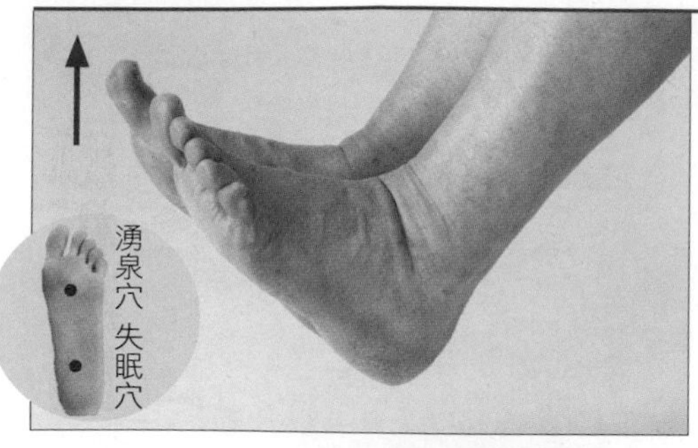

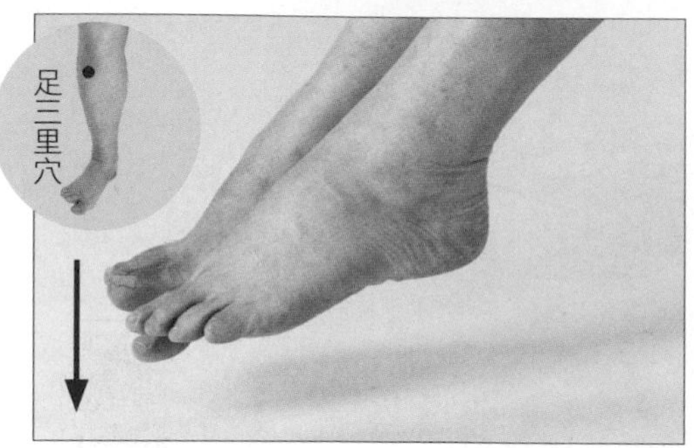

❶ 坐在椅子上或平躺，雙腳離地。兩腳掌先往上翹。

❷ 腳掌再輕鬆向下壓，致腳尖朝下。

❸ 腳掌反覆上下，可拉動踝關節，運動到膝下「足三里穴」，和腳底「失眠穴」、「湧泉穴」。

效用▶ 促進胃部運動，有助於睡眠安穩、改善低血壓、腳抽筋、懷孕害喜。

動作示範 3-5

6 腳踝左右擺

主要作用 拉動後腳跟、子宮卵巢反射區

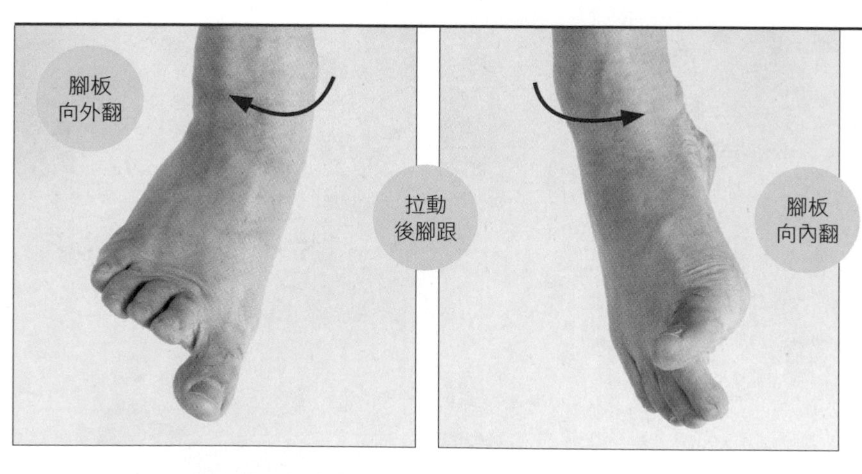

❶ 坐在椅子上或平躺，腳離地。

❷ 單腳或雙腳同時做皆可，腳板先向外擺。

❸ 腳板換向內擺。

❹ 交互擺動，以拉動腳後跟，刺激子宮卵巢反射區。

效用▶ 舒緩腳跟疼痛、足底筋膜炎、改善卵巢疾病。

動作示範 3-6

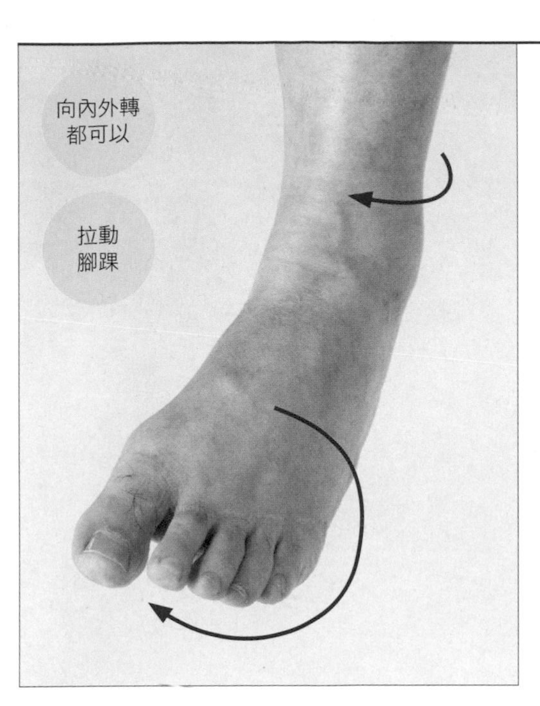

7 腳板轉圈

主要作用 腳踝運動

❶ 坐在椅子上或平躺，腳離地。
❷ 單腳或雙腳同時做皆可，以腳趾帶動腳板向內或向外轉圈，可拉動腳踝。

效用▶ 促使堵塞住的氣下降至腳，有助於改善頭痛。

動作示範 3-7

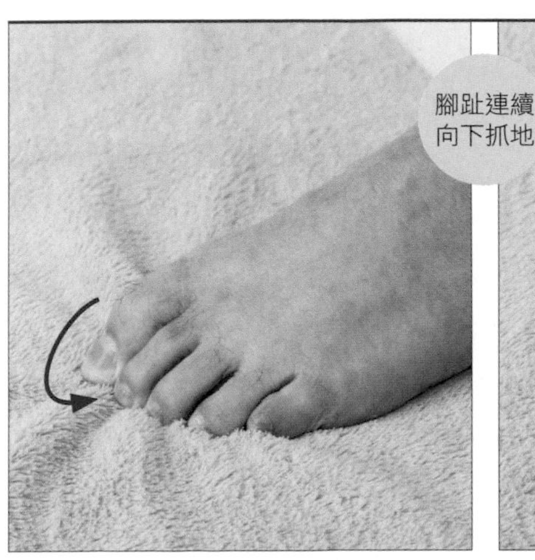
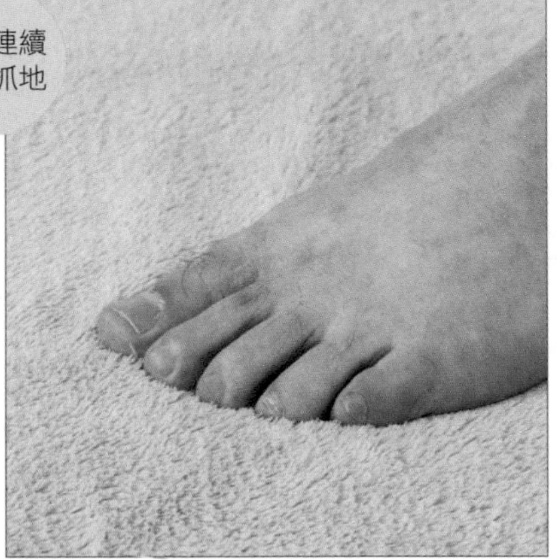

8 抓腳趾

主要作用 運動腳趾末稍神經

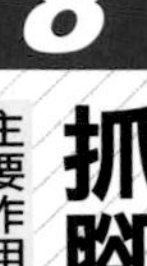

❶ 站立或坐著皆可，腳掌貼地，下鋪毛巾。
❷ 腳趾5趾反覆向下抓地，可拉動腳趾末梢神經。

效用▶ 促進腳部末梢神經運動、預防骨頭鈣質流失和骨質疏鬆症。

動作示範 3-8

9 膝蓋運動

主要作用 腳尖擺動拉動膝蓋

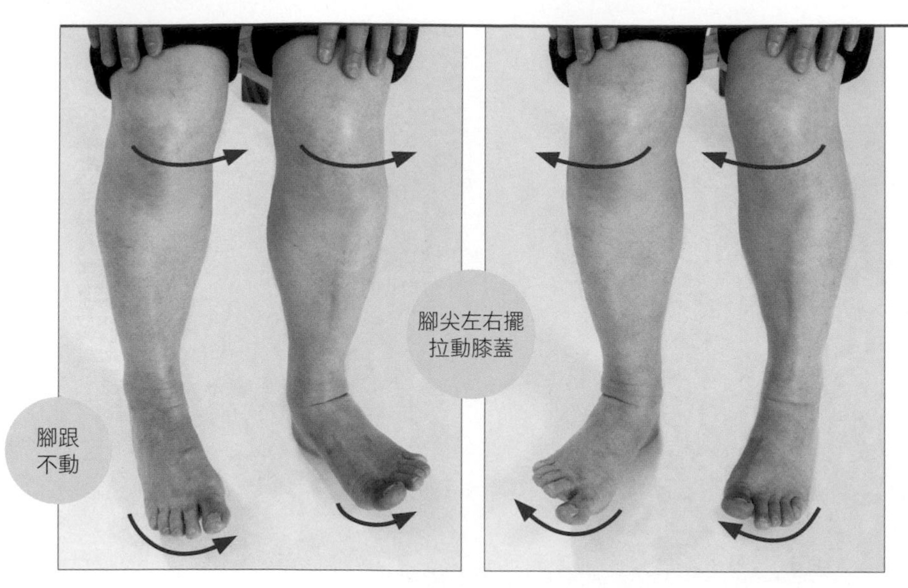

❶ 坐姿，雙腳腳跟點地。
❷ 腳尖翹起、向左右擺移，可拉動膝蓋。

效用▶ 幫助膝蓋、韌帶運動，防治膝關節問題。

10 抖腳跟（腳跟上下）

主要作用 放鬆腳部、刺激腳部穴道

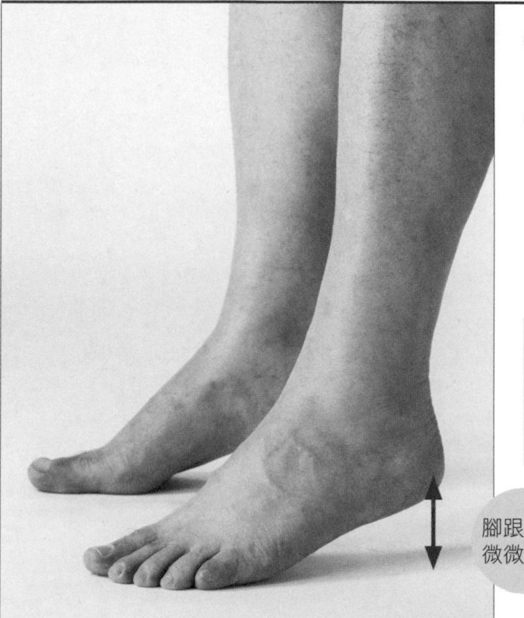

❶ 坐姿，踮兩腳尖、腳跟離地。
❷ 上下微微抖動腳跟，動作放輕鬆即可。可刺激雙腳重要的「湧泉穴」、「足三里穴」，以及下半身神經系統。

效用▶ 促進雙腳氣血循環，改善腳麻痺、放鬆腳部肌肉，減緩頭部不適、消除疲勞。

11 膝蓋軟骨運動

主要作用 減緩膝蓋周邊軟骨磨損

❶ 站或坐姿，一腿往前伸直，腳板保持貼地。

❷ 前腿用膝蓋上方的肌肉和軟骨拉動膝蓋，反覆拉動3分鐘，換腿進行。

效用▶ 保護軟骨，減緩退化，預防膝關節炎。

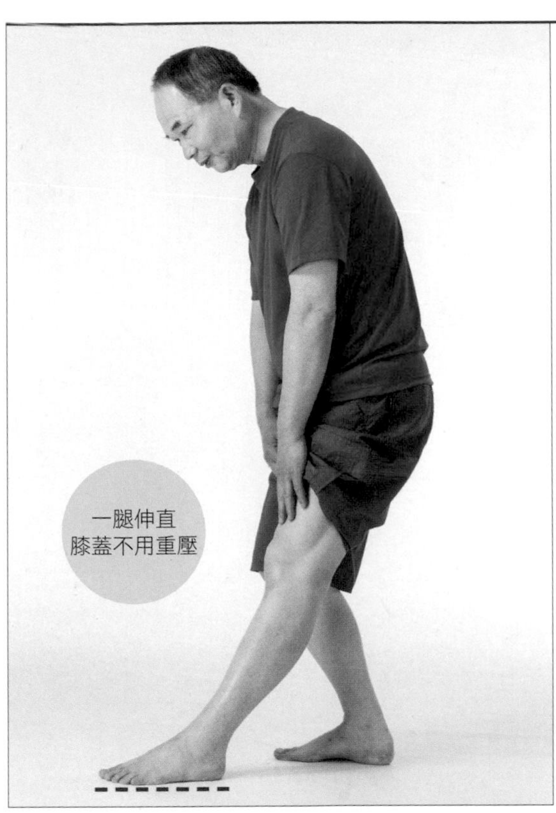

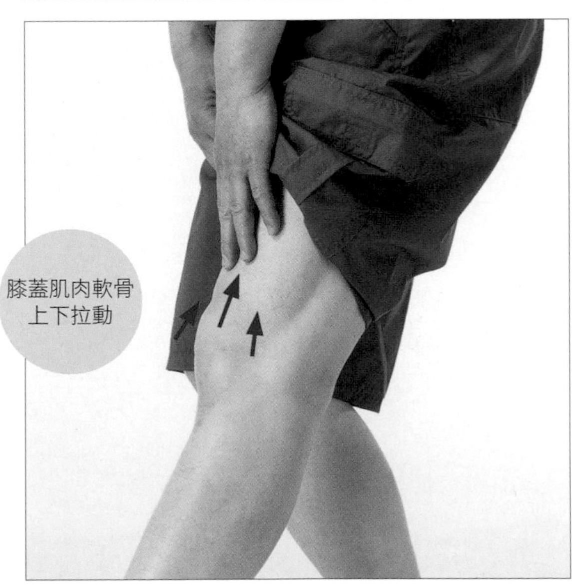

注意！ 手可輕放在前腿膝蓋上，感受膝蓋軟骨和上方大腿肌肉確實拉動到膝關節。但是，手不可重壓膝蓋。

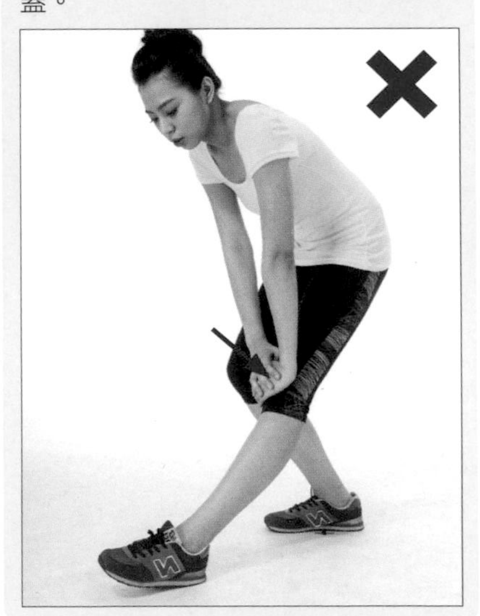

基本動作 ❹

啟動免疫力和美麗工廠

臉部動作

拉上唇，消除疲勞又能美容

鼻子和上唇間有條溝「人中」，不但命學理論常談論它，「人中穴」也是重要的「急救穴」，當人暈倒、休克、血壓下降時，掐它能把人喚醒。「人中穴」有上唇動脈和上唇靜脈通過，嘴唇又是觸覺神經最多的地方，**常拉動人中，等於幫臉做按摩，促進血液循環**；只要把「上唇往下唇拉」，拉動人中的同時，眉毛和鼻子也都運動到，不必擦化妝品，氣色自然紅潤。

長時間用眼的學生和上班族，做「張閉眼皮」，或「掌心貼在眉毛按摩」，**讓眉頭、眼皮和視神經同步被牽動**，能夠馬上消除疲勞，避免眼球乾澀、視力早衰，預防眼疾。

拉下巴，防病防癌、防癌症轉移

癌症，是30多年來國人死因的冠軍。想有效防癌，啟動自體免疫機制是最重要的事；**尤其要活絡淋巴腺、甲狀腺、乳腺、扁桃腺、攝護腺等機能**。而「拉下巴」能同時活絡前3大腺體，頸部和前胸的筋絡都會被牽動，免疫力因而提升。若做「下巴左右移」，可牽動耳膜，強化聽力，又減少耳鳴、發炎機率。

「下顎往前」也是很好的抗癌操，可拉動耳下和下顎間的穴道，既運動了三叉神經，**也間接按摩了對應的脾臟，可大幅降低癌細胞轉移的機率**。

繞舌頭，加強排毒神經系統

舌頭是觸覺神經第二多的地方。舌神經與大腦相連，運動舌頭等於運動大腦，**可預防大腦萎縮、甚至失智；多做「繞舌頭」**，舌尖沿牙齒外側繞圈，能改善臉部神經麻痺和口吃，格外適合帕金森氏症和中風者做為復健運動。

常做「吞舌根」，更能幫免疫力升級！舌根往後縮時，脖子兩側的淋巴腺會鼓起，刺激淋巴液流動，大大提升排毒效率，還能改善甲狀腺和咽喉炎問題，一併強化肺部和氣管。

1 拉上唇

主要作用 拉動人中穴、促臉部血循

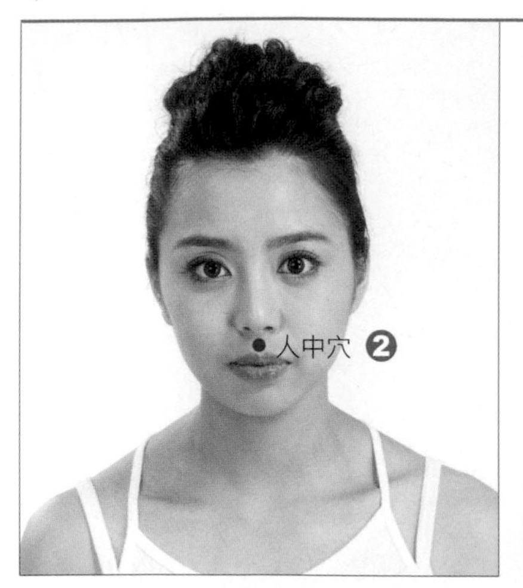

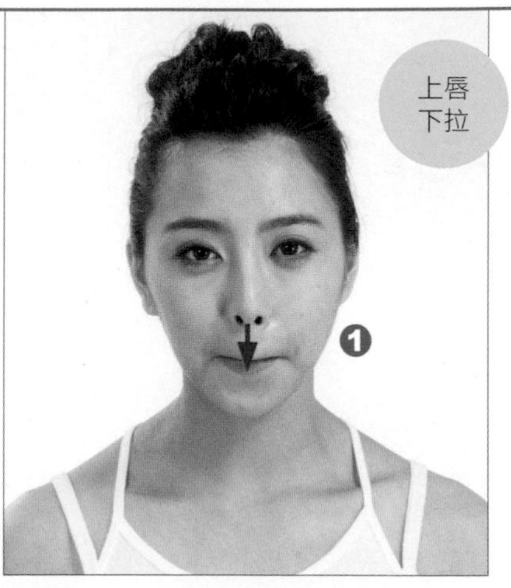

❶ 上唇往下拉，動作稍停維持。

❷ 嘴唇回復原狀。連續動作，可拉動臉部動脈、靜脈、人中穴、鼻子與眉毛。

效用▶ 「人中穴」為臉部動脈與靜脈的交匯點，拉動人中可以改善臉部的血液循環，有效改善面相、消腫美容。

2 下顎往前

主要作用 耳下穴道、自律神經運動

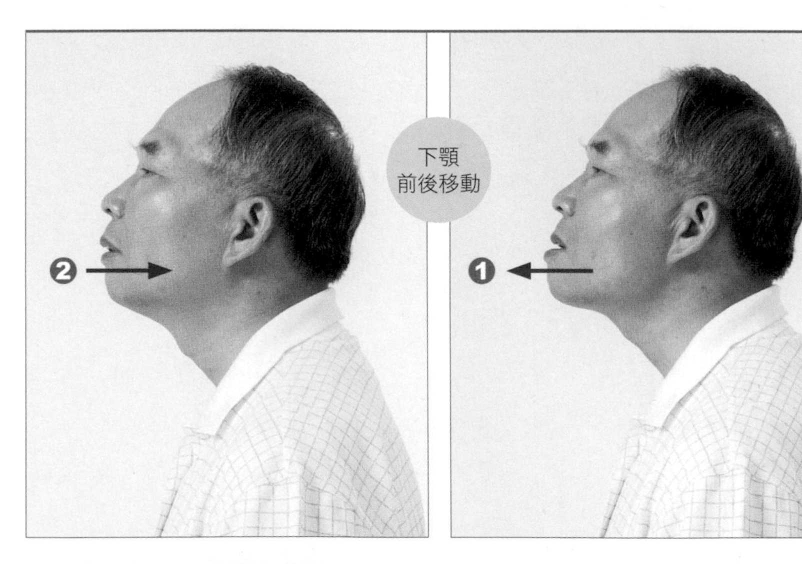

❶ 嘴巴微張，下顎往前推。

❷ 下顎往後推回原位。連續前後推，拉動耳下與顎間穴道。

效用▶ 自律神經運動；刺激脾臟穴道，提升免疫力。

3 拉下巴

主要作用 甲狀腺、乳腺、淋巴腺

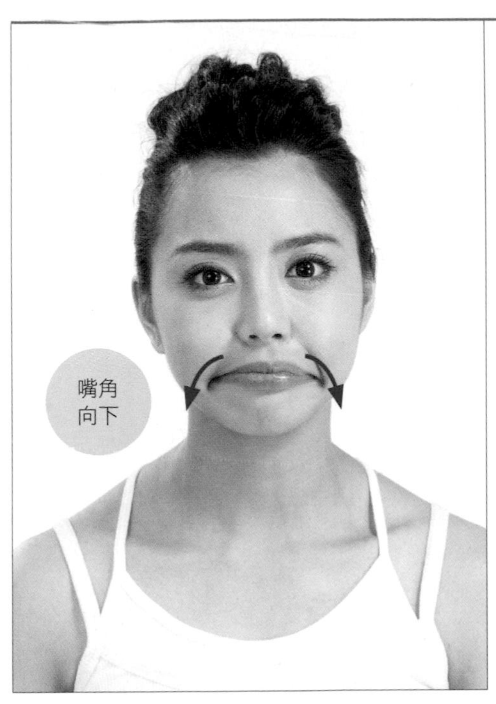

❶ 嘴角兩邊向下用力拉，好像齜牙裂嘴的表情。

❷ 連續動作，可拉動頸部、前胸、上身腺體（甲狀腺、乳腺、淋巴腺）。

效用▶ 刺激上半身內分泌、甲狀腺、乳腺、淋巴腺，提升免疫力，是隨時隨地都可以做的養生防病運動，每天必做。

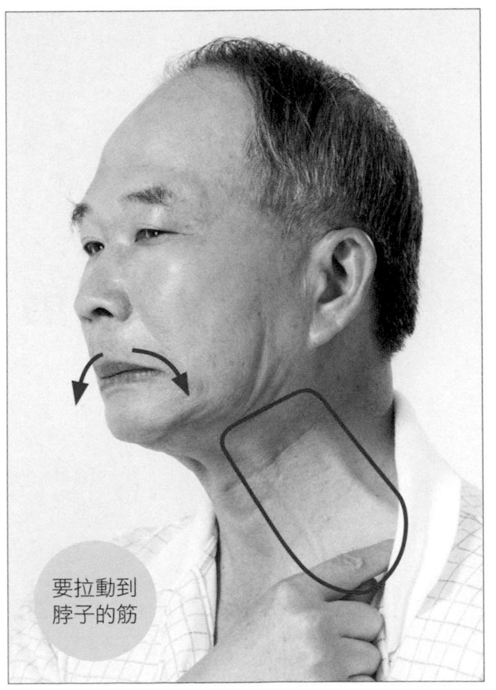

注意！ 這個小動作的保健功效很好，又很簡單，我都建議學員們每天經常做。但是效果要好的關鍵是，嘴角盡量下拉，要拉到脖子上的筋，反覆連續拉動它，動作要確實，不要貪快，才能連動到頸部、胸部這些重要的腺體。

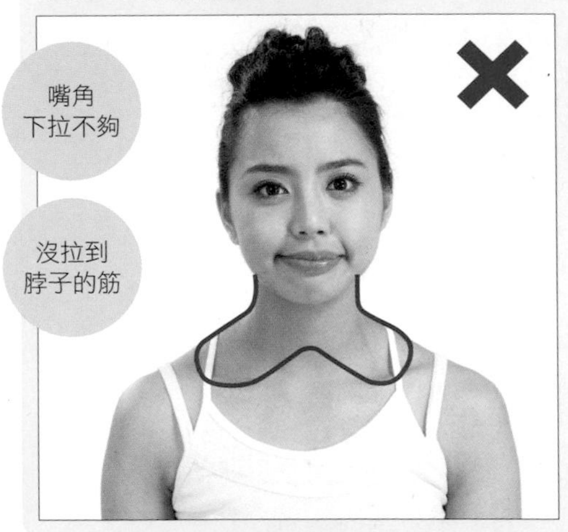

4 下巴左右移

主要作用 拉動耳膜、顏面神經運動

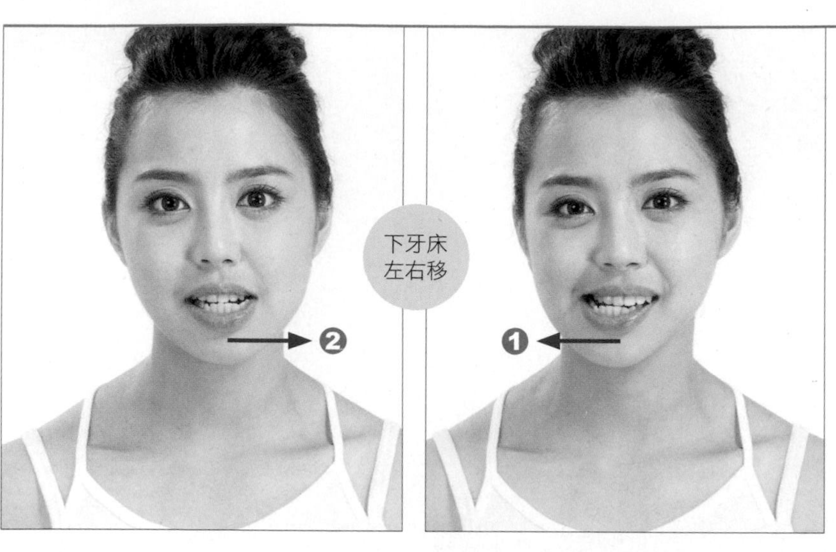

❶ **嘴巴張開，下牙床往右移動。**
❷ **下牙床往左移動。連續左右移，以拉動耳膜。**

效用▶ 防治耳鳴、耳朵發炎等耳鼻喉科問題。

動作示範 4-4

5 張嘴

主要作用 拉動耳膜

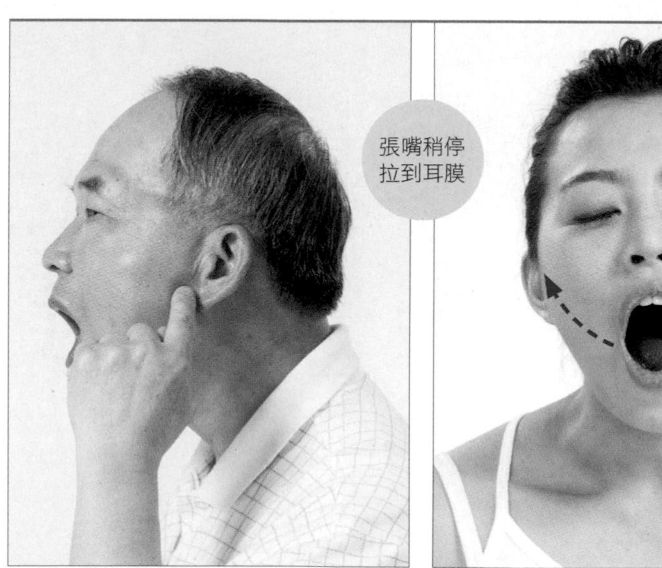

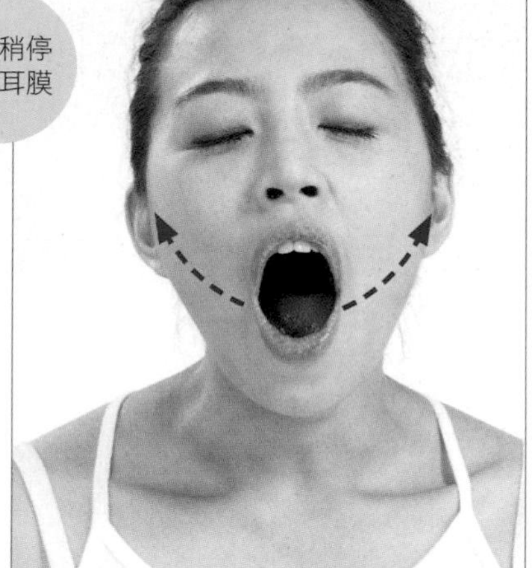

❶ **嘴巴張開，像在打哈欠一樣。**
❷ **連續張閉嘴，可拉動耳膜。**

效用▶ 改善耳鳴。

動作示範 4-5

6 張閉眼皮

主要作用 視神經運動

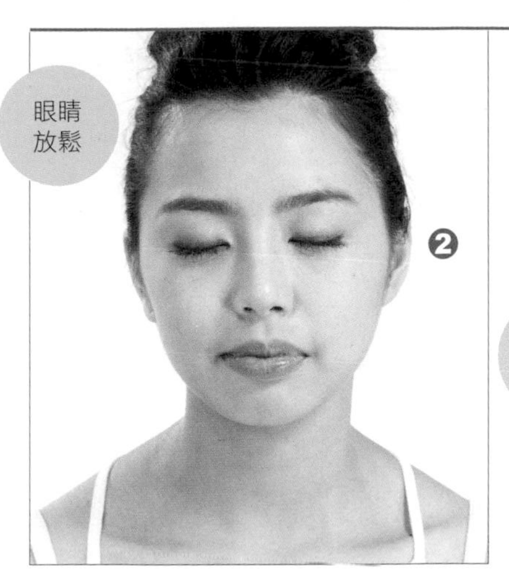

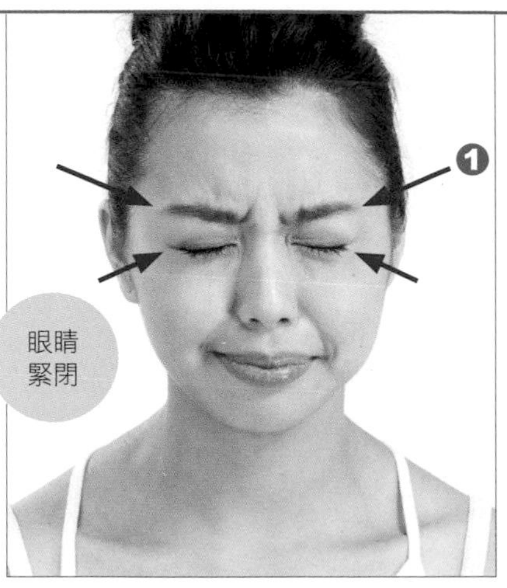

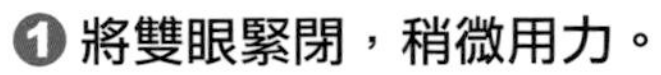

❶ **將雙眼緊閉，稍微用力。**

❷ **雙眼再放鬆，像在眨眼睛一樣。連續動作，可拉動眉首及視神經。**

效用▶ 改善乾眼症、眼疾、眼睛疲勞等問題。長時間用眼工作的電腦族和學生尤其要多做；銀髮族常做可延緩視力衰退。

動作示範 4-6

7 手貼眉毛上下

主要作用 按摩眼周穴道

❶ **眼睛閉上，雙手掌心貼在眉毛的位置。**

❷ **將眉毛上下拉動，藉此按摩眼睛，並拉動眉毛與上眼皮間的穴道。**

效用▶ 防治眼疾，改善眼睛問題和疲勞。

手貼眉毛
上下拉動
手推上眼皮
向下

手推上眼皮
向上

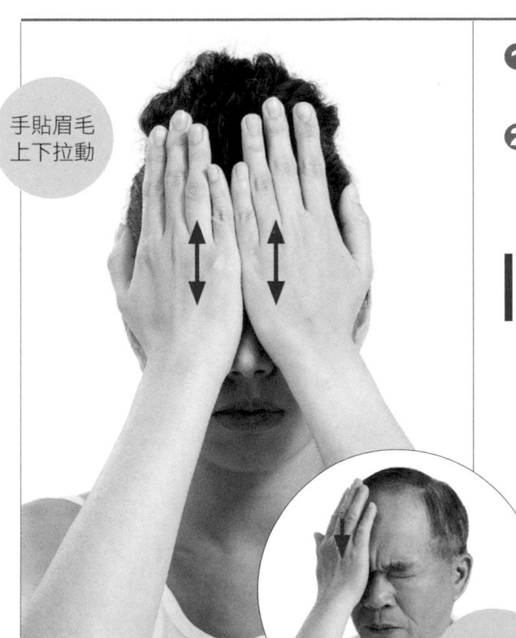

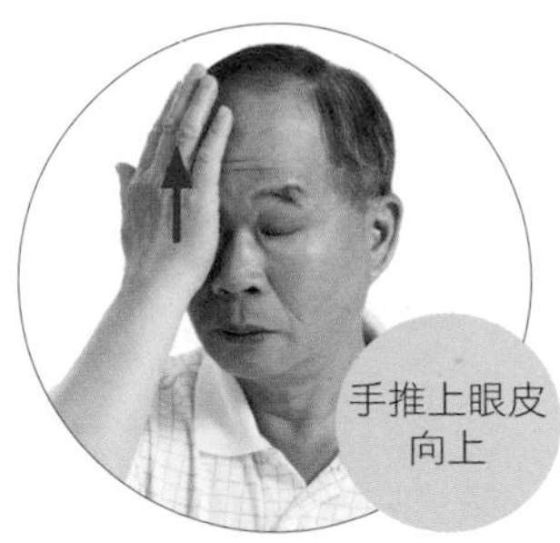

8 吞舌根

主要作用 甲狀腺、扁桃腺、氣管運動

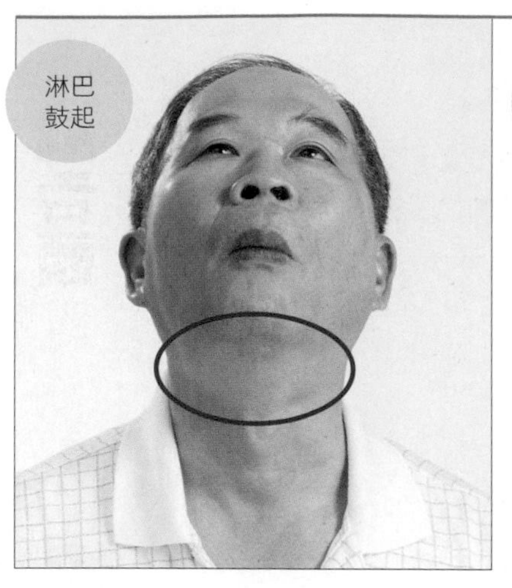

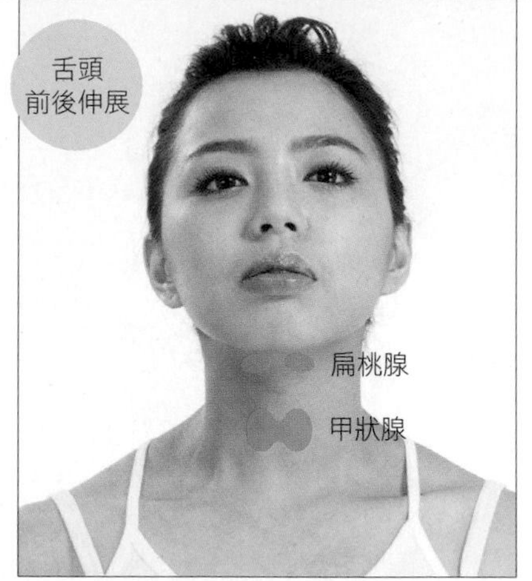

動作示範 5-1

❶ 嘴巴閉著，將舌頭在口內平行往前後伸展，致舌根往後擠，且脖子兩邊淋巴腺鼓起。

❷ 連續動作，有助強化氣管與肺部。

效用▶ 肺部運動，改善肺疾、咽喉發炎、甲狀腺、扁桃腺等問題。

9 吸舌頭

主要作用 刺激口水分泌、改善胃潰瘍

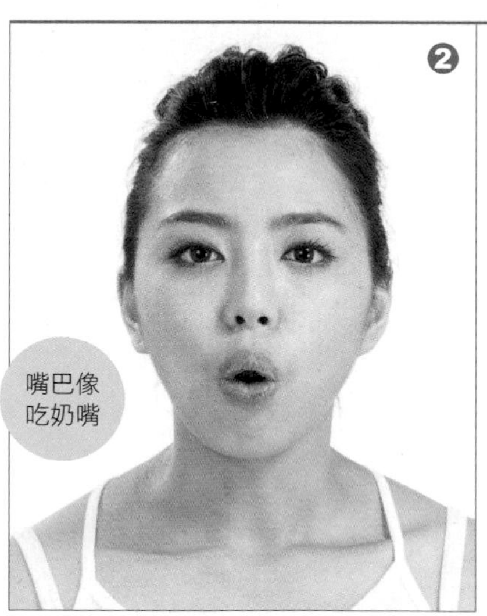

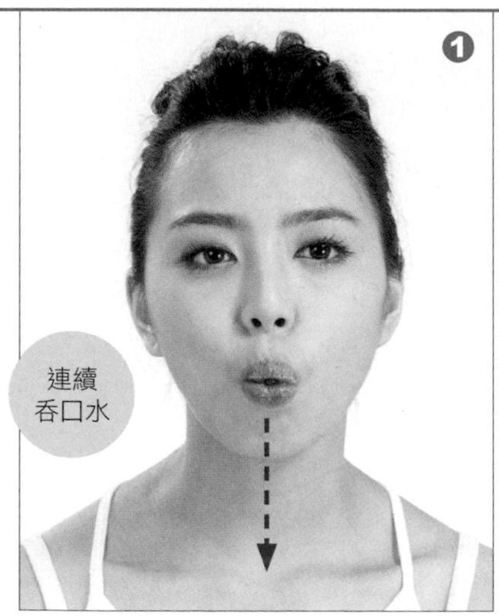

動作示範 5-2

❶ 嘴巴似吃奶嘴狀，舌頭平放。

❷ 舌尖置於上顎，將口水吞下，連續多做幾次。

效用▶ 改善胃潰瘍、幫助傷口癒合，口水是天然的抗生素。

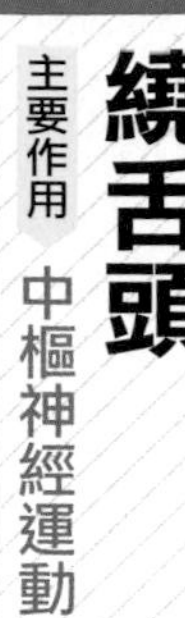

10 繞舌頭

主要作用 中樞神經運動

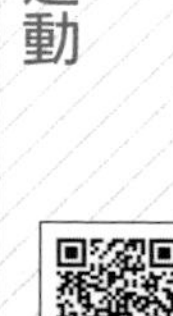

❶ 以舌尖沿著上下排牙齒的外側繞圈。

❷ 連續動作，牽動到舌根和中樞神經。

效用▶ 中樞神經運動，防治改善神經麻痺、口吃、帕金森氏症，也是適合中風後的復健運動。

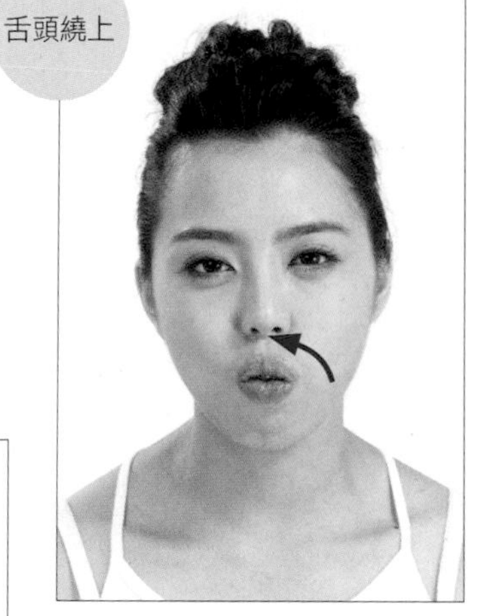

舌頭繞上

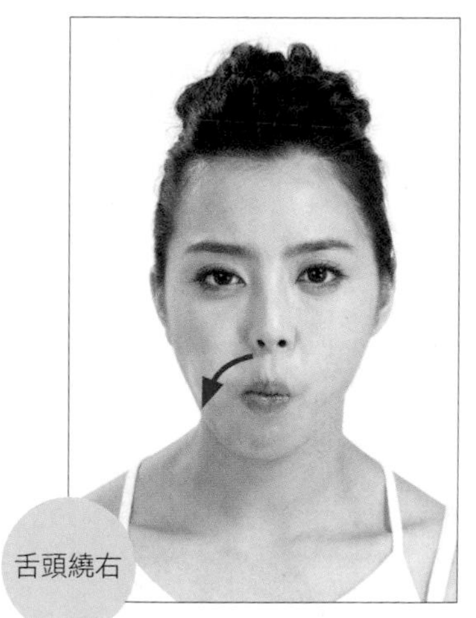

舌頭繞右

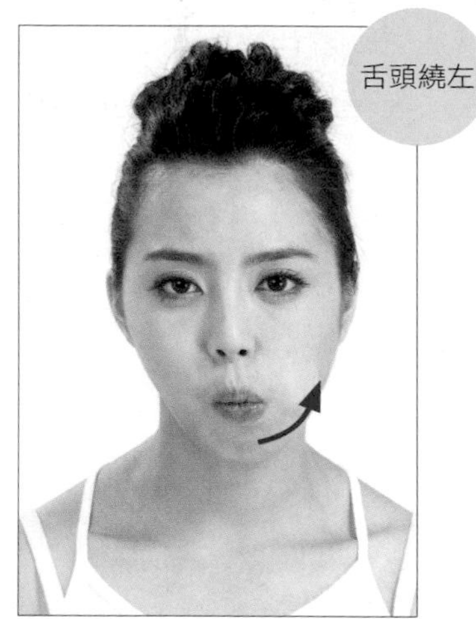

舌頭繞左

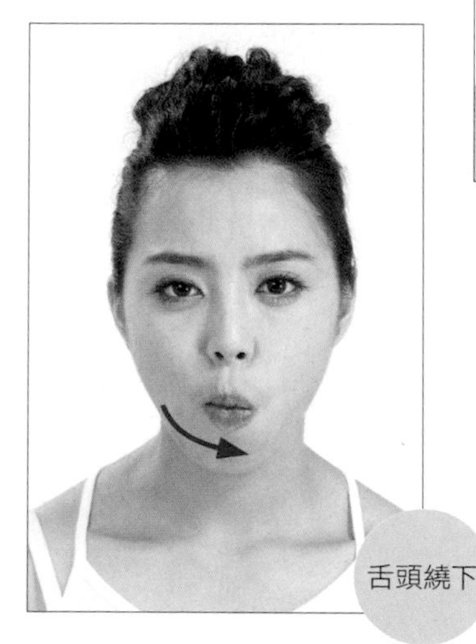

舌頭繞下

基本動作 5

舒緩全身痠痛、調降血壓

肩頸動作

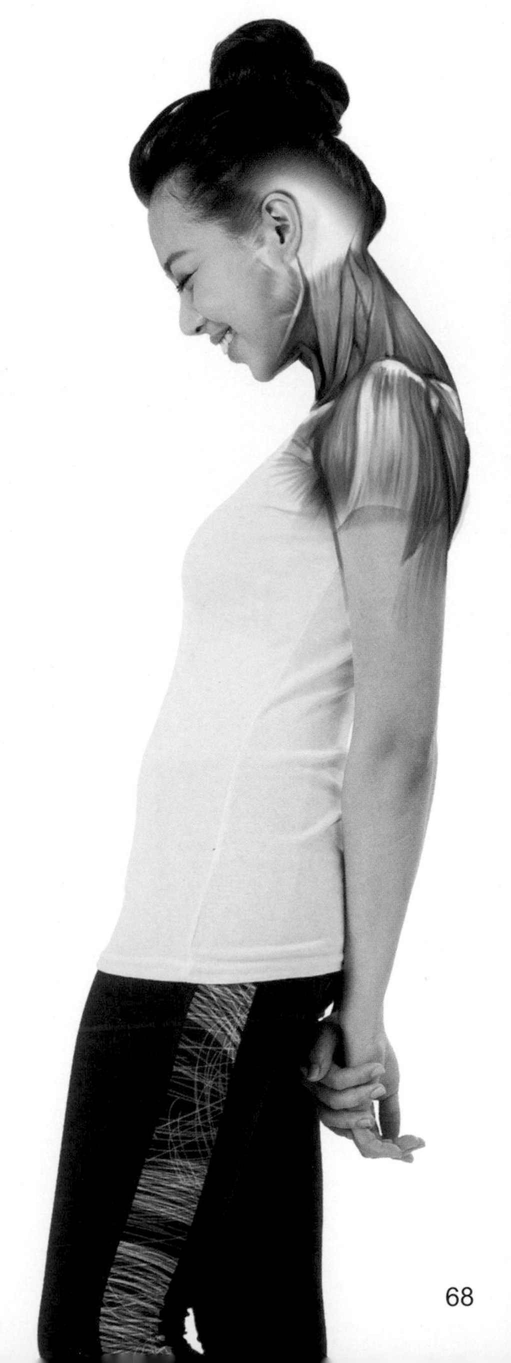

肩頸問題不解決，全身都會受牽連

現代人很難擺脫3C產品，衍生而來肩、頸、腰、背、肘的痠痛發炎問題，讓神經內科和復健科生意長紅。尤其，頸部支撐頭的重量，是軀幹最重要也最脆弱的一環，這裡的韌帶、肌肉、椎間盤以張力和拉力維持平衡，還有頸椎神經、脊椎動脈、內頸動脈通過；頸椎更與胸椎、腰椎相接，頸椎神經控制頸、肩、手的動作；一旦有一方出狀況，很快肩、手、腰、背都會痠痛麻痹。

最近為了看愛孫的照片，我也開始用智慧型手機。我每次用的時間很短，也常做**「點頭」**運動：低頭下巴貼近脖子，讓後頸的骨骼和肌肉被拉緊；可以刺激腦下垂體，促進成長機能，還能預防失智症。若搭配**「鼻吸鼻呼」**呼吸法，更有效消除頸部痠痛。

轉動脖子和下顎，腦力和內分泌變好

「下顎劃圓圈」也能刺激腦下垂體：保持頸椎直立，肩膀不動，再用下巴以順時針劃圓圈，藉此運動下顎和頸椎骨骼、頸部肌肉，以及後腦的經絡，連帶調節甲狀腺和副甲狀腺分泌。

「下顎劃圓圈」適合常低頭看書、看手機的人，搭配**「拇指擦手指」**和**「鼻吸鼻呼」**，能更快改善硬頸腦脹，腦力也會大為提升；搭配**「轉手」**手臂內外轉，則能一併消除肩臂痠痛。

新疆舞前後拉頸，改善高血壓的最佳動作

高血壓患者要改善僵、痠、痛，並舒緩高血壓，特別要做「新疆舞」。

「新疆舞」動作關鍵在於肩膀必須維持不動，只用脖子往前、往後平移，讓後頸和肩膀筋肉得到伸縮，血液隨之順暢，**血壓自然會下降；同時能緩和僵硬痠痛，照顧到中樞神經**，也運動到軟骨，讓脖子轉動更靈活，而且還能預防骨刺；因為頭部和脊椎間的橋段被充分刺激按摩，整個後半身的氣血都會順暢起來！

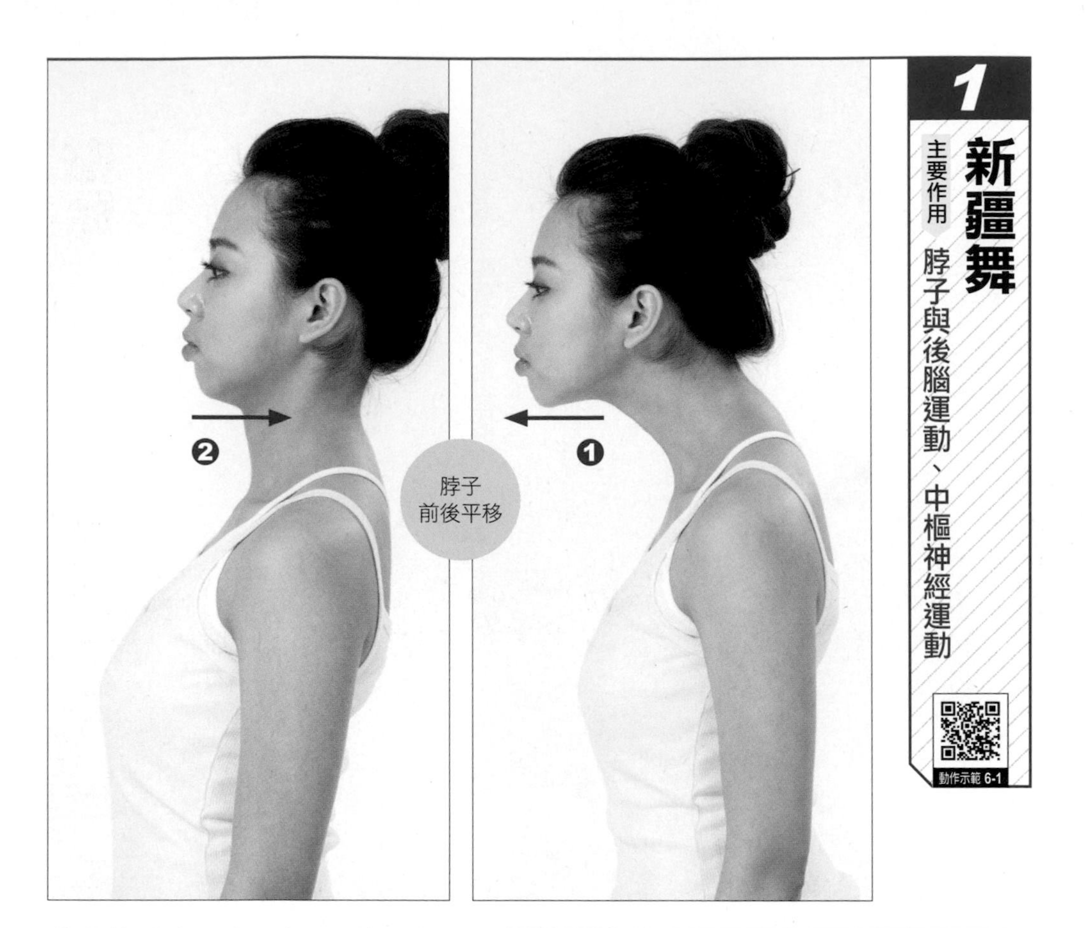

❶ 保持肩膀不動，脖子往前平移。

❷ 脖子往後平移縮回。前後連續動作，以拉動後頸、後腦、肩膀等部位。

效用▶ 運動到後頸和肩膀，能改善肩頸痠痛、脖子僵硬；刺激頭頸間脊椎橋段、後半身的內分泌，與中樞神經系統，也能有效防感冒、高血壓、鼻子過敏、氣喘。

注意！ 初學者可將雙手交叉放在胸前，固定上身不動；注意力放在把脖子盡量往前伸長，但是不可以用力。

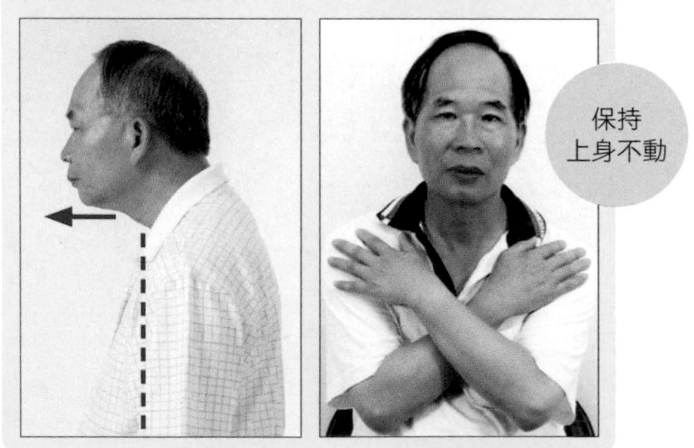

2 點頭

主要作用 後頸與腦下垂體運動

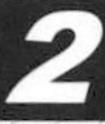

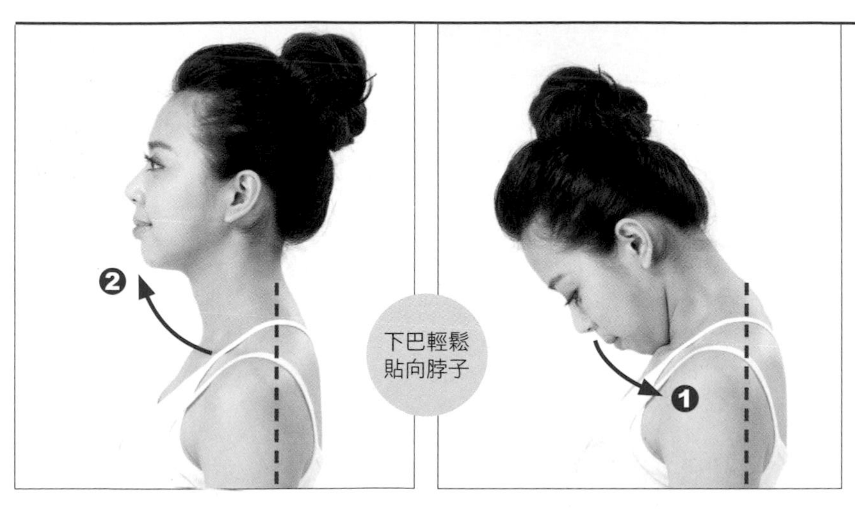

❶ 向下點頭，將下巴輕鬆貼向脖子。
❷ 動作稍停維持一下，頭再抬回位。連續動作，以拉動後頸部與腦下垂體。

效用▶ 肩背保持直立、不動，只動頭牽動後頸和後腦，能促進生長，預防痴呆，增加記憶力。

動作示範 6-2

3 下顎劃圓圈

主要作用 後頸與腦下垂體運動、促進副甲狀腺分泌

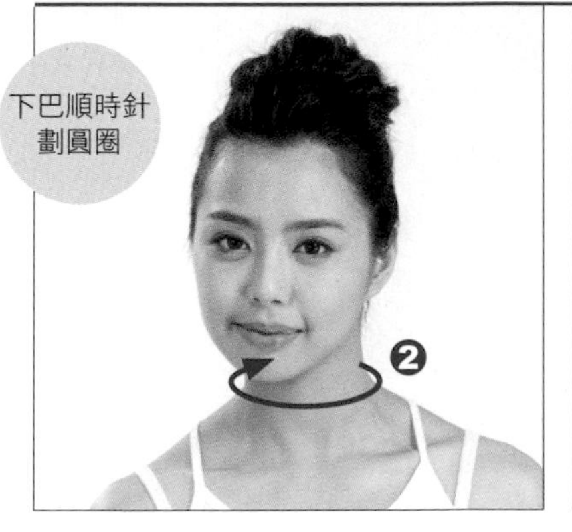

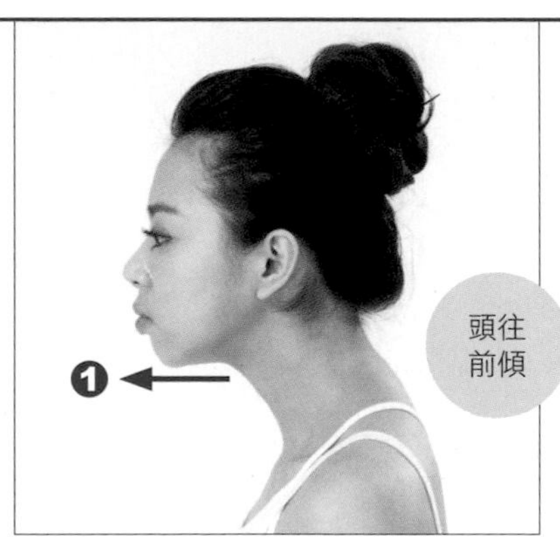

❶ 不抬或低頭，雙眼看正前方，頭往前拉。
❷ 肩膀保持不動，下巴沿著順時針方向做前後劃圓圈，以拉動後腦與頸部間的脊椎與腦下垂體。

效用▶ 促進副甲狀腺內分泌，調節體內鈣和磷的代謝，避免手腳發抖，或骨骼疾病、泌尿系統結石等。也可搭配第50頁「轉手」動作，一併紓解肩頸痠痛問題。

動作示範 6-3

基本動作 6

增強胃腸、生殖、泌尿功能

腹部動作

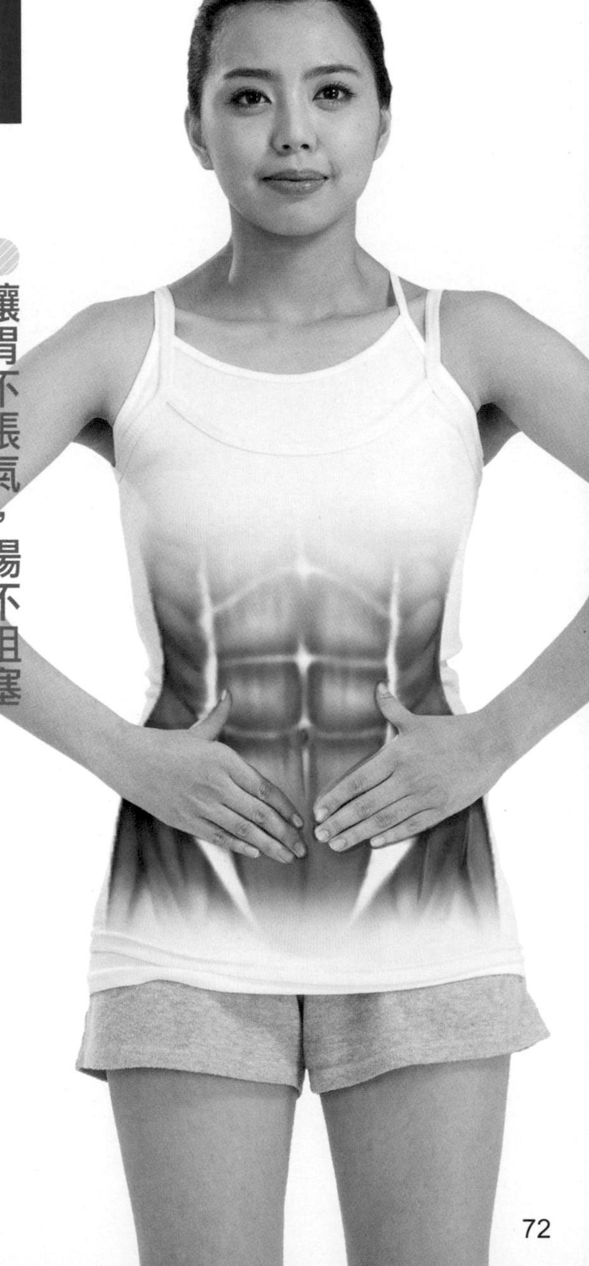

讓胃不脹氣，腸不阻塞 遠離胃病、大腸癌

腹腔裡有人體最多的器官，正確腹部運動的精神，是藉由外在動作，對腹腔和骨盆腔的臟器做按摩，以提高運作機能。但**腹部運動要各等飯後90～120分鐘再進行**，詳見以下各動作說明。

生活緊張的現代人常會胃痛脹氣，腹部運動有助健胃整腸。適時做「胃部運動」，先深吸氣，再吐氣時，雙手從小腹兩側把肉往肚臍擠，以收縮腹部，吐氣完放鬆，反覆做3分鐘即可消脹氣、減輕胃痛，並強化胃壁肌肉，連帶促進腸蠕動，避免腸阻塞。

要瘦就先強化核心肌群，選對時間做效果加倍

針對最容易堆積脂肪的腰腹，飯後90分鐘後做「減肥運動」，能有效瘦身：只要原地站姿，反覆抬起左膝與右手肘相碰，然後換抬右膝與左手肘相碰；動作簡單卻能消耗高熱量，使腹腔壓力減輕，讓核心肌群被充分鍛鍊，同時牽動腰腹、肩背、手臂、腿部。**但請原地站穩做此動作時，要慢慢練習，保持平衡可別摔傷**，日久自能熟練有成。

協助改善子宮、泌尿問題

從肚臍到恥骨一帶布滿穴點（見下頁），與生殖、泌尿系統的健康息息相關。女學員為了保養最重要的子宮和卵巢，**避免出現巧克力囊腫**，我常奉勸她們不要吃冰，也要積極做「縮小腹」運動：肚子肌肉反覆收縮，會牽動下腹肌肉、穴點和下丹田，能按摩到子宮和膀胱，經痛和亂經得以改善，又能促進循環和內分泌，加速病氣從下丹田排出。**搭配「按摩鼠蹊窩」，能疏通淋巴腺，提高卵巢（女）和攝護腺（男）機能**。

想防治泌尿病症，經常做「定肌法」，縮緊肚臍，拉緊下腹肌肉，就不怕漏尿、尿失禁找上你。另外，「提肛」以牽動擴約肌和小腹肌肉，能預防腎結石、高尿酸等問題。

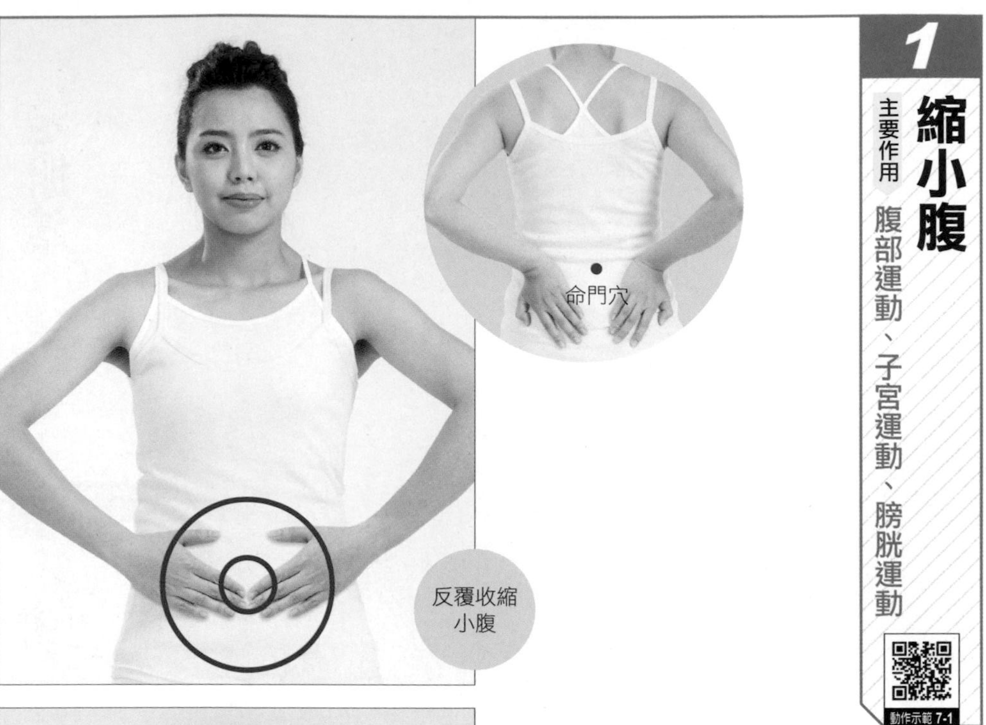

1 縮小腹

主要作用 腹部運動、子宮運動、膀胱運動

動作示範 7-1

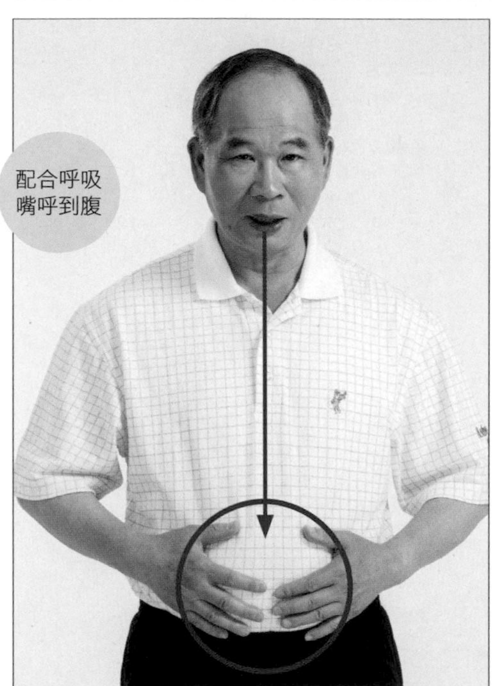

❶ **收縮肚臍周圍的腹部肌肉，以拉動下腹部與丹田，與後腰左右中心的「命門穴」產生共振。**

❷ **可配合第42頁「鼻吸、嘴呼、到腹部」，加強擴縮小腹動作，吸氣到胸、呼氣到腹部鼓起。**

效用▶ 促進下半身內分泌，強化腸胃、子宮、膀胱功能，改善氣血不足或血液滯留的問題。

注意！ 腹部是生命的源頭，運動腹部可讓生命能量源源不絕，此運動宜多做，尤以能做到「不動而動」最佳。與呼吸動作同時做，活血效果更好，但飯後90分鐘內勿做。

2 定肌法

主要作用 拉緊下腹、骨盆腔肌群

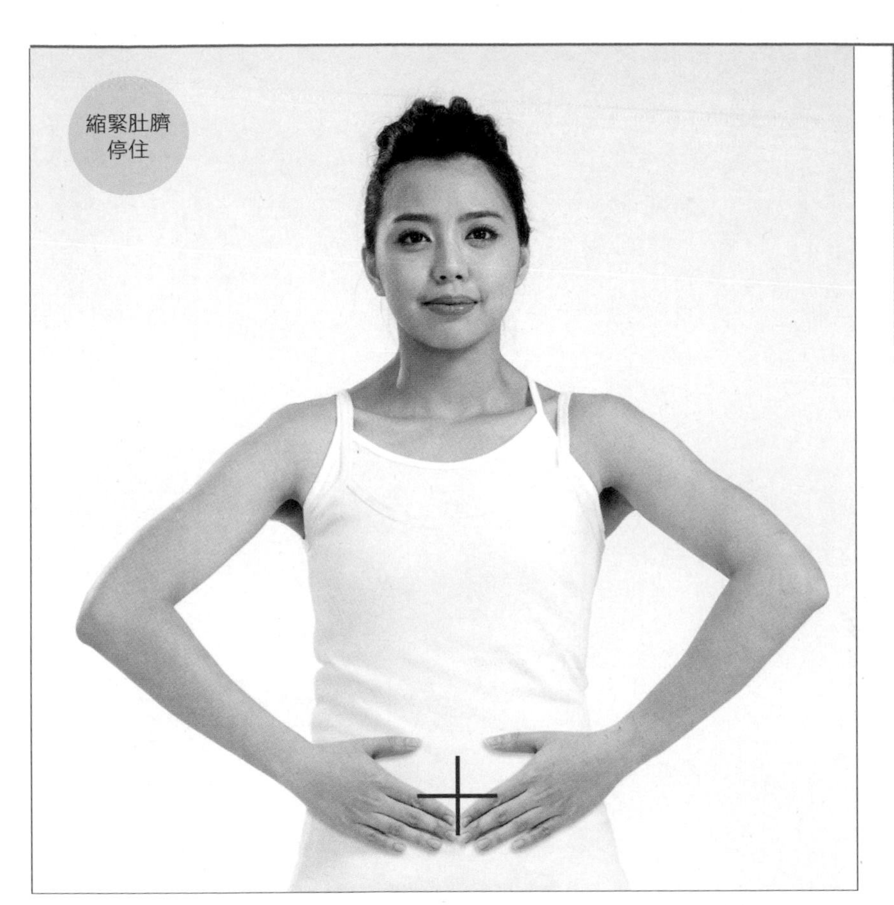

❶ 縮緊肚臍後停住，一直維持不動，但不需憋氣，可拉緊下腹部肌肉。

效用▶ 有效拉緊下腹鬆弛的韌帶，可改善尿失禁。

注意！ 此動作飯後120分鐘內勿做。「定肌法」和上述「縮小腹」，除了對胃腸、泌尿功能有益，也直接按摩到下腹諸多重要穴點，大大提高骨盆腔內生殖機能，改善惱人的生理疑難雜症。

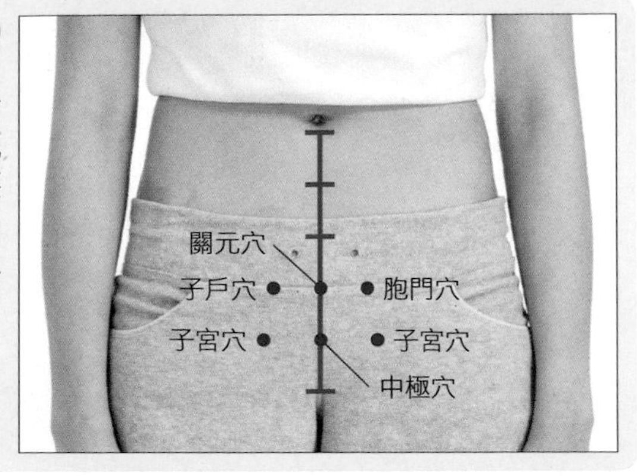

3 減肥運動

主要作用 腹部運動、四肢運動

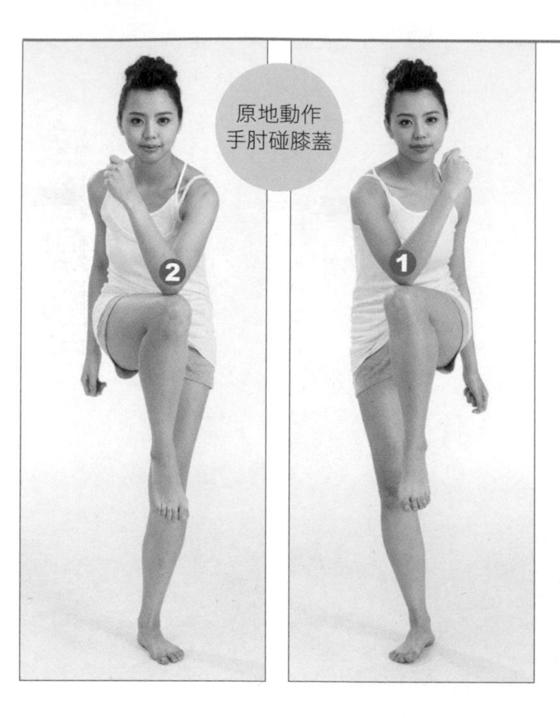

❶ 右手彎曲左腳抬起，以右手肘碰左膝蓋。

❷ 換成左手肘碰右腳膝蓋，交互連續動作。

效用▶ 這個動作同時運用到軀體大關節，和四肢的協調運動，活動量比較大，瘦身效果明顯。

注意！ 此動作飯後90分鐘內勿做，而且僅限原地動作，避免跌倒。

4 胃部運動

主要作用 收縮腹部、強化腹肌

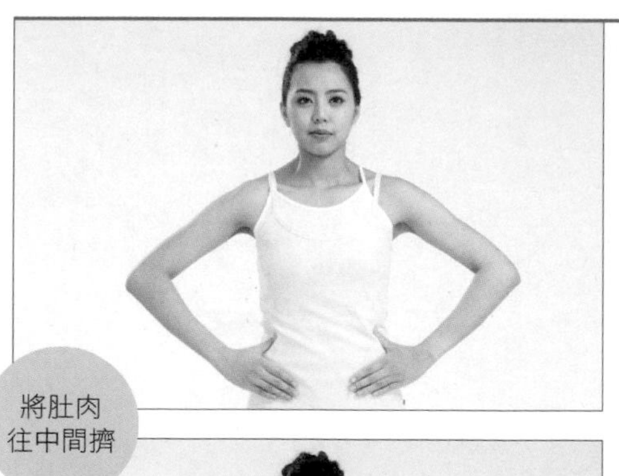

❶ 將小腹左右兩邊的肉，往肚臍中間內擠，維持片刻。連續動作，以收縮腹部。

❷ 初學者可先吸一口氣，在呼氣時，雙手從腰側往中間、往內推。

效用▶ 可排除胃部脹氣，常做可強化胃部肌肉。中廣型、鮪魚肚、小腹婆身材的人尤其要多做，盡快消除囤積的內臟脂肪。

注意！ 此動作飯後90分鐘內勿做。

5 按摩鼠蹊部

主要作用 疏通鼠蹊窩淋巴腺、攝護腺

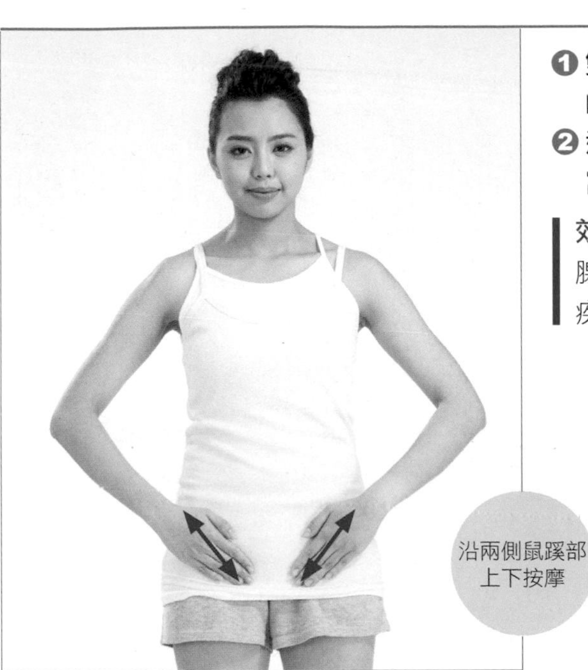

❶ 雙手上下按摩兩側的鼠蹊窩。

❷ 連續動作，促使鼠蹊窩的淋巴腺暢通。

效用▶ 改善男性攝護腺、女性卵巢方面的疾病。

6 提肛

主要作用 腎臟運動、陰道運動、子宮頸運動

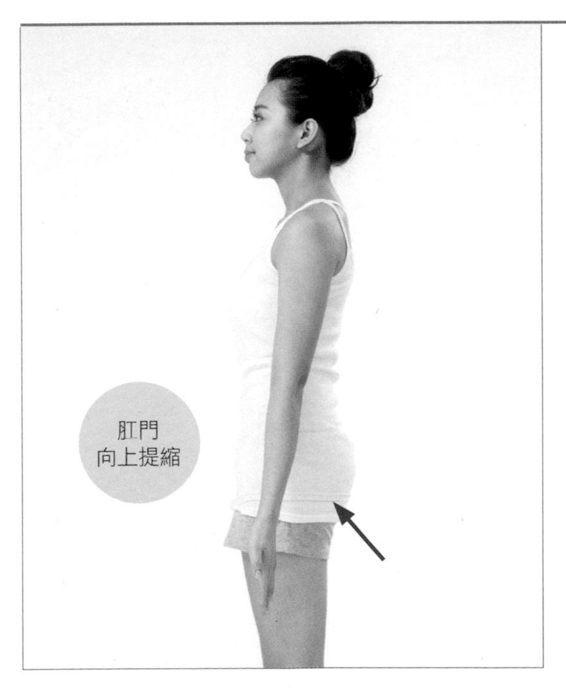

❶ 肛門向上提縮，似憋大便狀，動作維持片刻再放鬆。

❷ 連續動作，可拉動擴約肌和小腹肌肉。

效用▶ 這是直接的腎臟運動、陰道運動，有助於改善單純腎臟病之腎結石、排除尿酸等問題。子宮頸癌的病人也適用。

基本動作 7

拉動命門穴，腰痠和腎病不再犯

脊椎動作

中樞神經問題，青壯年輕人也會出現

中樞神經系統包括腦和脊髓，腦被保護在顱骨裡，脊髓被保護在脊柱裡。脊柱包括：頸椎、胸椎、腰椎、薦椎、尾椎，各椎體間以「椎間盤」做緩衝，也共同組成人體的中柱。

以前大家認為脊椎、中樞神經問題和老化有關，但近年來醫界警告，久坐壓力、姿勢不良、劇烈運動、骨質流失等都是病因，而且**患者年齡層已經下降到青壯年**。

自癒療法有助遠離椎間盤突出、骨刺、洗腎

「椎間盤突出、骨刺」是脊椎最要慎防的兩大惡夢。「椎間盤突出」是椎間盤受壓迫或受傷而變形、移位或破裂；「骨刺」是骨質增生而尖起。兩者都會壓迫脊髓與脊神經，一旦發生在頸背腰臀任何一段，對上下身、四肢都會連帶產生劇痛，甚至麻痺。

平常多鍛鍊核心肌肉、導正體態，如做「腰上下拉」，才能分攤脊椎的負擔；既能改善腰痠、強化腰力，還可避免骨刺、椎間盤突出、僵直性脊椎炎等。**若尾椎已經受傷，可改成「跪坐姿、腰上下拉」，找不痛的角度慢慢做復健**。

此外，常腰痠背痛、憋尿、吃藥、喝酒、有高血壓、糖尿病者，要特別關心腎臟健康，多運動後腰的「命門穴」，才不會落入洗腎的命運。古人說**「腎開竅於耳」，耳穴多與腎臟有關**，所以做「跪坐姿、腰上下拉」加「手貼耳」，即通知身體調整腎臟狀況；**縮腰時放低身體便能拉動「命門穴」**。當病氣無法從耳朵散出，應該要促使毒素和水分從皮膚排掉，就能大大減輕腎臟的負荷，對緩解「痛風」也有利。

以醫師的療程為主，運動為輔

本單元的脊椎運動，對保健舒緩有良好功效。但脊椎的問題牽涉很廣泛，當疾病或傷害發生，務必先接受醫生檢查，確認病因和受傷程度，以醫師的療程為主，居家做脊椎運動為輔，耐心實踐方能重拾健康。

1 大腿前後移

主要作用　胯部運動、刺激坐骨神經

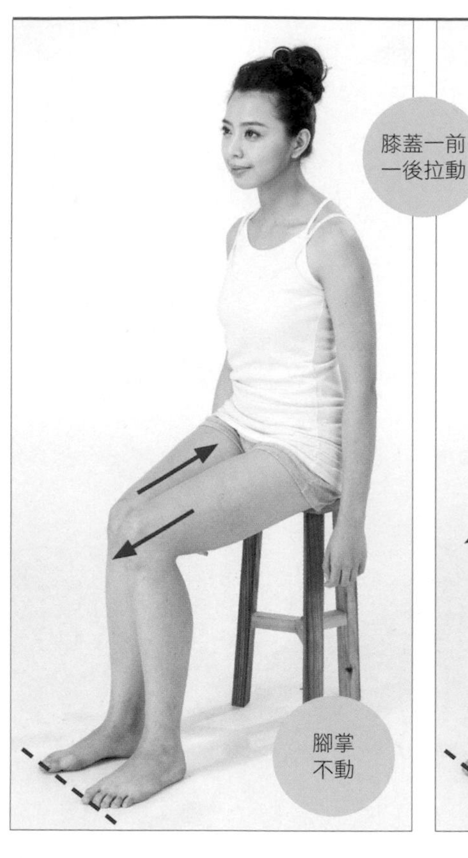

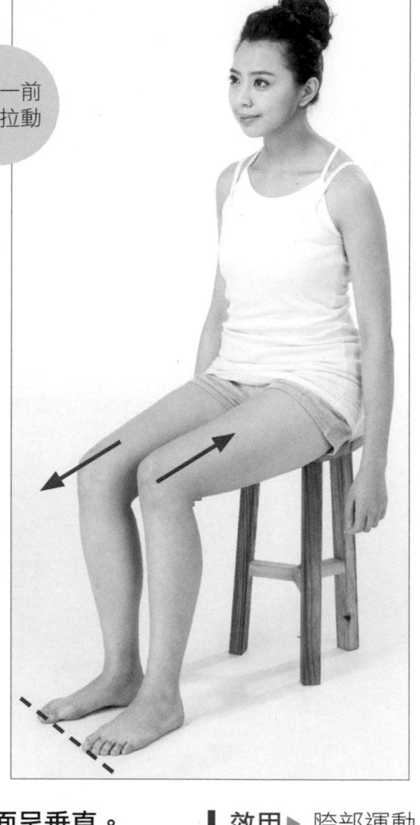

❶ 端坐在椅子的1/3處，雙腳與地面呈垂直。
❷腳掌固定不動，兩膝蓋前後輕移（左進右退、左退右進），以拉動大腿、臀部、尾椎等穴道。

效用▶ 胯部運動，可刺激坐骨神經，改善便秘、腰部無力。

注意！

❶ 此運動的施力點要放在膝蓋，以膝蓋的力量帶動臀部，腳掌勿移位。
❷ 孕婦做此動作，有助於胎兒自然生產，但不可用力。

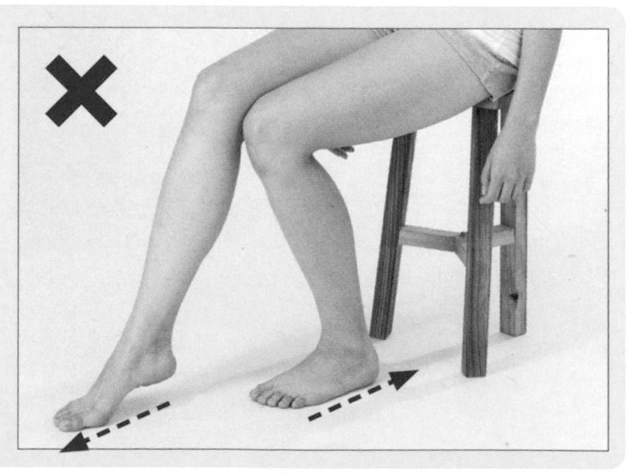

2 腰上下拉

主要作用 腰椎運動

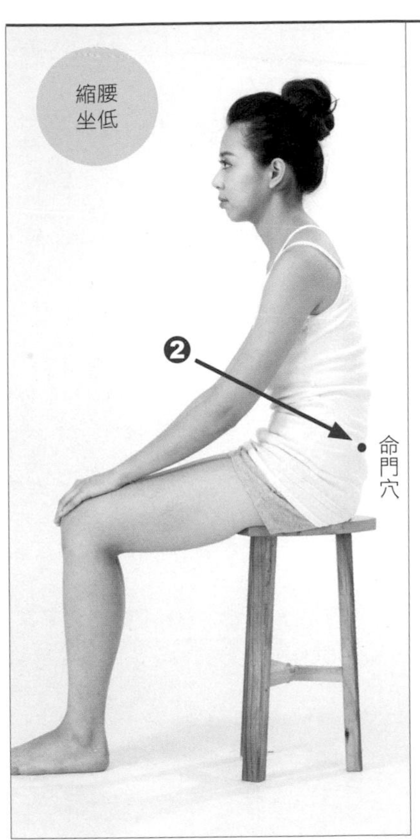

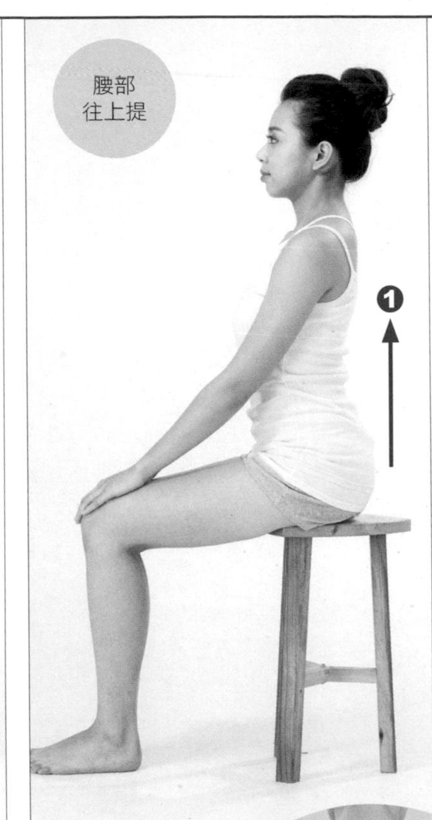

動作示範 8-2

❶ 將力道集中在腰部肌肉，腰先往上拉直。
❷ 然後腰往下拉，肚子自然往內縮。連續動作，拉動上身與下身間的腰椎。

效用▶ 改善腰痠、腰痛、骨刺、僵直性脊椎炎。尤其久坐的上班族和學生、常腰痠腰痛者，可多做伸展或復健。

命門穴

注意！

❶ 腰受傷者慢慢地做，找到不痛的角度來做即可。
❷ 腹部盡量上挺、內縮，加大腰椎伸縮幅度。

3 跪坐姿、腰上下拉

主要作用 尾椎運動、復健運動

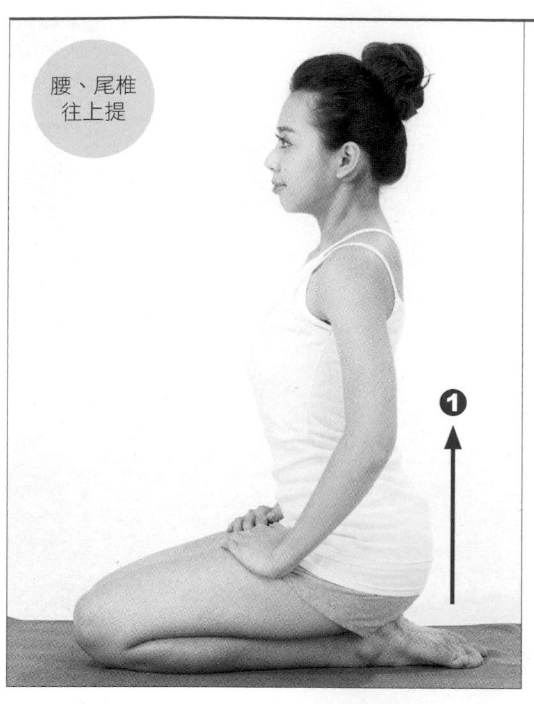

❶ 呈跪坐姿勢，以微力交互挺腰縮腰，致腰部往上下慢慢拉動，可運動尾椎。

❷ 縮腰時，肚子、臀部盡量往下坐，加大尾椎上下伸縮的幅度。

效用▶ 尾椎受傷者的復健運動。

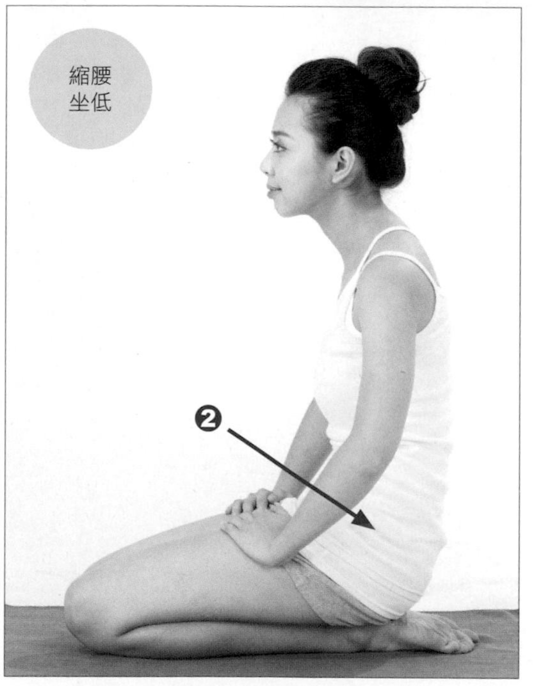

注意!

❶ 此運動的施力點要放在尾椎。

❷ 腰受傷者慢慢地做，找到不痛的角度來做即可。

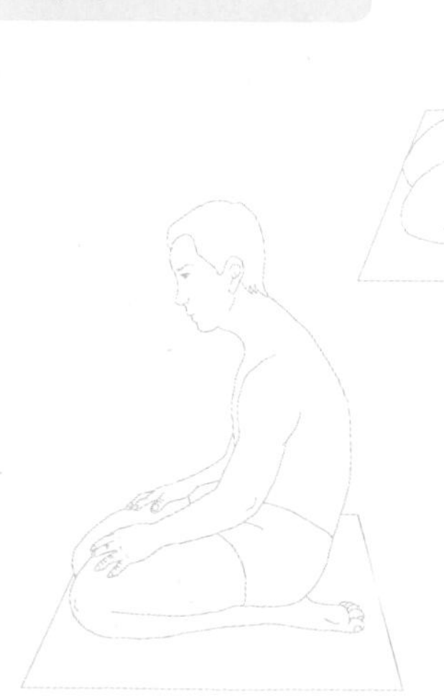

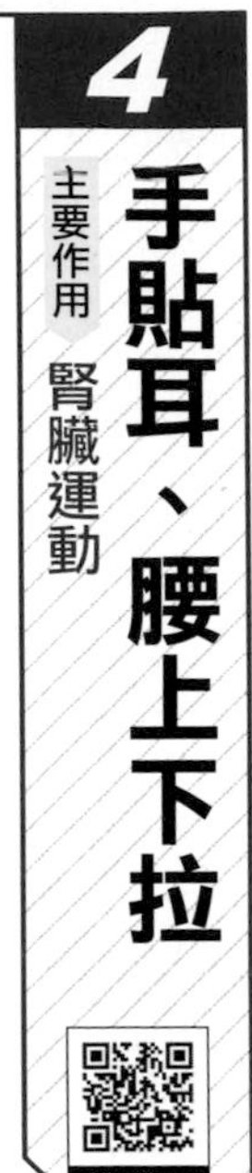

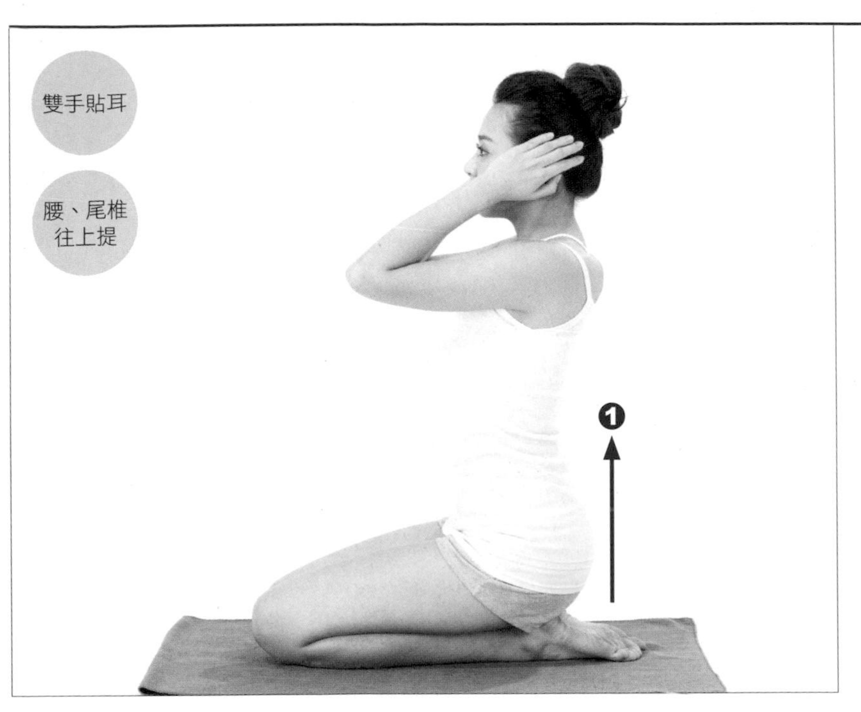

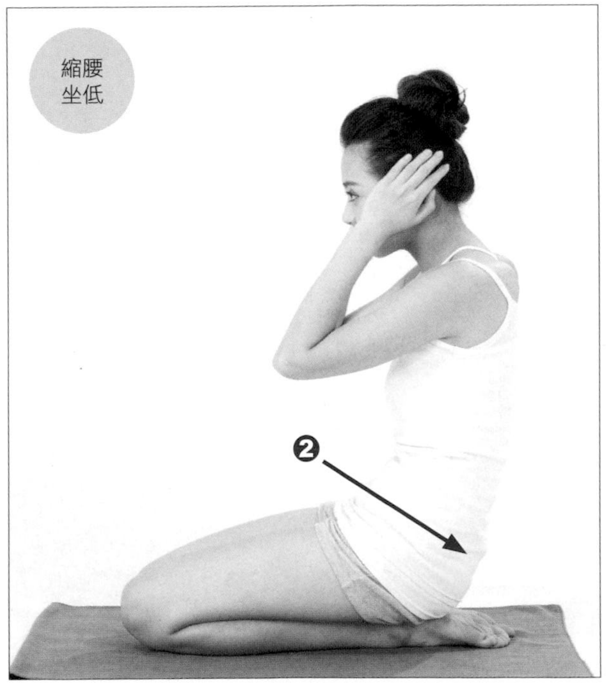

❶ 呈跪坐姿勢，雙手貼耳。

❷ 一邊做腰上下拉，縮腰時肚子、臀部盡量往下坐。做完後身體會覺得發熱並出汗。

效用▸ 改善腰痠、腰痛、骨刺、僵直性脊椎炎。尤其久坐的上班族和學生、常腰痠腰痛者，可多做伸展或復健。

注意！ 摀住耳朵使氣不從耳朵排出，可促使水分由皮膚排出，減輕腎臟代謝負擔，平衡身體酸鹼性。

5 卵巢運動

主要作用 卵巢運動、鼠蹊窩淋巴腺運動

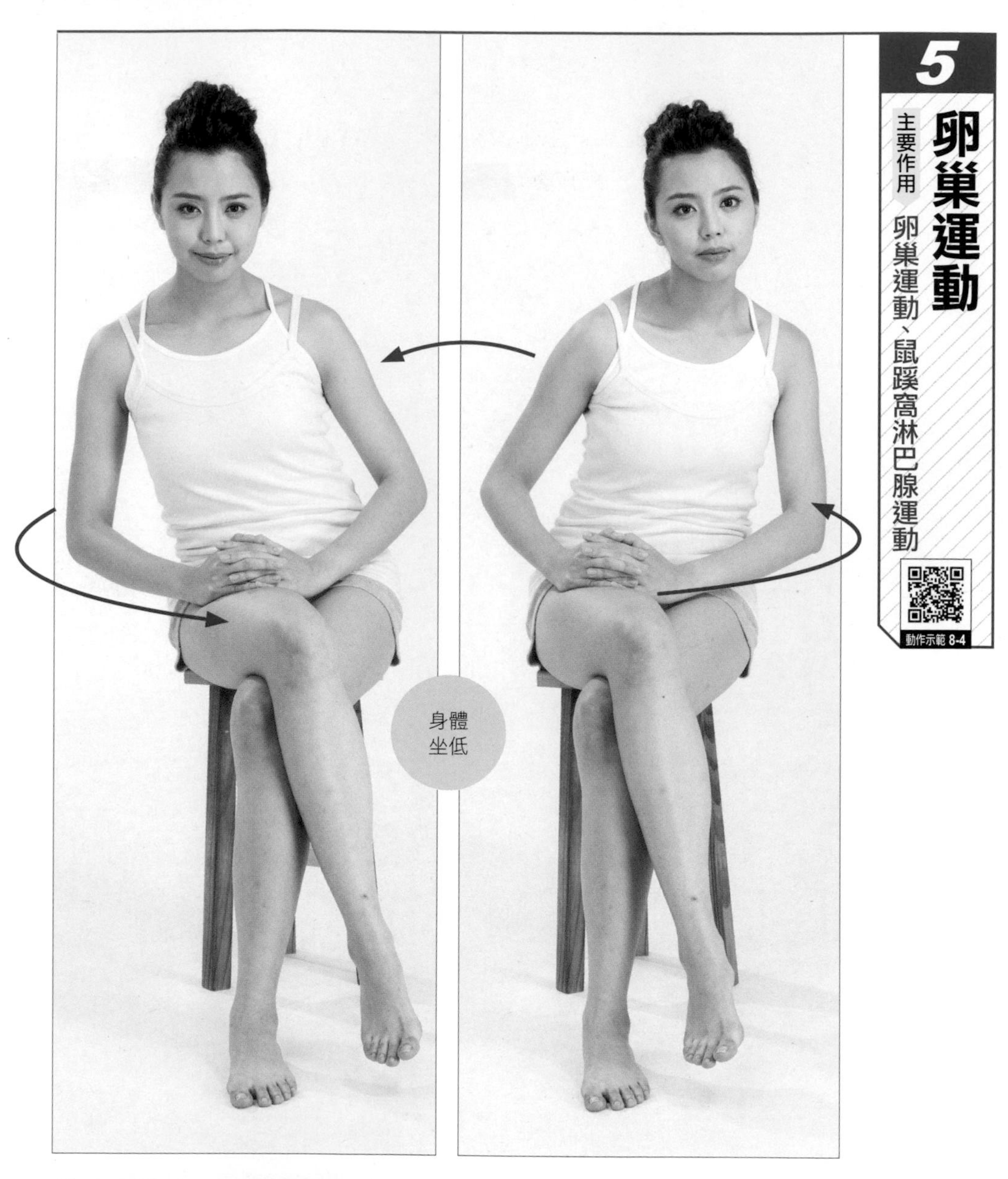

❶ **坐姿翹腳，同時身體壓低。**

❷ **脊椎往上下左右劃圈，以拉動卵巢、鼠蹊部位。**

效用▶ 這是女性特別要多做的運動，可預防卵巢疾病，也適用於卵巢癌的病人。

6 弓背

主要作用 胸椎運動、後背伸展

動作示範 8-5

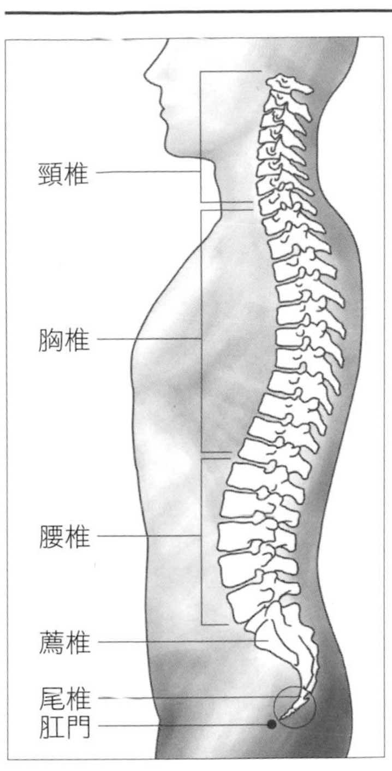

❶ 雙手手肘彎曲，做向前夾胸、弓起身體。

❷ 然後向後擴背，反覆動作以拉動後背和胸椎。

效用▶ 舒緩背部疼痛。常彎腰駝背的人也應該多做，改善體態。

注意！ 人體後半身最主要就是後腦和脊椎。包含了中樞神經系統、脊柱（頸椎、胸椎、腰椎、薦椎、尾椎），以及椎體間的「椎間盤」做緩衝。與脊椎有關的病症要先經醫師檢驗過，再決定安全的診療或復健方式，以免造成難回復的後遺症。平日多做「弓背」、「腰上下拉」、「脊椎運動」等自癒動作，有助矯正體態、避免腰痠發炎，且能預防洗腎、痛風惡夢。

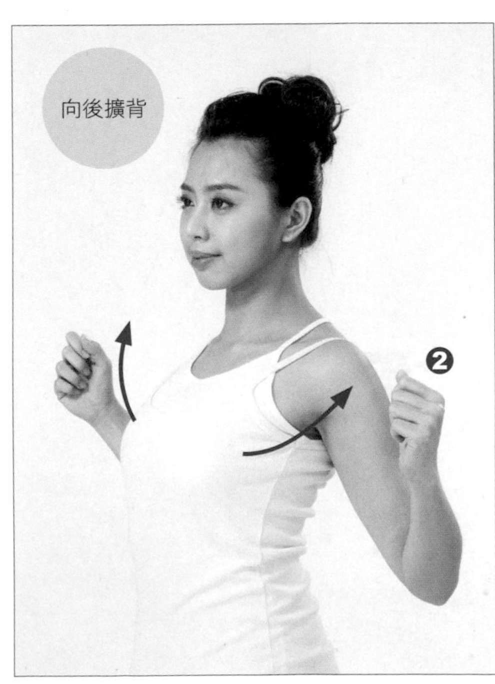

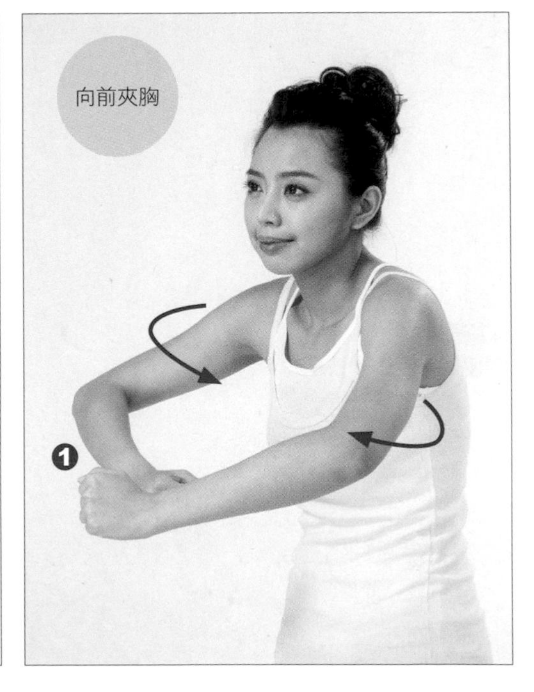

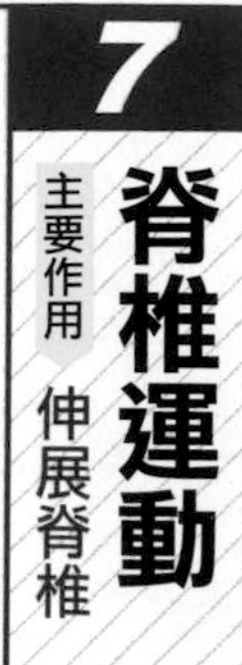

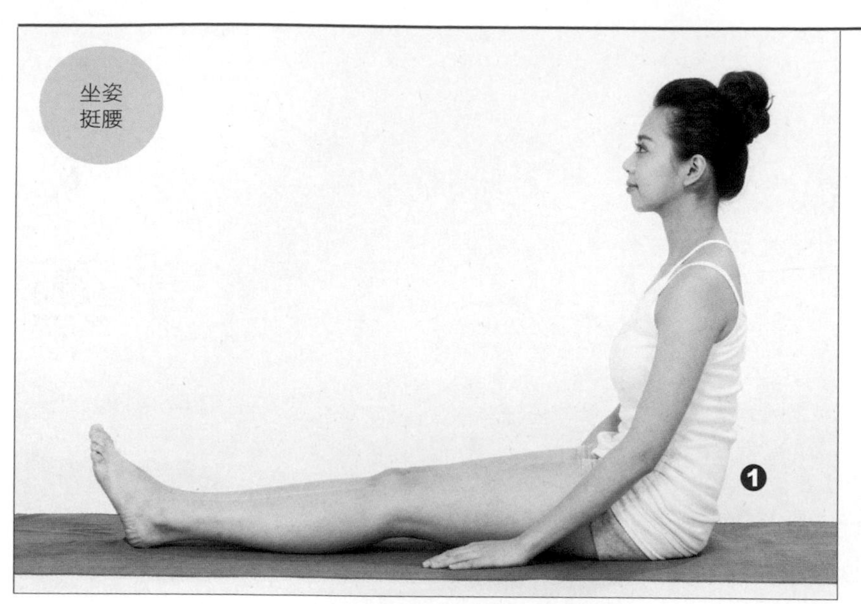

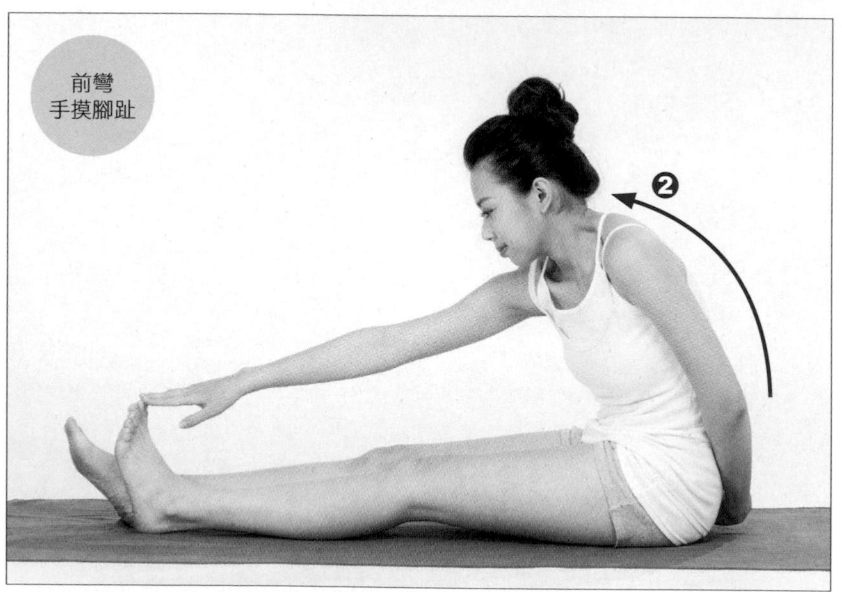

❶ 坐在地板上，先挺腰、雙腳伸直。

❷ 彎腰往前，交互用左手摸右腳趾、右手摸左腳趾，以拉動脊椎。

▎效用▶ 改善脊椎側彎或駝背。

注意！ 若手無法摸到腳趾也不用勉強，以身體能夠前彎的程度來做就好，尤其居家和睡前多練有益。

8 平躺、動尾椎

主要作用 胯部運動、尾椎運動

雙腳微開

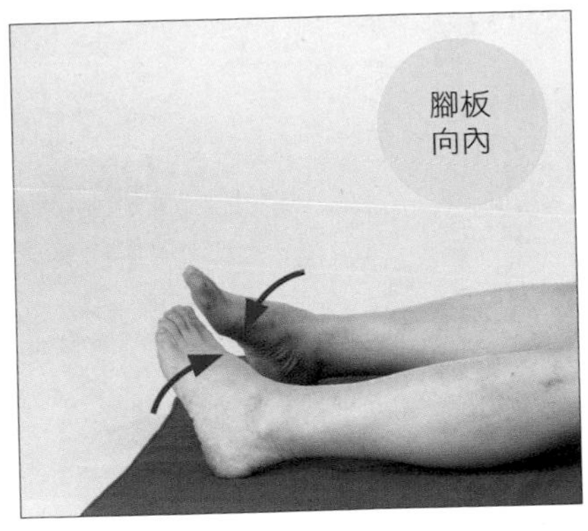

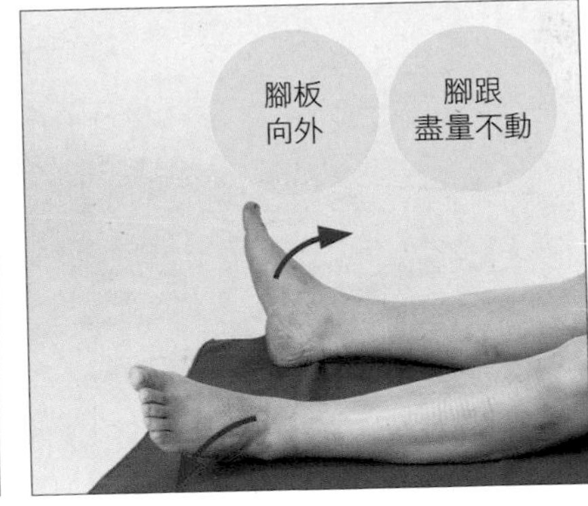

❶ 全身平躺，雙腳稍微打開。

❷ 雙腳腳板向外擺動，感覺骨盆夾緊，維持片刻。

❸ 腳板換向內擺動，感覺骨盆放鬆。連續動作，以拉動脊椎末3節的筋骨

效用▶ 此運動是第55頁「動腳跟」的躺式做法，可以拉動胯部和臀部，運動到督脈，幫助後半身疏筋通氣。此運動可利用睡前做，然後再做第74頁「縮小腹」，可以促進下半身內分泌和氣血順暢。

注意！ 腳板擺動時，腳跟貼地，不要移位。兩腳板也可以同時向右、向左擺動。

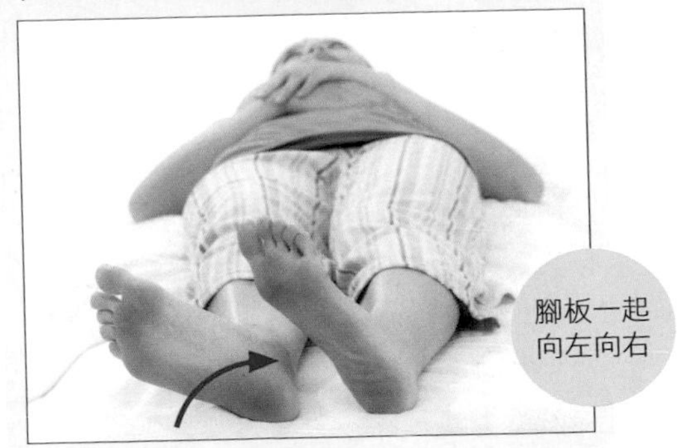

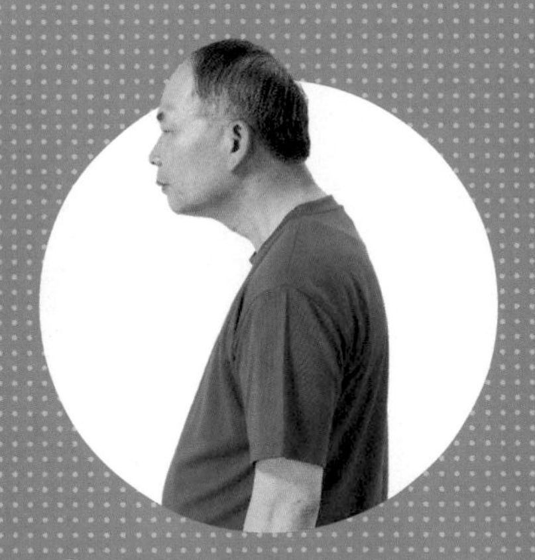

A [頭臉・頸部] 病痛

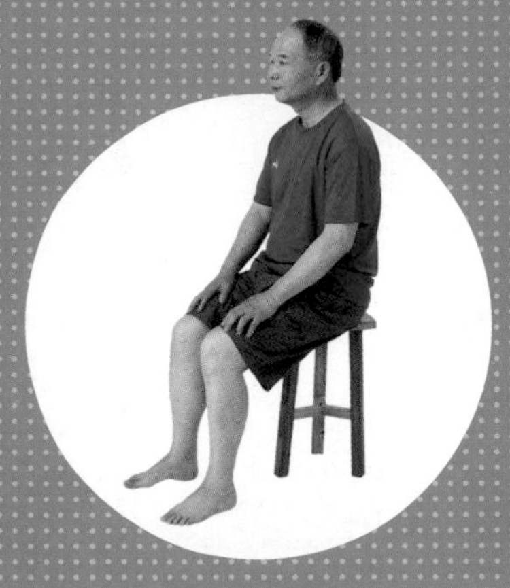

B [胸腹・骨盆・鼠蹊] 病痛

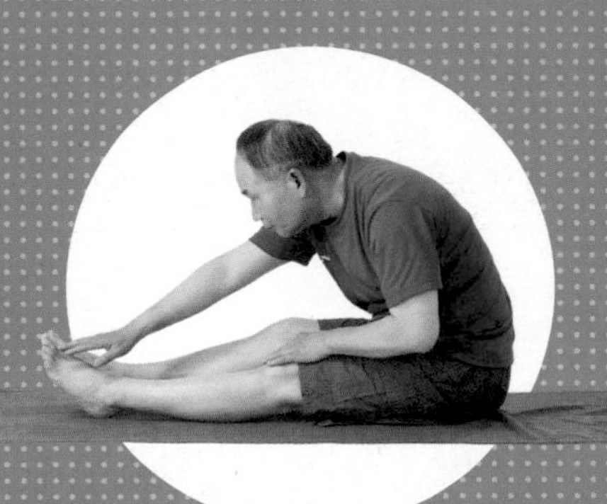

C [後腰・背部] 病痛

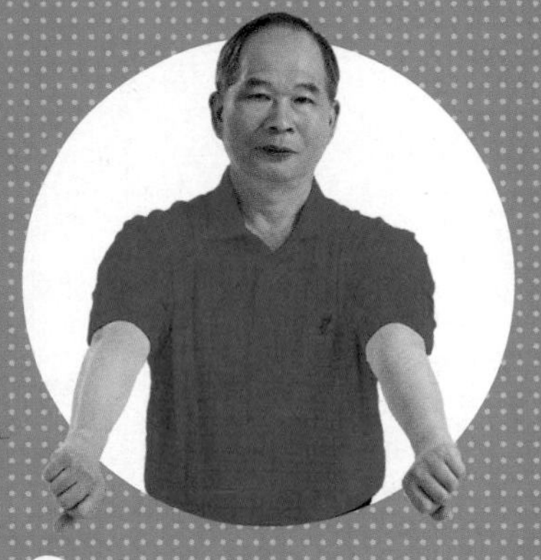

D [肩膀・手臂] 病痛

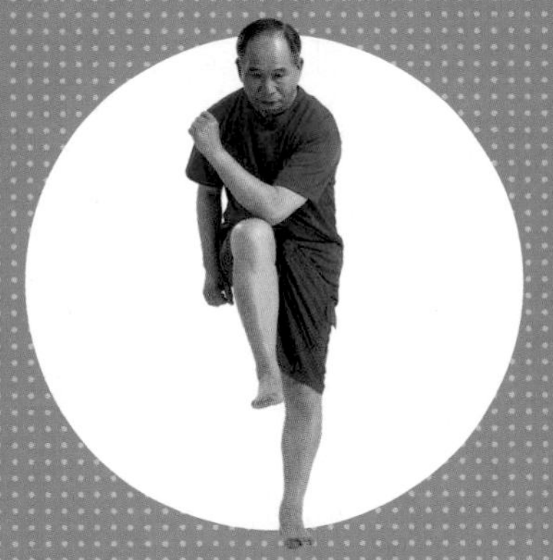

E [臀部・大腿・膝蓋] 病痛

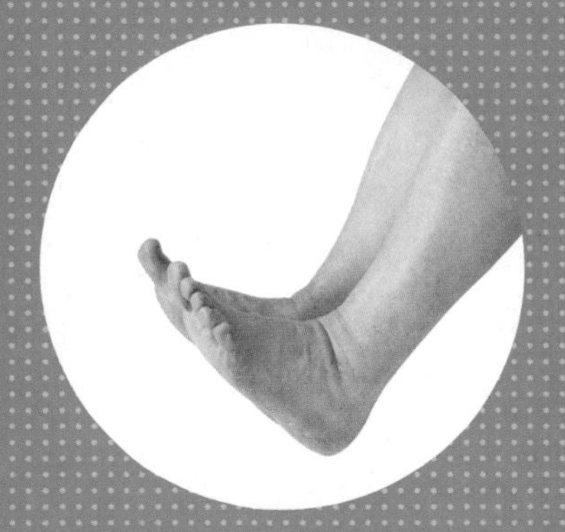

F [小腿・腳底] 病痛

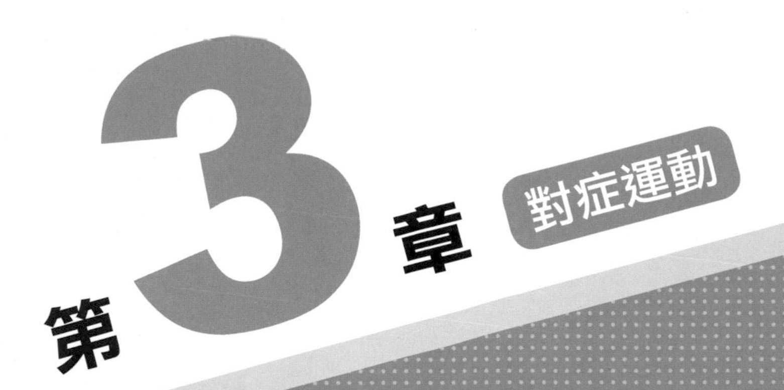

擺脫「痠、痛、麻」，對症做自癒運動！

速查症狀・改善要領・老師示範

頭痛・偏頭痛

原因不明的頭痛可能和精神壓力有關

【症狀】頭痛、偏頭痛多數檢查不出病因，多與壓力有關；又以過勞、性格緊張、女性居多。

【改善要領】頭的氣無法下達腳部，腳的氣無法回流頭部，是造成頭痛的關鍵。此時刺激末梢神經，讓氣正常循環，疼痛便會消失。頭與腳距離遙遠，腹部是轉運站，對應腰後方有「命門穴」，血液打在這裡與心臟產生共振，波動強則循環強，做「縮小腹」可共振命門。做「腳掌上下」可把不好的胃火、肝火從「湧泉穴」排出。做「鼻吸少、鼻呼多」能減輕腦壓。

鼻吸少、鼻呼多

改善偏頭痛

力量放在頭頂「百會穴」，由鼻子吸氣，再緩緩從鼻子呼出又細又長的氣，吸氣少、呼氣多，讓氧氣進入腦內再排出。有助減輕腦壓、偏頭痛、頭暈、改善腦壓內分泌不平衡。

動作示範 1-2

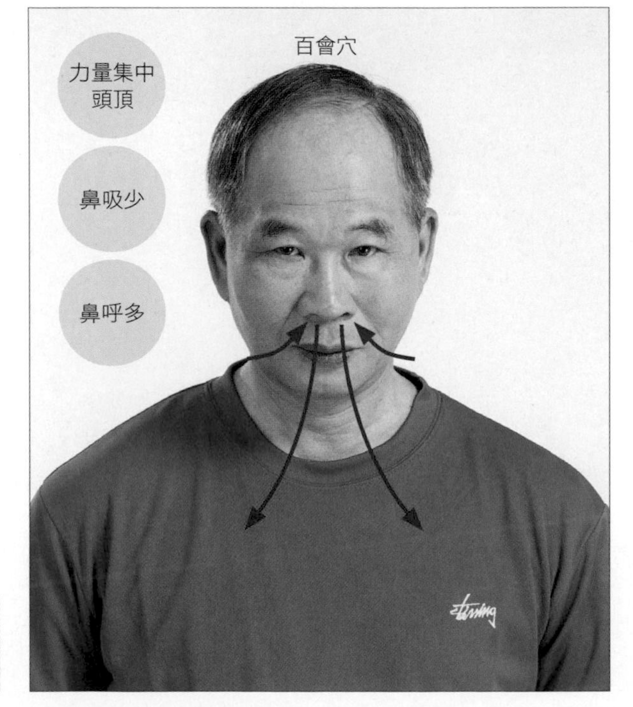

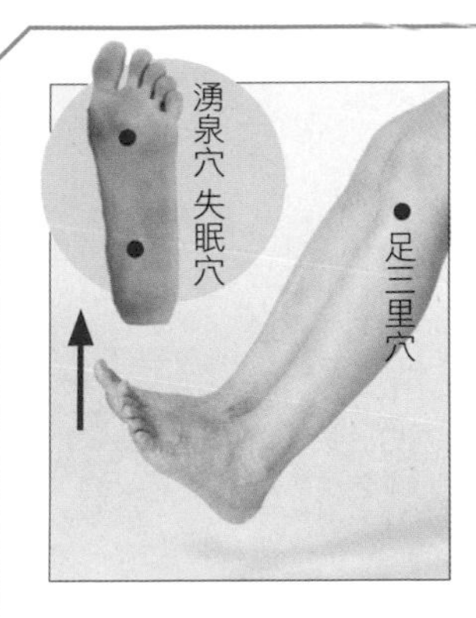

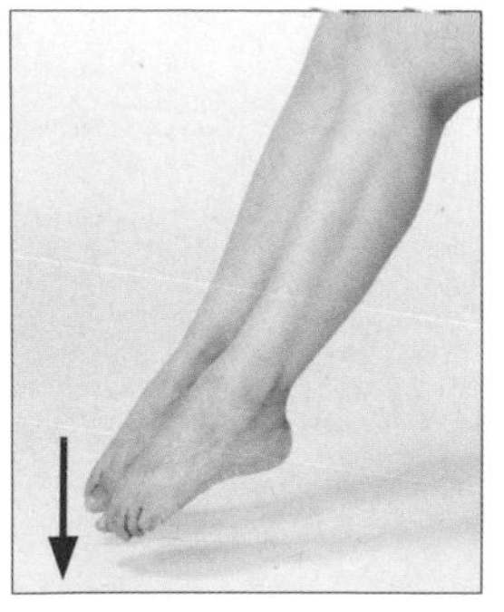

腳掌上下

促排病氣、按摩失眠穴

腳掌反覆由上向下壓，使腳尖朝下，拉動到腳踝關節，刺激足三里穴、失眠穴、湧泉穴，有助好眠和胃部運動，及可改善低血壓、腳抽筋、懷孕害喜。

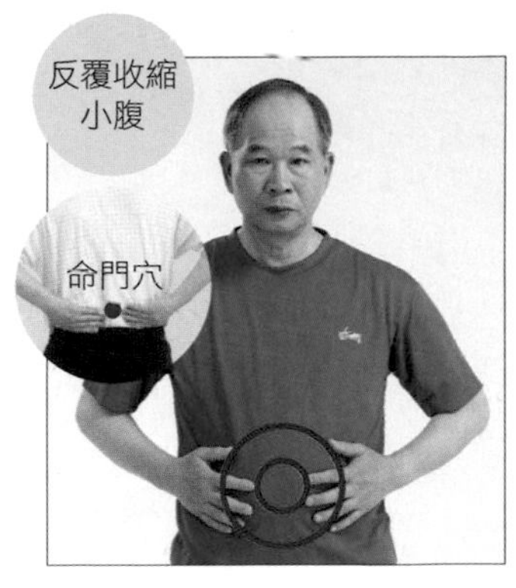

縮小腹

共振命門穴，強化血循

反覆收縮肚臍周圍的腹肌，拉動下腹部與丹田，與後腰中心「命門穴」產生共振。可改善氣血不足或血液滯留；促進下身內分泌，強化腸胃、子宮與膀胱。

★但注意飯後90分鐘內勿做。

「感冒引起的頭痛呢？」

拇指擦手指

拉動「合谷穴」散熱

身體外感風寒而感冒時，往往也會引起頭痛，常伴隨「發燒」現象，熱度不退，疼痛便難停歇。這時做「拇指擦手指」拉動虎口「合谷穴」，可有效散熱，達到退燒、鎮痛的功效。

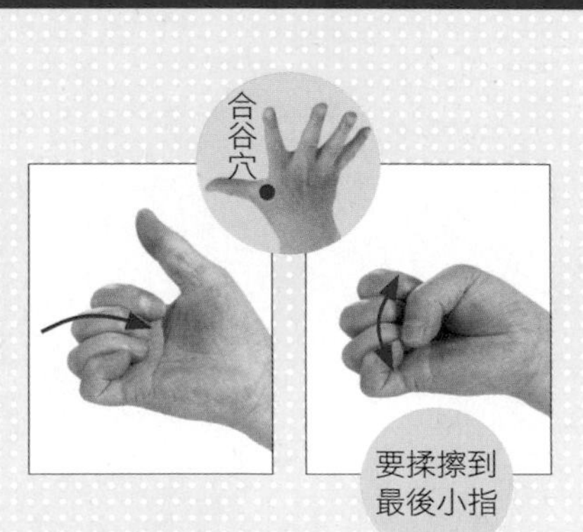

「感冒發燒呢？」

感冒發燒時，做「拇指擦手指」，搭配上述「鼻吸少、鼻呼多」和「腳掌上下」，盡快把體內熱氣排出，頭痛就能消除。

A 頭臉頸部 02

太陽穴痛

情緒、外在刺激或生理期引起側頭部痛

【症狀】太陽穴痛是偏頭痛的一種，常和情緒起伏有關，或受到噪音、強光、異味等刺激所引起。有人肚子餓過頭導致血糖過低，或女性在生理期間，都可能發生太陽穴疼痛。

【改善要領】腦神經系統會通過下顎關節，**做「下顎往前」可以鍛鍊三叉神經、自律神經和交感神經**。做「鼻吸少、鼻呼多」幫助氧氣進出腦部，並減輕腦壓。做「縮小腹」來共振「命門穴」和心臟，改善血液滯留。「腳掌上下」則能把上身不好的氣從腳底「湧泉穴」排出。

【注意】太陽穴痛的人，大多有過度用腦、熬夜、失眠等問題，除了做自癒運動，根本更要從生活作息來調整。

鼻吸少、鼻呼多

改善偏頭痛

力量放在頭頂「百會穴」，由鼻子吸氣，再緩緩從鼻子呼出又細又長的氣，吸氣少、呼氣多，讓氧氣進入腦內再排出。有助減輕腦壓、偏頭痛、頭暈、改善腦壓內分泌不平衡。

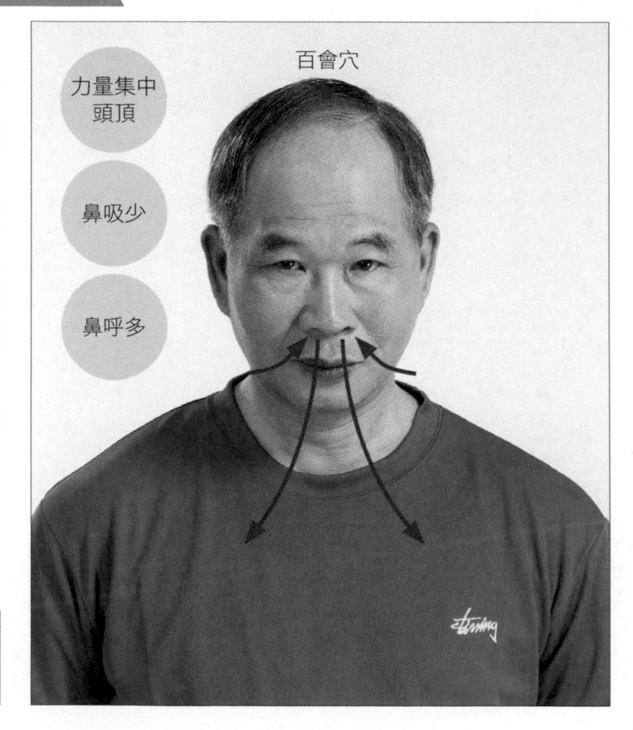

動作示範 1-2

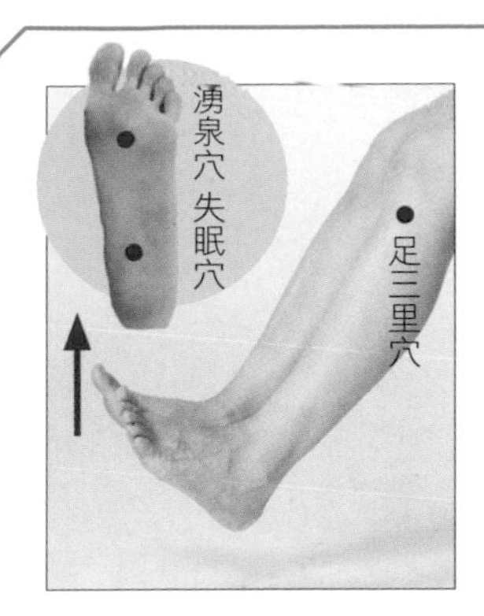

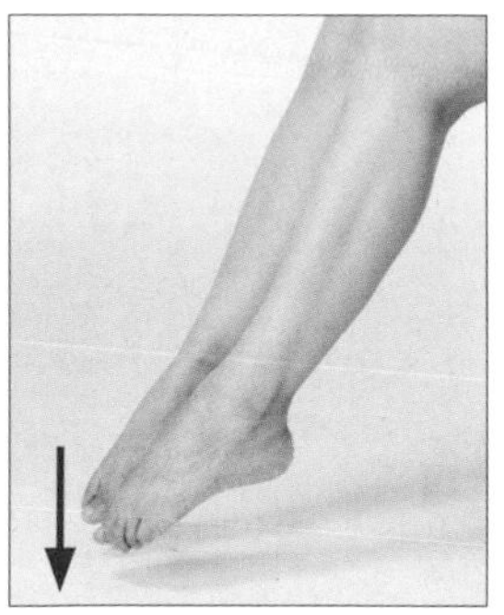

腳掌上下

促排病氣、按摩失眠穴

腳掌反覆由上向下壓，使腳尖朝下，拉動到腳踝關節，刺激足三里穴、失眠穴、湧泉穴，有助好眠和胃部運動，及可改善低血壓、腳抽筋、懷孕害喜。

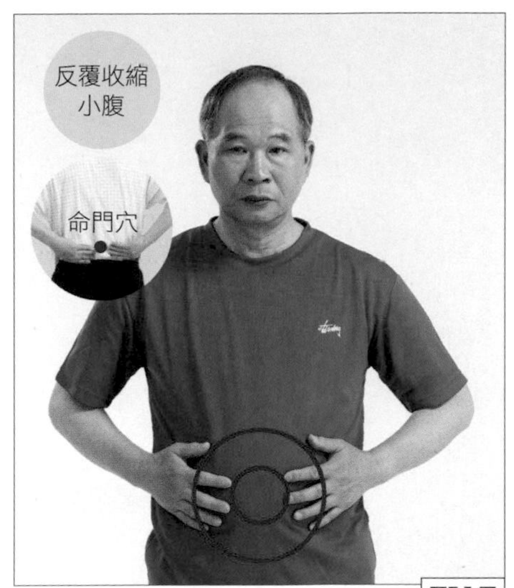

縮小腹

拉動下腹和腰部，強化血循

反覆收縮肚臍周圍的腹肌，拉動下腹部與丹田，與後腰中心「命門穴」產生共振。可改善氣血不足或血液滯留；促進下身內分泌，強化腸胃、子宮與膀胱。

★但注意飯後90分鐘內勿做。

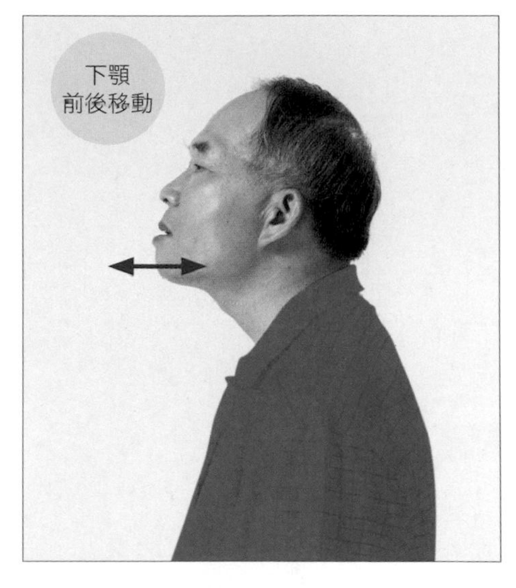

下顎往前

運動自律神經

嘴巴微張，下顎往前後移動，以拉動耳下與顎間穴道，運動自律神經。

A 頭臉頸部 03

眉心痛

用眼過度使視神經緊繃兩眉之間發生抽痛

【症狀】眉心又稱為「天眼」，此處對神智的重要性可見一斑，一旦眉心痛就很難專注於任何事。3C族長時間盯著螢幕，或是學生看書過久，很容易因用眼過度而使視神經緊繃；**眼壓增高的同時，兩眉之間也會抽痛，嚴重時還會感到噁心，並導致血壓上升**。

【改善要領】做「鼻吸少、鼻呼多」的目的，是希望提高氧氣交換率，幫助肌肉放鬆，並減輕腦壓，如此可緩和緊繃的視神經。做「張閉眼皮」能同步牽動兩眉和眉心，等於幫視神經進行按摩放鬆。

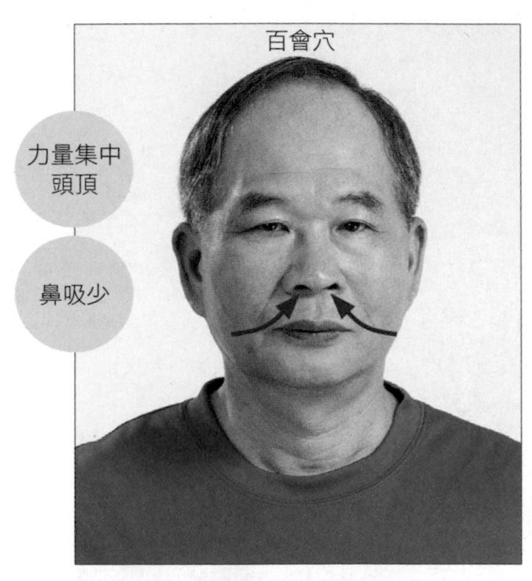

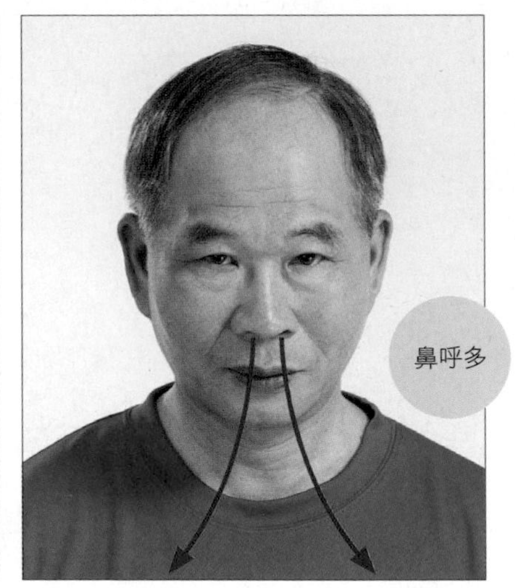

鼻吸少、鼻呼多

動作示範 1-2

減輕腦壓，緩和視神經

力量放在頭頂「百會穴」，由鼻子吸氣，再緩緩從鼻子呼出又細又長的氣，吸氣少、呼氣多，讓氧氣進入腦內再排出。有助減輕腦壓、偏頭痛、頭暈、改善腦壓內分泌不平衡。

【注意】眉心部位疼痛，經常是受到眼球痠痛或鼻骨痛的波及，經常皺眉的人也容易此處緊繃，輕輕按揉可以改善。

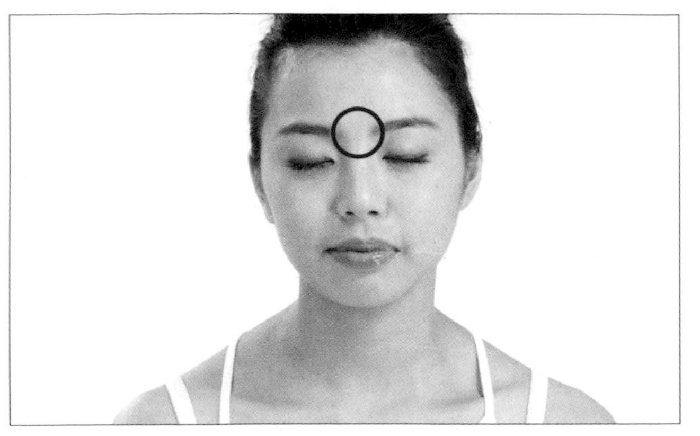

▲眉心有「天眼」之稱，會影響我們的神智和專注力。眉心痛可能與皺眉習慣、用眼過度、鼻骨問題都有關係。

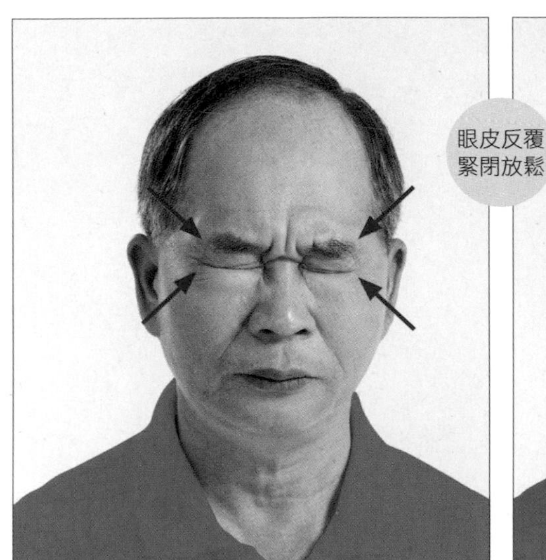

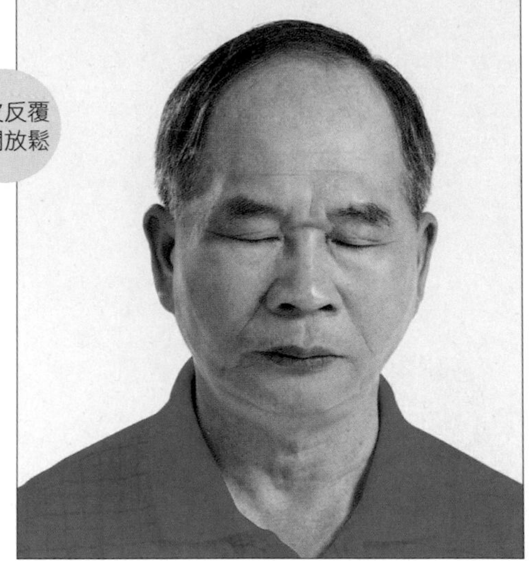

張閉眼皮

按摩視神經

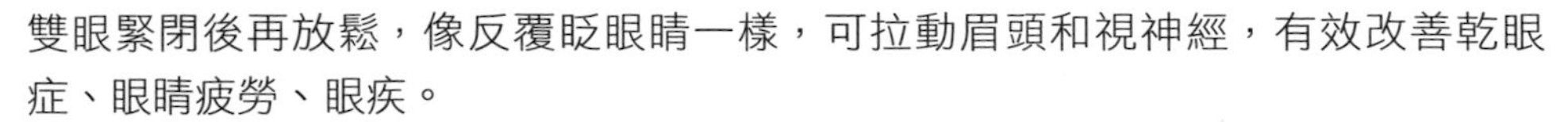

雙眼緊閉後再放鬆，像反覆眨眼睛一樣，可拉動眉頭和視神經，有效改善乾眼症、眼睛疲勞、眼疾。

A 頭臉頸部 04

眼眶痛

眼球骨腔周邊疼痛 經常伴隨頭痛或噁心

【症狀】眼眶是很敏感的位置，它既是容納眼球的骨腔，又位在大腦前端的底部，其周邊布滿穴道。當眼球肌肉和視神經過度疲累，眼眶會有疼痛的情形，如果未能及時改善，**很快便會引起頭痛、噁心。**

【改善要領】「鼻吸少、鼻呼多」的動作能改善眼眶疼痛的程度，做的時候記得將力量集中在頭頂「百會穴」。做「推手造血」可促進血液流動，加速循環，使停滯的氣重新暢行。做「縮小腹」可拉動後腰中央「命門穴」，與心臟共振，血液循環將大獲改善。

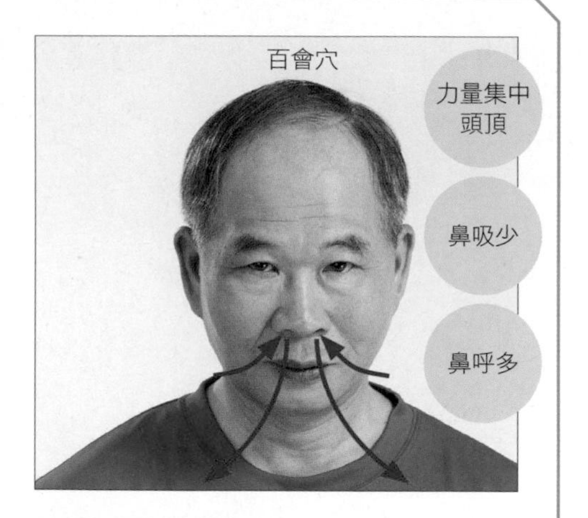

鼻吸少、鼻呼多

改善眼眶疼痛

力量放在頭頂「百會穴」，由鼻子吸氣，再緩緩從鼻子呼出又細又長的氣，吸氣少、呼氣多，讓氧氣進入腦內再排出。有助減輕腦壓、偏頭痛、頭暈、改善腦壓內分泌不平衡。

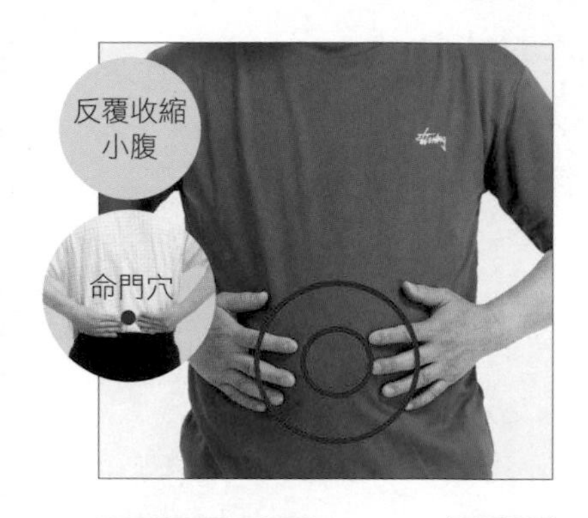

縮小腹

改善血液循環

反覆收縮肚臍周圍的腹肌，拉動下腹部與丹田，與後腰中心「命門穴」產生共振。可改善氣血不足或血液滯留；促進下身內分泌，強化腸胃、子宮與膀胱。

★但注意飯後90分鐘內勿做。

【注意】眼眶四周的穴道，包括：攢竹穴、天應穴、太陽穴、睛明穴、瞳子髎、魚腰穴、絲竹空、承泣穴等，做「張閉眼皮」可牽動穴道，平日多按摩眼眶也能保眼舒壓。

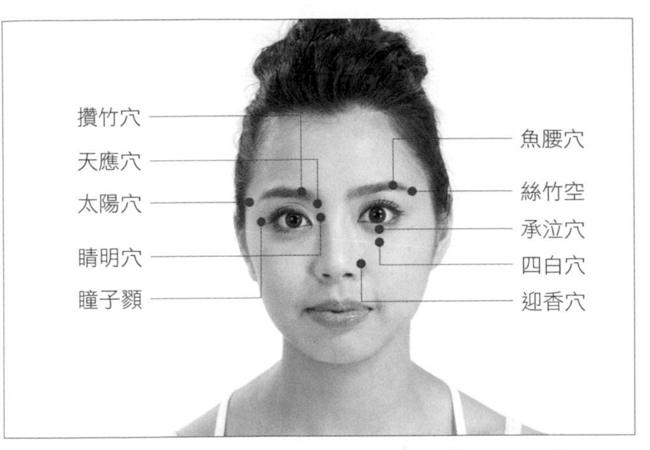

▲按摩眼眶穴道力道要輕緩，也可參考第65頁「手貼眉毛上下」。

兩手掌錯開是無效的！

推手時，僅用兩手掌肉墊貼合、左右互相輕推，手掌之間會自然產生吸力。兩手掌不能推滑錯開；也不能只用手指相貼互磨，這樣毫無作用。

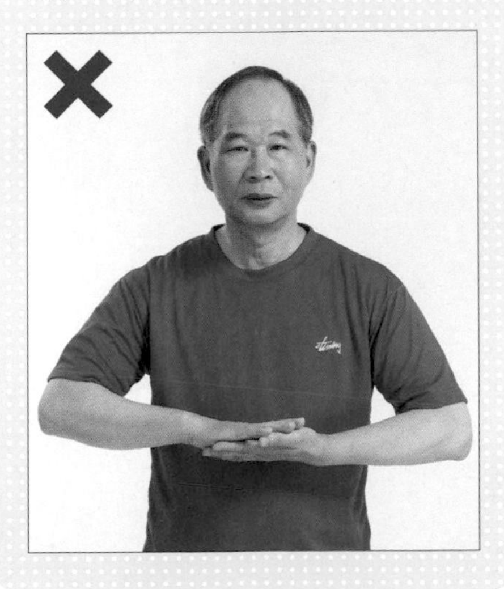

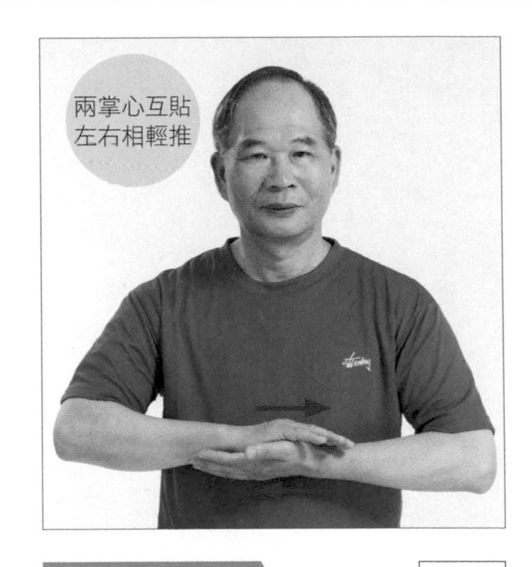

推手造血

促進滯氣重新暢行

動作示範 2-2

掌心相貼，僅用掌心之力左右相輕推。促進造血、改善貧血；同時加速血液循環，有助排除血中廢物，及改善高血脂、平衡白血球與紅血球。

A 頭臉頸部 05

眼球痠痛

睫狀肌過度收縮或痙攣導致眼球乾澀痠痛

【症狀】痠痛明確發生在眼球上，通常是專注凝視過久，導致眼球「睫狀肌」緊繃甚至痙攣；或是眨眼次數太少，導致眼球乾澀、痠痛，有時還會引發噁心、頭痛、頭暈、視力模糊。本症患者常有**心臟無力將氣血送達眼球的問題，若拖延未能改善，很快會出現「飛蚊症」**。

【改善要領】眼球放鬆是治標，改善循環是治本。做「鼻吸少、鼻呼多」能增加肌肉含氧量，有助眼球放鬆。「雙呼吸」、「推手造血」和「縮小腹」幫助心臟，讓血液循環變好。

【注意】「雙呼吸」是相當激烈的心臟運動，**心臟裝有支架和心律不整的患者，請勿做此動作**。

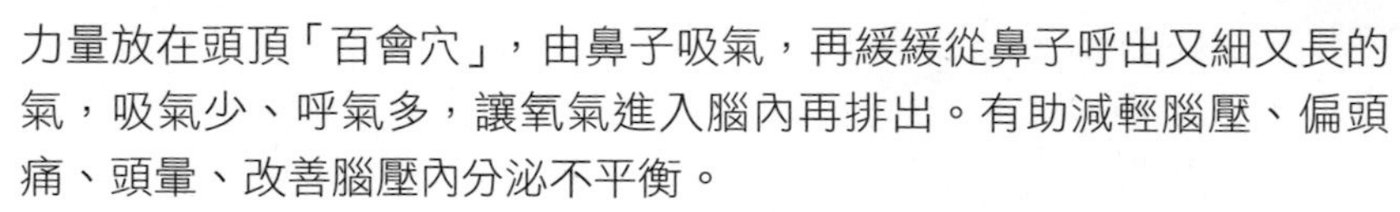

鼻吸少、鼻呼多

幫助減緩頭部壓力

動作示範 1-2

力量放在頭頂「百會穴」，由鼻子吸氣，再緩緩從鼻子呼出又細又長的氣，吸氣少、呼氣多，讓氧氣進入腦內再排出。有助減輕腦壓、偏頭痛、頭暈、改善腦壓內分泌不平衡。

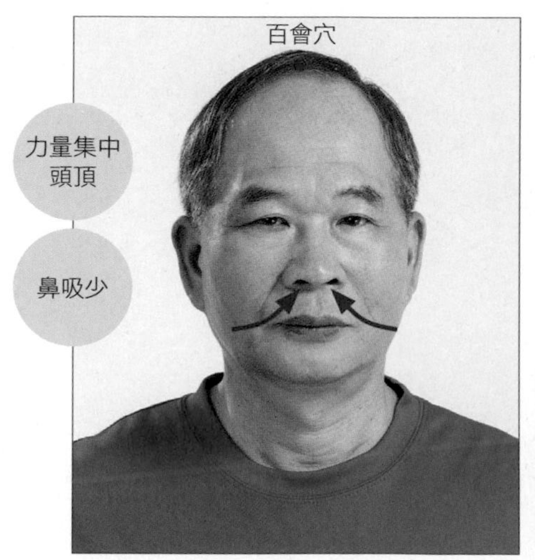

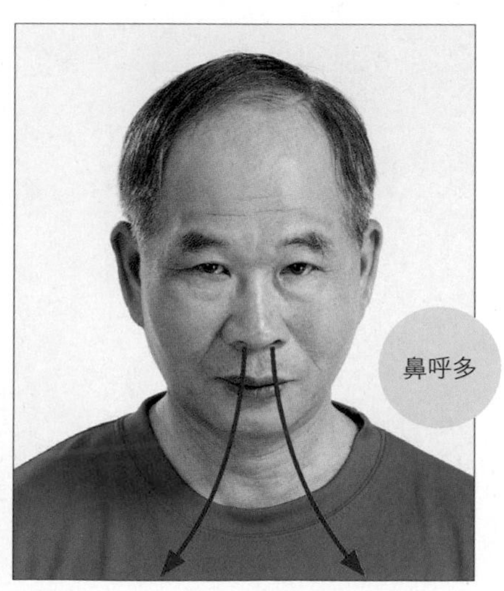

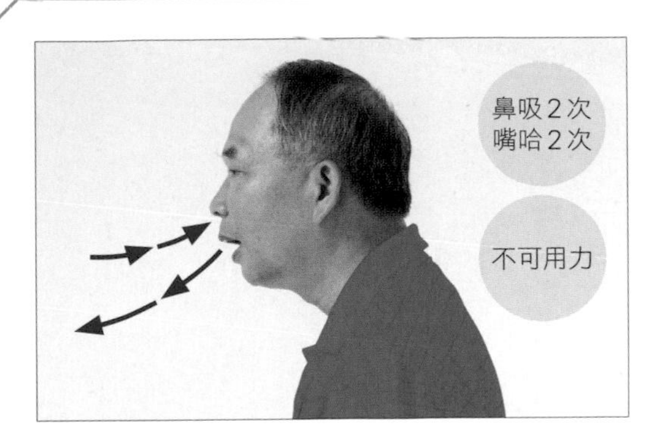

雙呼吸

動作示範 1-3

按摩心臟

鼻子連續吸氣2次，再嘴巴連續哈氣「哈哈」2次，有助於加速心臟血液循環，幫助心臟直接運動；可改善心臟肥大及其造成的頭暈、頭痛、心悸。

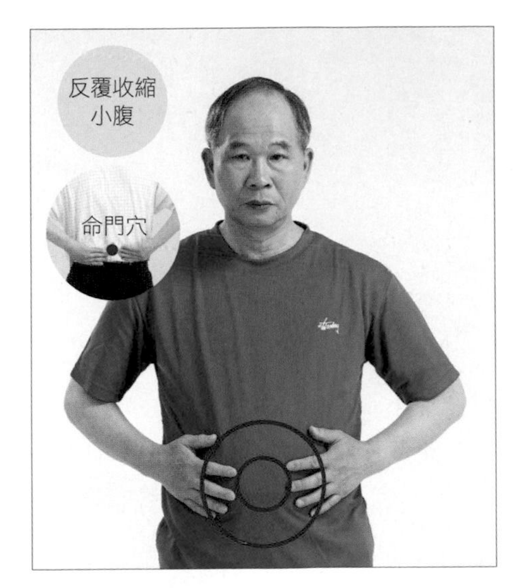

縮小腹

動作示範 7-1

改善血液循環

反覆收縮肚臍周圍的腹肌，拉動下腹部與丹田，與後腰中心「命門穴」產生共振。可改善氣血不足或血液滯留；促進下身內分泌，強健腸胃、子宮與膀胱。

★**但注意飯後90分鐘內勿做。**

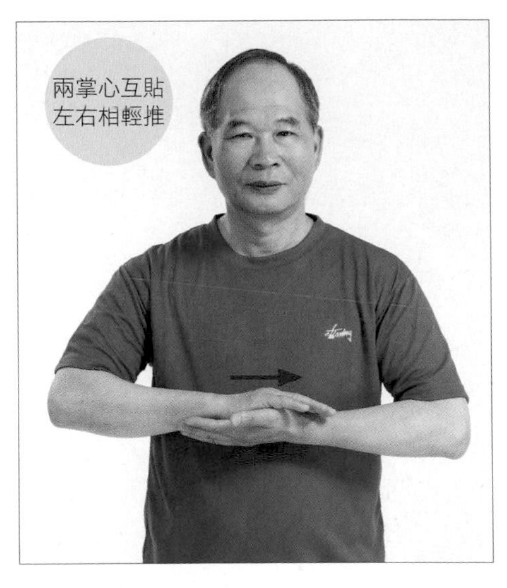

推手造血

動作示範 2-2

幫助心臟血流順暢

掌心相貼，僅用掌心之力左右相輕推。促進造血、改善貧血；同時加速血液循環，有助排除血中廢物，及改善高血脂、平衡白血球與紅血球數量。

A 頭臉頸部 06

青光眼引起的頭痛

眼球內的液體堵塞，使眼壓過高，傷害視力

【症狀】3C產品氾濫，患者年齡層下降；糖尿病和高血壓也可能導致此症。青光眼因眼球內液體（房水）堵塞，造成眼壓和腦壓過高，**不治療將損傷視神經，視野縮小而失明**。初期很難自覺，摘下眼鏡揉捏鼻梁是典型行為，多數惡化變成頭痛才就醫。

【改善要領】做「鼻吸少、鼻呼多」緩解青光眼引發的頭痛。做「張閉眼皮」增加眨眼次數，等於按摩眼球並牽動淚腺。做「縮小腹」促進心臟和命門共振，循環改善，眼壓也會降低。

【注意】青光眼和遺傳有關，高度近視的人也是高危險群。眼科醫師建議每年做一次眼壓檢查，高危險群3～6個月檢查一次。

百會穴

力量集中頭頂

鼻吸少

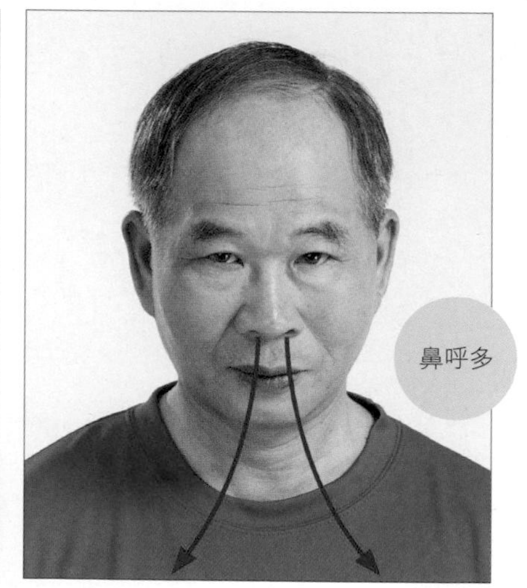

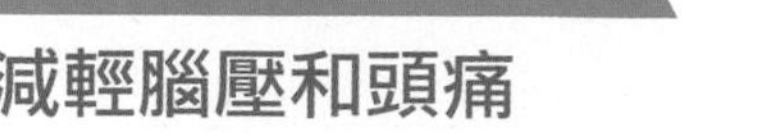

鼻吸少、鼻呼多

減輕腦壓和頭痛

動作示範 1-2

力量放在頭頂「百會穴」，由鼻子吸氣，再緩緩從鼻子呼出又細又長的氣，吸氣少、呼氣多，讓氧氣進入腦內再排出。有助減輕腦壓、偏頭痛、頭暈、改善腦壓內分泌不平衡。

縮小腹

改善血循，緩解眼壓過高

反覆收縮肚臍周圍的腹肌，拉動下腹部與丹田，與後腰中心「命門穴」產生共振。可改善氣血不足或血液滯留；促進下身內分泌，強化腸胃、子宮與膀胱。

★但注意飯後90分鐘內勿做。

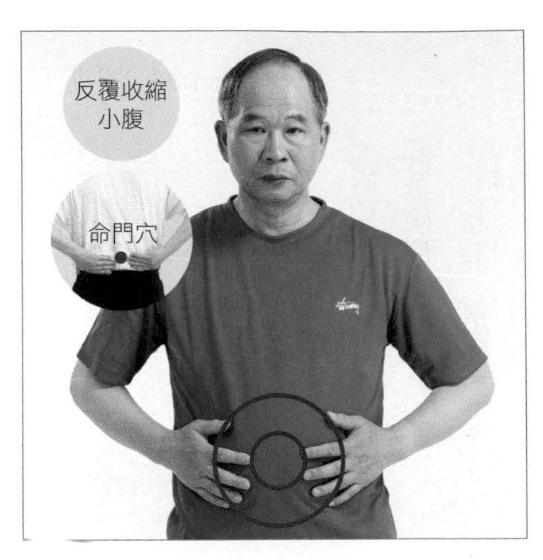

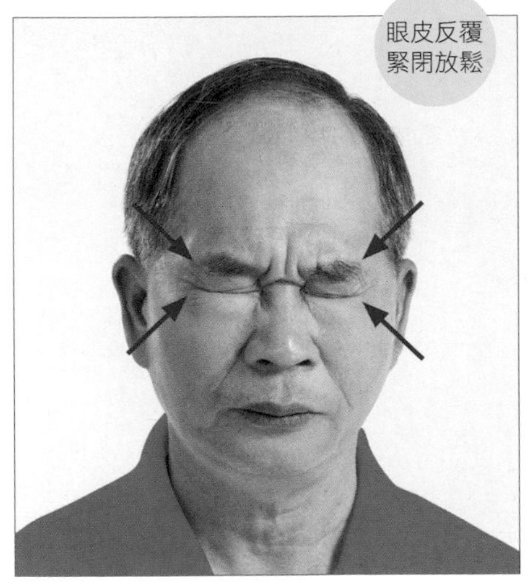

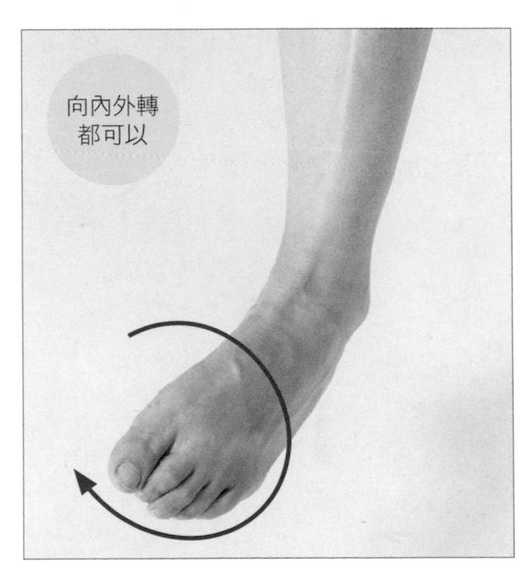

張閉眼皮

按摩眼球，拉動淚腺

雙眼緊閉後再放鬆，像反覆眨眼睛一樣，可拉動眉頭和視神經，有效改善乾眼症、眼睛疲勞、眼疾。

腳板轉圈

把腰胯壞氣導到腳

腳板轉圈可拉動腳踝關節（向內、向外轉都可以），促使病氣下降至腳，有助改善骨炎背痛引起的頭痛胸緊。

A 頭臉頸部 07

鼻骨痛

腦壓過高或鼻部發炎引起山根部位疼痛

【**症狀**】疼痛發生在兩眼之間的山根部位，也就是鼻梁上端，通常和腦壓過高或鼻部發炎（如鼻竇炎）有關。每個人體質不同，**當腦壓過高，會從氣最不足的地方發病**，本類患者的五官中，以鼻最弱，常見鼻骨出現疼痛症狀。

【**改善要領**】做「鼻吸少、鼻呼多」讓氣體從鼻子進出，是快速緩解鼻骨疼痛、最直接有效的動作。與鼻子相關的穴道位在脖子後方，做「新疆舞」讓脖子前後平移，正好牽動這些穴道。做「縮小腹」讓心臟和命門共振，促進血液循環。

【**注意**】頭部有五官：目、鼻、口、舌、耳，當腦壓過高，會從五官裡先天最弱的地方出問題。

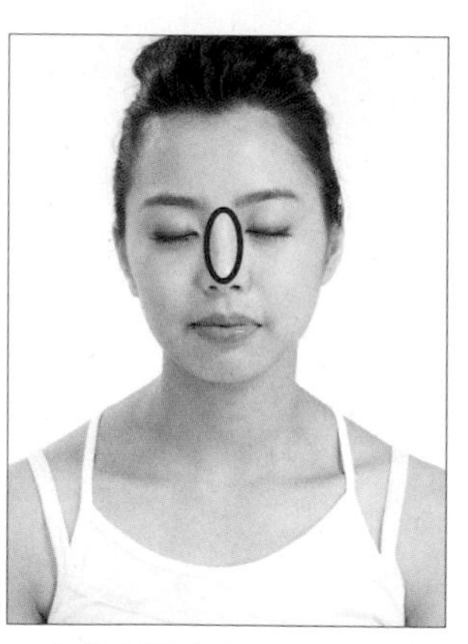

▲山根鼻骨疼痛，小心是腦壓過高或鼻部發炎了！

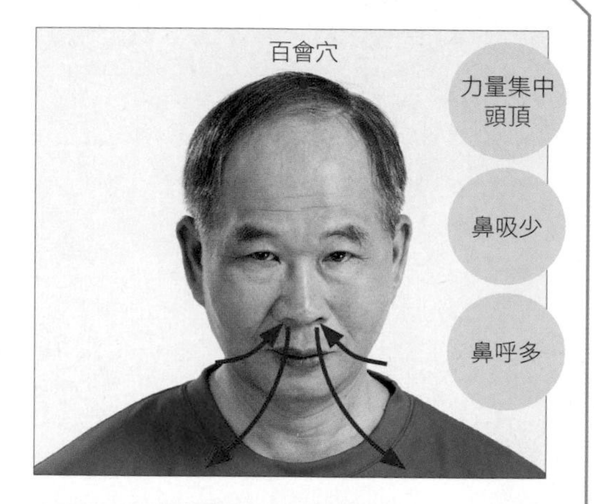

鼻吸少、鼻呼多

速排病氣，直接解痛

力量放在頭頂「百會穴」，由鼻子吸氣，再緩緩從鼻子呼出又細又長的氣，吸氣少、呼氣多，讓氧氣進入腦內再排出。有助減輕腦壓、偏頭痛、頭暈、改善腦壓內分泌不平衡。

新疆舞

拉動後頸相關穴道

肩膀不動，脖子前後平移，拉動後頸和肩膀，能改善肩頸痠痛、脖子僵硬；刺激頭頸間脊椎橋段、後半身之內分泌，與中樞神經系統，也有效防感冒、高血壓、鼻子過敏、氣喘。

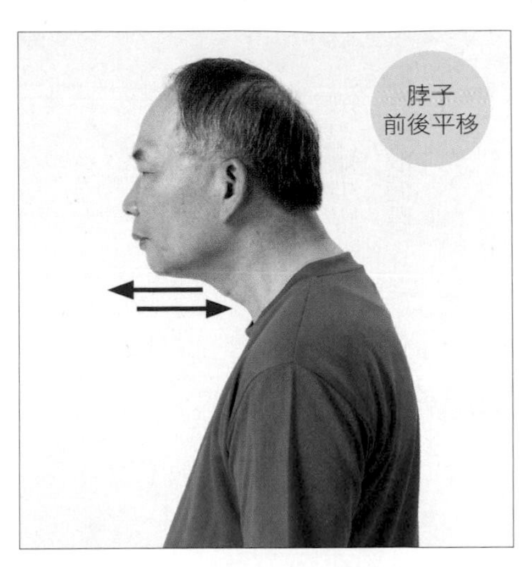

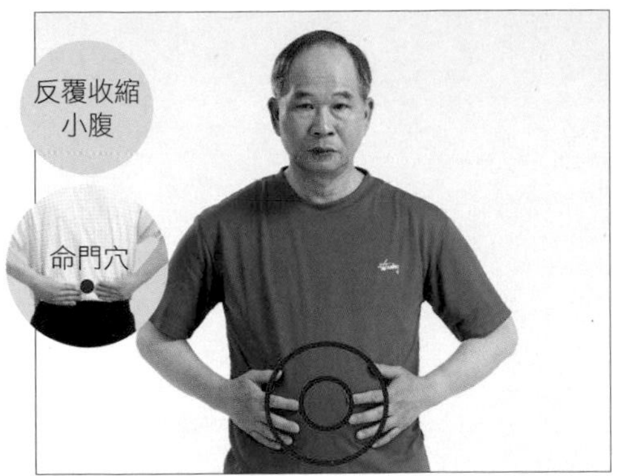

縮小腹

促進血液循環

反覆收縮肚臍周圍的腹肌，拉動下腹部與丹田，與後腰中心「命門穴」產生共振。可改善氣血不足或血液滯留；促進下身內分泌，強化腸胃、子宮與膀胱。

★**但注意飯後90分鐘內勿做。**

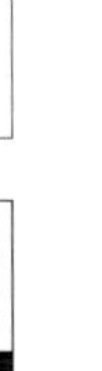

腳板轉圈

把腰胯壞氣導到腳

腳板轉圈可拉動腳踝關節（向內、向外轉都可以），促使病氣下降至腳，有助改善骨炎背痛引起的頭痛胸緊。

A 頭臉頸部 08

耳朵痛

免疫力下降發出的警訊 耳痛常伴隨淋巴腫脹

【症狀】耳朵痛的成因較複雜，但幾乎都與免疫功能下降有關，常伴隨淋巴腫脹，有時還會發燒。想改善耳痛，除了緩解不適症狀，**強化「免疫系統」才是根本之道**。

【改善要領】做「鼻吸少、鼻呼多」讓氣體順利交換，可紓解頭部孔竅的壓力，耳朵會較輕鬆。下顎是所有神經系統的樞紐，做「下顎往前」等於直接按摩耳下、顳關節附近的穴道，可強化自律神經。做「拉下巴」能同時刺激甲狀腺、乳腺和淋巴腺，照顧到上身免疫腺，抵抗力自然提升。

【注意】耳朵外部看似簡單，內部構造卻有如迷宮，還有三叉神經、迷走神經、舌咽神經等分布，鄰近有顳關節、淋巴腺、耳下腺等。耳痛不一定是耳朵問題，但絕對是免疫系統發出的警告。

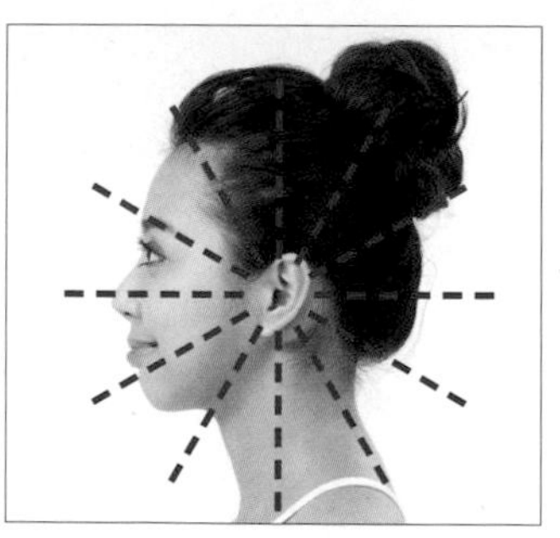

▲耳朵是人體「九孔」之二，多種病氣都需藉由耳朵排出。耳朵痛可能不只是耳朵的問題，也常出現腦臉神經、耳鼻喉、甲狀腺等複雜症狀。

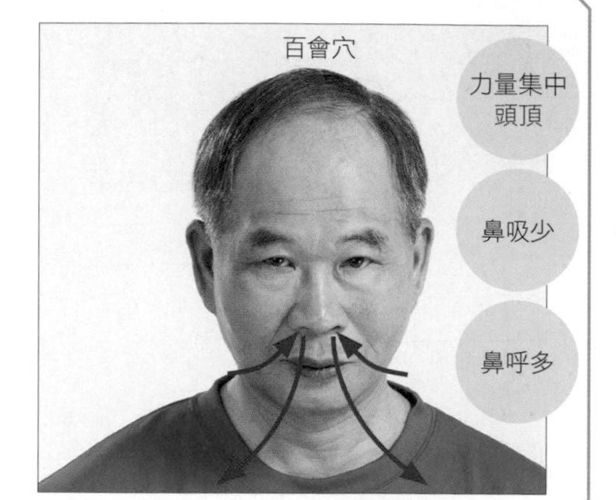

鼻吸少、鼻呼多

紓解頭腔孔竅壓力

力量放在頭頂「百會穴」，由鼻子吸氣，再緩緩從鼻子呼出又細又長的氣，吸氣少、呼氣多，讓氧氣進入腦內再排出。有助減輕腦壓、偏頭痛、頭暈、改善腦壓內分泌不平衡。

下顎往前

按摩穴道，強化自律神經

嘴巴微張，下顎往前後移動，以拉動耳下與顎間穴道，運動自律神經。

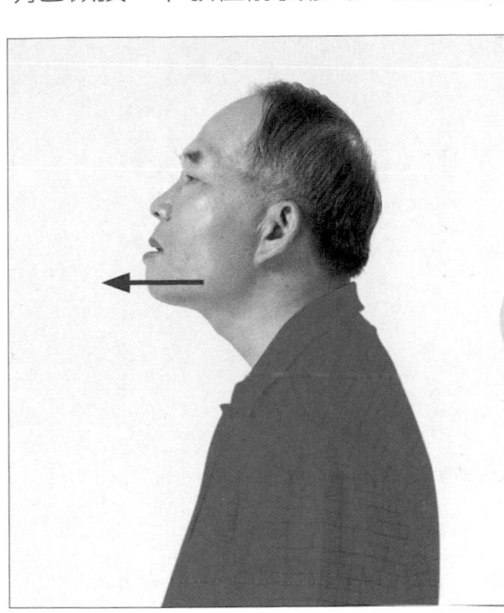

下顎
前後移動

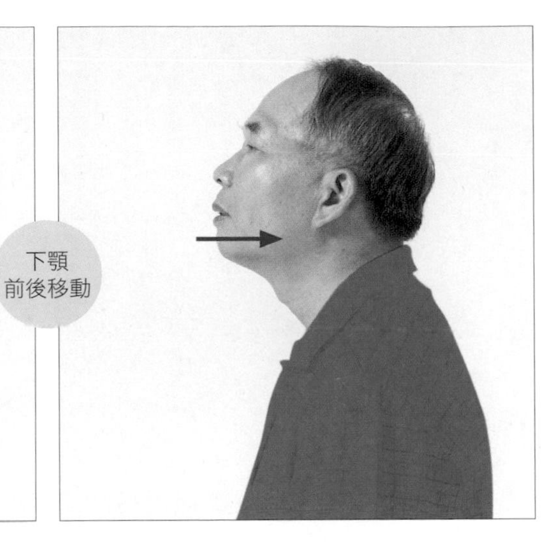

拉下巴

動作示範 4-2

刺激上身免疫腺體作用

嘴角向下用力，似齜牙裂嘴狀，可拉動頸部、前胸及腺體，刺激甲狀腺、乳腺、淋巴腺，提升上半身內分泌和免疫力。

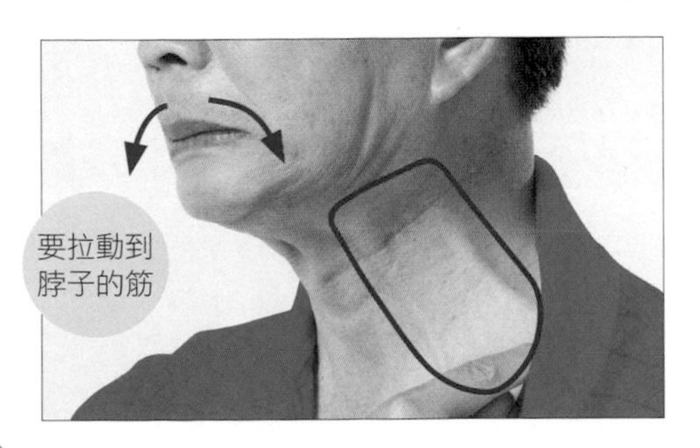

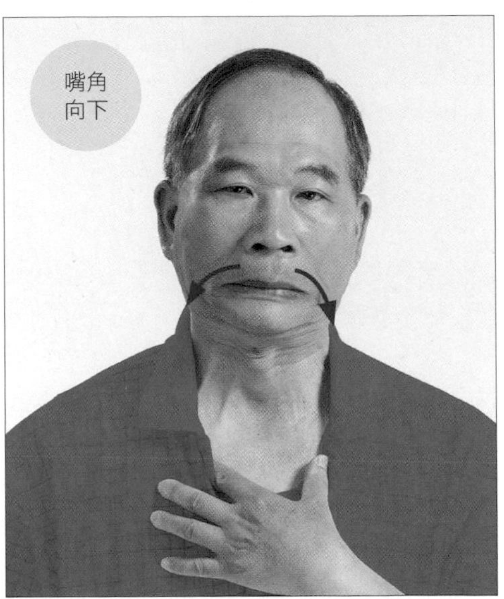

A 頭臉頸部 09

牙痛

心臟血循不佳而導致牙周病或因壓力而磨牙

【症狀】齟齒、牙周病、牙齦腫痛是最常見的牙痛問題，必需看牙醫才能根治，自癒運動只能治標，暫時減緩疼痛。然而牙痛尚有兩種可能——因心臟機能不佳，**血液無法送達最細的血管**，失之濡養而缺乏抗體，導致牙周病發生；或因壓力大，造成睡覺咬牙根和磨牙而牙痛。這兩類型屬於自癒運動的範疇，多做便能有效改善。

【改善要領】做「鼻吸少、嘴呼多」可使疼痛快速緩和。做「雙呼吸」和「縮小腹」能幫助心臟更有活力，促進血液循環。

鼻吸少、嘴呼多

快速緩和牙痛

力量放在胸部中央（膻中穴），先由鼻子吸氣，再緩緩從嘴呼出又細又長的氣，鼻吸氣少、嘴呼氣多。透過廢氣排出、交換氧氣的動作，促使細胞有氧化。可降火氣、改善憂鬱恐懼症、減輕壓力、解毒、改善運動過程中產生之不適反應與好轉反應。

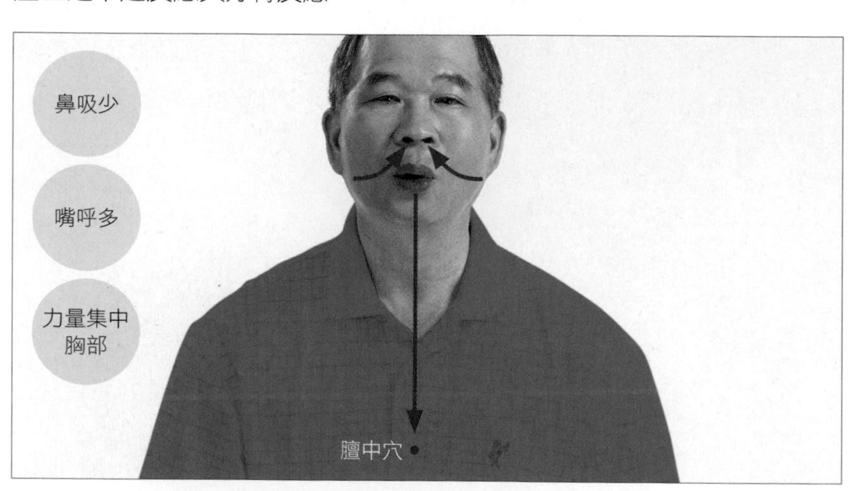

【注意】注意，心臟裝有支架或心律不整的人，請避免做「雙呼吸」。**牙齒痛是因軀幹的火氣大，要做「鼻吸少、嘴呼多」**，力量集中在胸部「膻中穴」，把不好的氣散出。而**當腦部的火氣大，應改做「鼻吸少、鼻呼多」**，力量集中在頭頂「百會穴」，把不好的氣散出。

百會穴

▲頭痛、腦壓高者，應改做「鼻吸少、鼻呼多」，力量集中頭頂「百會穴」。

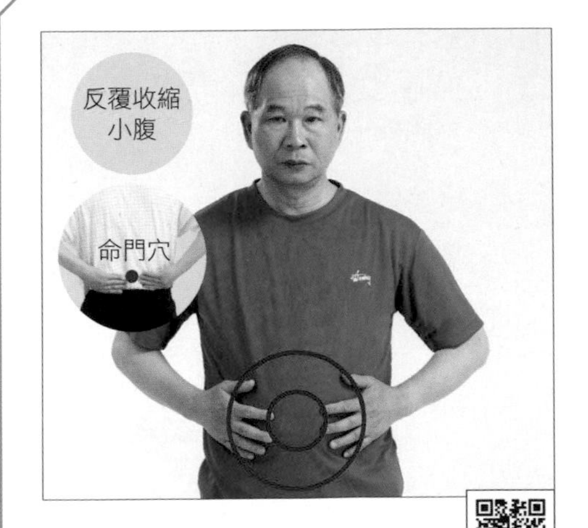

動作示範 7-1

縮小腹

拉動腰腹部，強健氣血順暢

反覆收縮肚臍周圍的腹肌，拉動下腹部與丹田，與後腰中心「命門穴」產生共振。可改善氣血不足或血液滯留；促進下身內分泌，強健腸胃、子宮與膀胱。★**但注意飯後90分鐘內勿做。**

雙呼吸

動作示範 1-3

按摩心臟加速血液循環

鼻子連續吸氣2次，接著嘴巴連續哈氣「哈哈」2次，有助於加速心臟血液循環，幫助心臟直接運動；可改善心臟肥大及其造成的頭暈、頭痛、心悸。

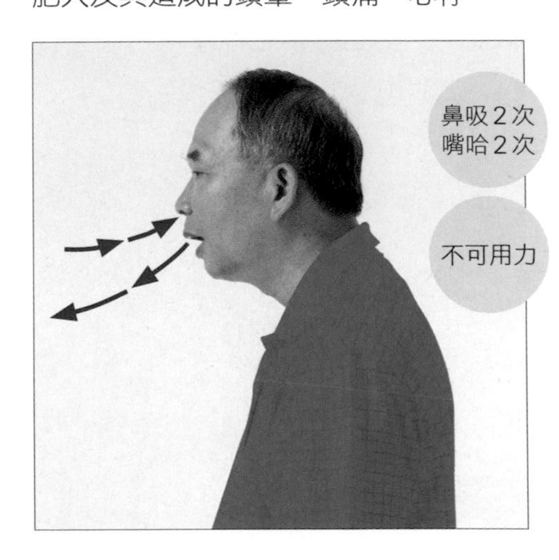

A 頭臉頸部 10

顏面神經麻痺

一睡醒臉部肌肉癱瘓 但四肢軀幹行動正常

【症狀】腦出血、腦栓塞、腫瘤、外傷、病毒感染都可能導致顏面神經麻痺，俗稱「鬼吹風」，有些則原因不詳，帶來莫大心理壓力。患者常一覺醒來臉部肌肉癱瘓，眼皮無法閉合、嘴歪、口齒不清、吞嚥困難、味覺異常，四肢和軀幹行動力卻正常。

【改善要領】「人中」是臉部靜脈和動脈、顏面神經、三叉神經的交會點，「拉上唇」等於幫臉做按摩，可促進血液循環。「下顎往前」和「下巴左右移」相輔相成，**因為人是立體的，前後左右方向都運動到，效果更周全。**

【注意】有顏面神經麻痺問題應保握黃金時間，盡早就醫，以免留下後遺症。本症應向「神經內科」求助，若是外傷引起應掛「神經外科」，搭配自癒運動可以恢復得更好。

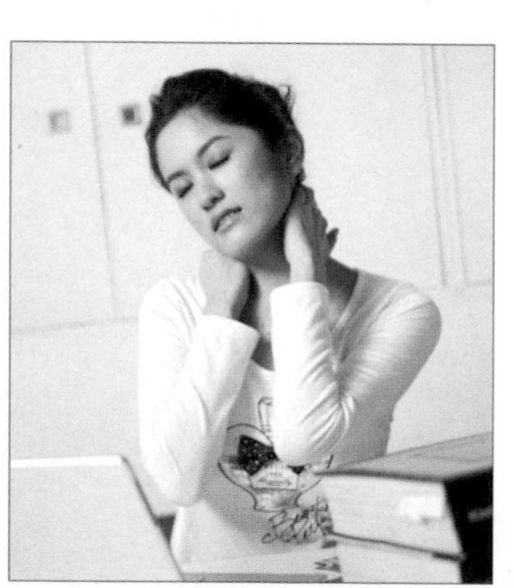

▲顏面神經麻痺常是突發的，要盡早就醫，別聽信傳說偏方而拖延，才不會留下後遺症。

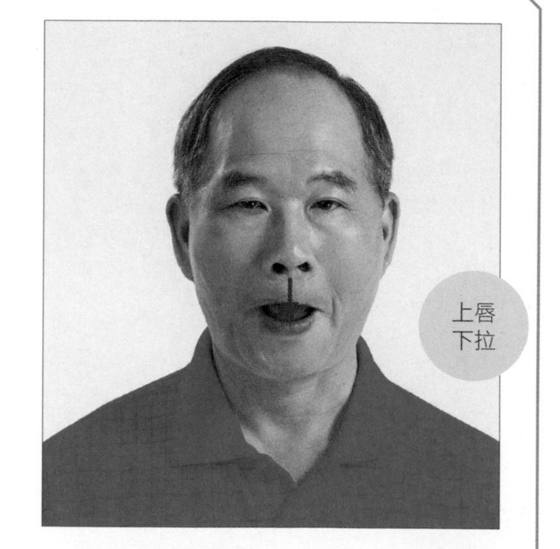

上唇下拉

拉上唇

動作示範 4-1

按摩臉部人中

將上唇往下拉，可拉動臉部動脈、靜脈、人中穴、鼻子與眉毛，有助改善臉部血液循環、美顏。

下顎往前

強化自律神經

嘴巴微張，下顎往前後移動，以拉動耳下與顎間穴道，運動自律神經。

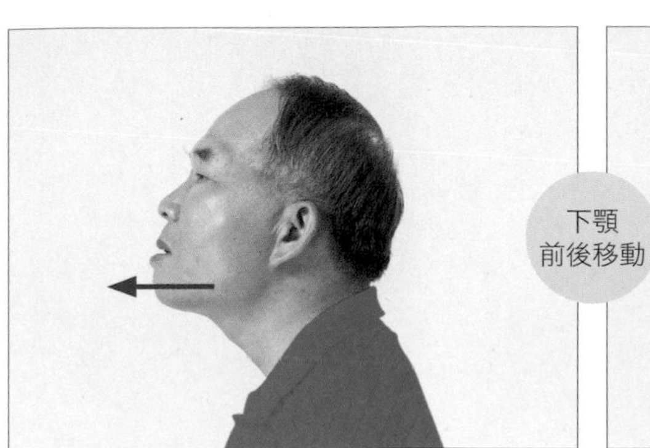

下顎
前後移動

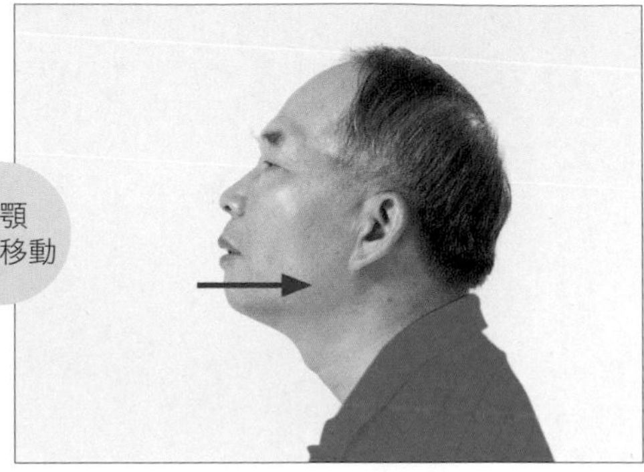

下巴左右移

提升免疫力

嘴巴張開，下牙床往左右移動，以拉動耳膜，改善耳疾；運動到耳朵的脾臟反射區，提升其免疫功能。

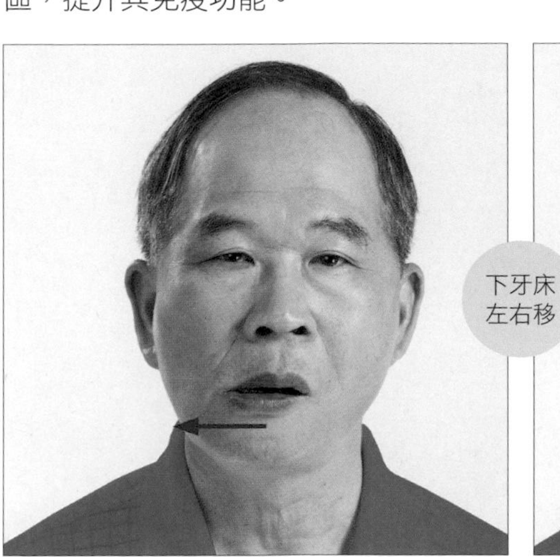

下牙床
左右移

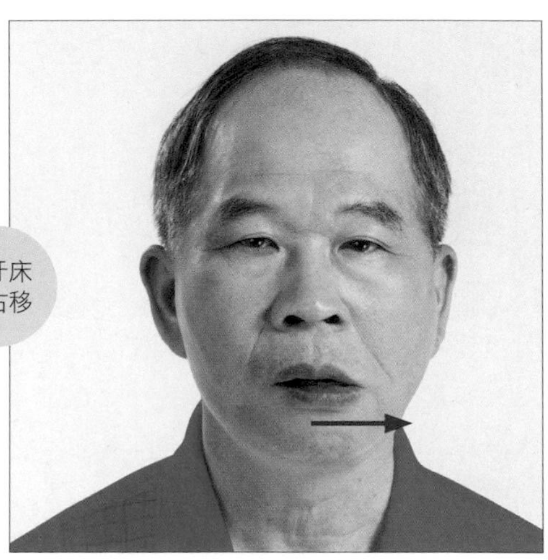

A 頭臉頸部 11

三叉神經痛

臉部單側突然出現劇痛常誤以為是牙痛

【症狀】三叉神經分3支：眼神經、上頜神經、下頜神經，是最粗的腦神經，負責臉部、鼻腔、口腔的感覺和咀嚼肌的運動。三叉神經痛患者越來越多，通常是單側疼痛，突發且劇烈，常被誤認為牙痛。

【改善要領】中醫認為，三叉神經痛是**氣不足或氣血阻滯所致**。「鼻吸少、鼻呼多」可增加腦部氧氣並降低腦壓。「拉上唇」可促進臉部血液循環。「下顎往前」則運動到自律神經。「張嘴」可牽動耳膜。「縮小腹」則讓命門和心臟共振，推動全身氣血。

【注意】三叉神經的疼痛來去匆匆，痛得非常明確，不麻痠。

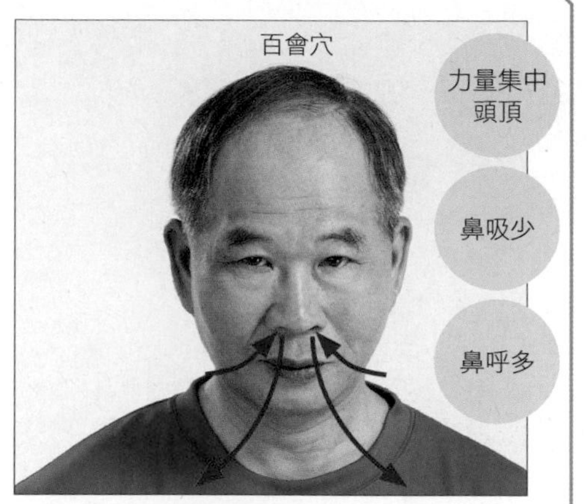

鼻吸少、鼻呼多

動作示範 1-2

增腦氧，降腦壓

力量放在頭頂「百會穴」，由鼻子吸氣，再緩緩從鼻子呼出又細又長的氣，吸氣少、呼氣多，讓氧氣進入腦內再排出。有助減輕腦壓、偏頭痛、頭暈、改善腦壓內分泌不平衡。

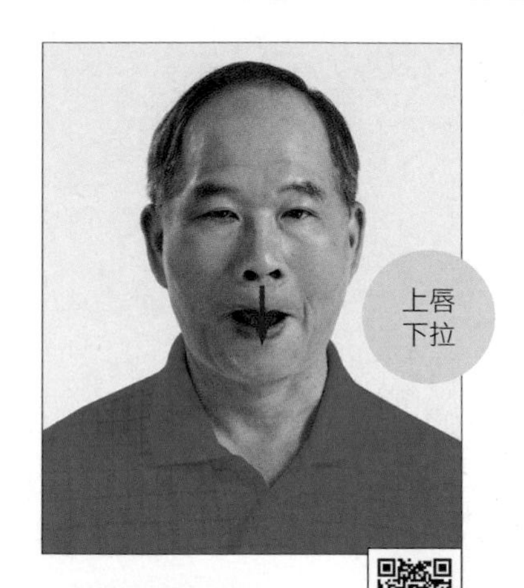

拉上唇

動作示範 4-1

促進臉部血液循環

將上唇往下拉，可拉動臉部動脈、靜脈、人中穴、鼻子與眉毛，有助改善臉部血液循環、美顏。

下顎往前

運動自律神經

動作示範 4-3

嘴巴微張，下顎往前後移動，以拉動耳下與顎間穴道，運動自律神經。

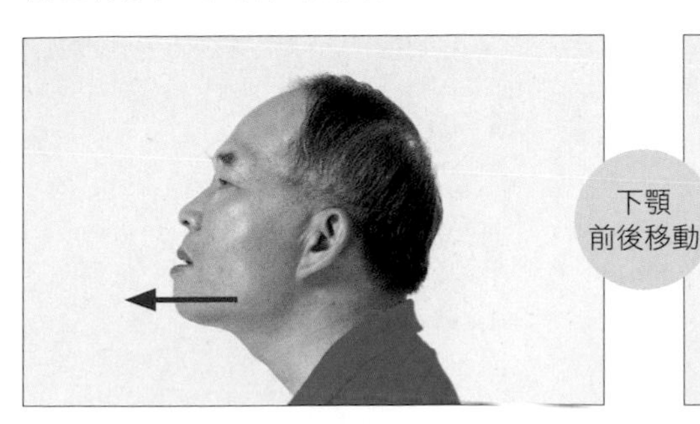

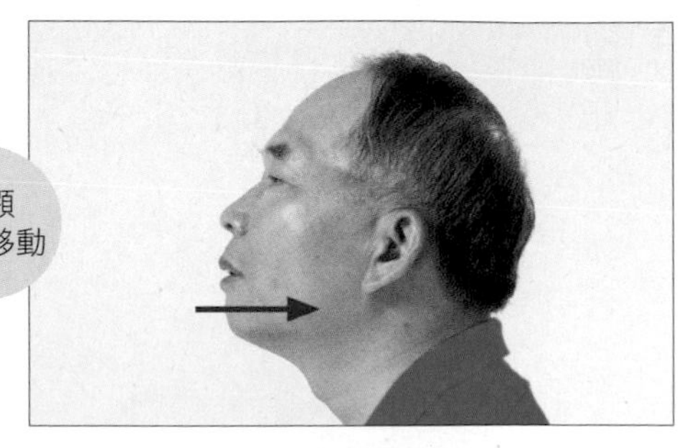

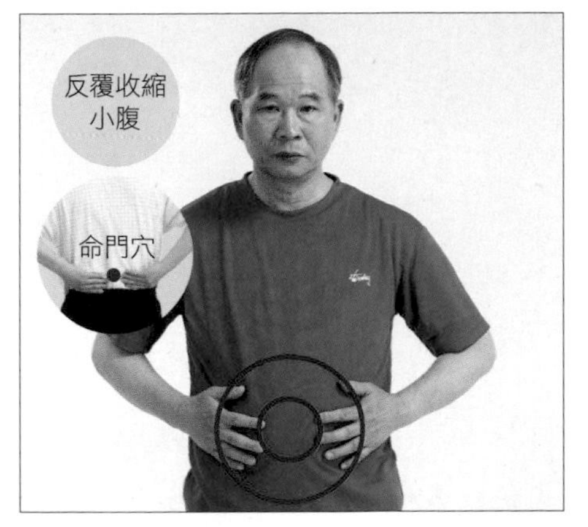

縮小腹

動作示範 7-1

推動全身氣血

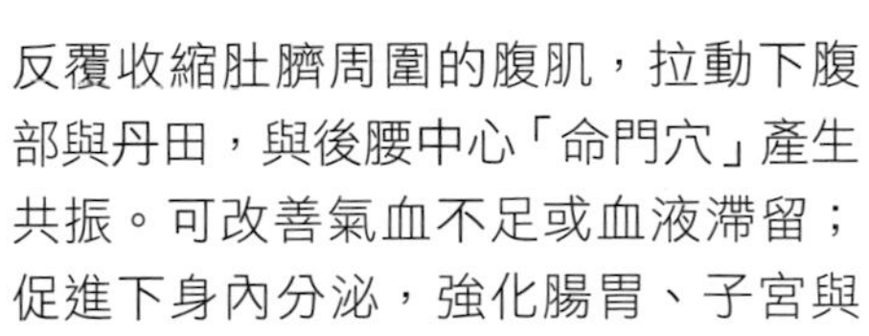

反覆收縮肚臍周圍的腹肌，拉動下腹部與丹田，與後腰中心「命門穴」產生共振。可改善氣血不足或血液滯留；促進下身內分泌，強化腸胃、子宮與膀胱。★**但注意飯後90分鐘內勿做。**

張嘴

動作示範 4-5

改善耳鳴

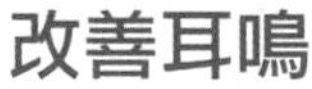

嘴巴張開，像在打哈欠一樣，可拉動耳膜，改善耳鳴。

舌咽神經痛

單側舌根、咽喉、扁桃腺或耳後出現針刺般劇痛

【症狀】舌咽神經分布處發生疼痛，通常是單側舌根，或咽喉、扁桃腺、耳後，往往在某次咀嚼或吞嚥時，忽然出現針刺般劇痛；因罹患率低，常被誤以為三叉神經痛。疼痛位置是判斷依據，**三叉神經痛位置較表淺、較靠近顏面；舌咽神經痛較深沉，像在頭部深處**。

【改善要領】突然出現椎心刺痛，做「鼻吸少、鼻呼多」可緊急止痛。做「拉下巴」和「吞舌根」可牽動舌根和咽喉，刺激頸部腺體，促進淋巴液流動，增強免疫力。做「縮小腹」則可以強化循環。

【注意】**鼻咽癌**也可能引起舌咽神經痛，必需謹慎對待，確認病因。

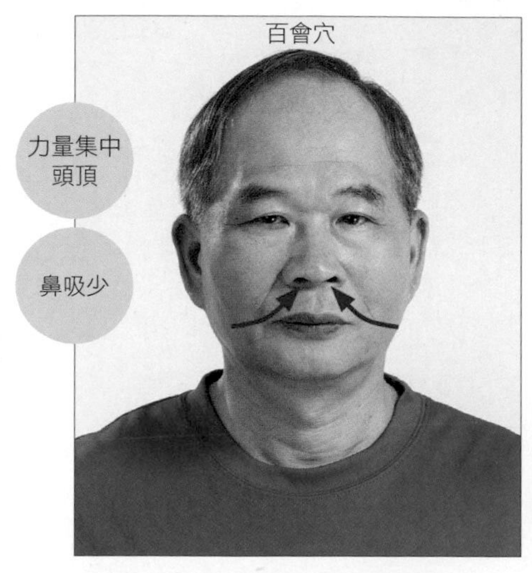

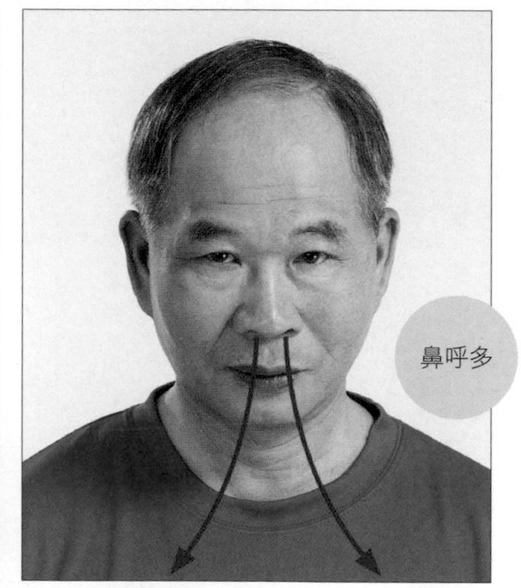

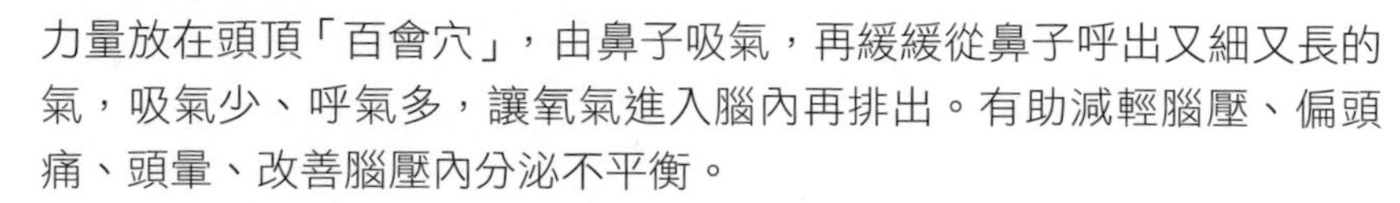

鼻吸少、鼻呼多

動作示範 1-2

緊急止痛

力量放在頭頂「百會穴」，由鼻子吸氣，再緩緩從鼻子呼出又細又長的氣，吸氣少、呼氣多，讓氧氣進入腦內再排出。有助減輕腦壓、偏頭痛、頭暈、改善腦壓內分泌不平衡。

拉下巴

刺激頸部腺體，增強免疫力

嘴角向下用力，似齜牙裂嘴狀，可拉動頸部、前胸及腺體，刺激甲狀腺、乳腺、淋巴腺，提升上半身內分泌和免疫力。

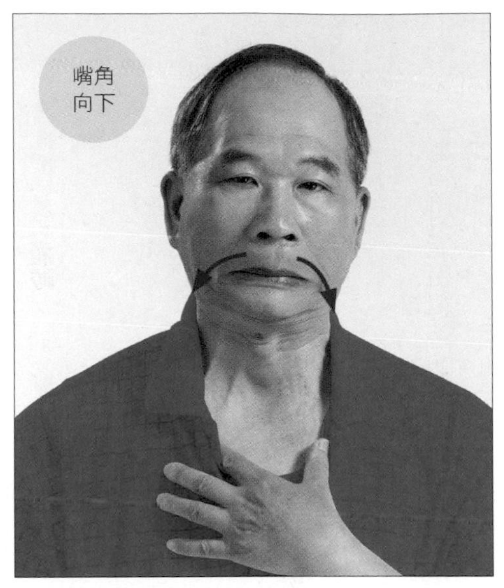

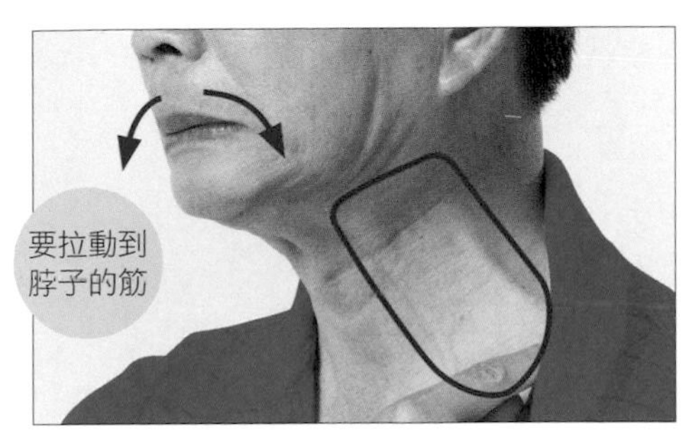

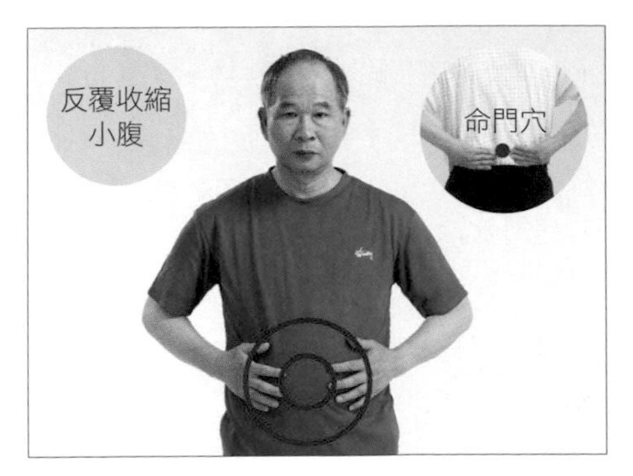

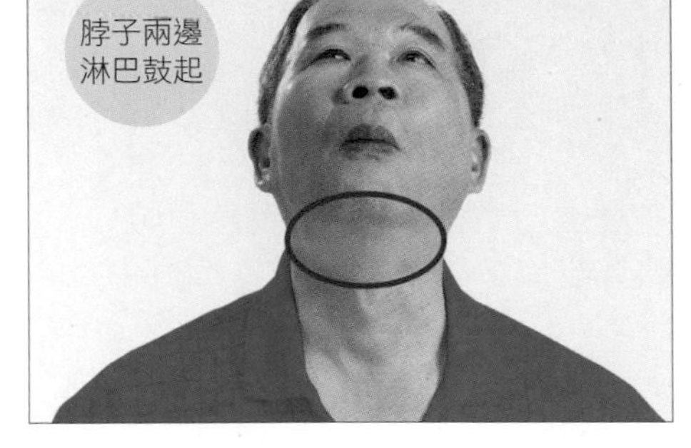

縮小腹

促進血液循環順暢

反覆收縮肚臍周圍的腹肌，拉動下腹部與丹田，與後腰中心「命門穴」產生共振。可改善氣血不足或血液滯留；促進下身內分泌，強化腸胃、子宮與膀胱。★**但注意飯後90分鐘內勿做。**

吞舌根

強健氣管與肺部

嘴巴閉著，將舌頭在口內平行往前後伸展，致舌根往後擠，且脖子兩邊淋巴腺鼓起。連續動作，有助強化氣管與肺部，防治肺疾、咽喉發炎、甲狀腺、扁桃腺問題。

A 頭臉頸部 13

顳頷關節痛

因關節退化或軟骨磨損 咬合時有喀喀聲

【症狀】「顳頷關節痛」就是「下顎痛、咀嚼痛」，常是咀嚼過度所致，**喜歡嚼口香糖或檳榔的人特別容易發生**。有些人先天顳頷關節長得不對稱，齒列嚴重不齊，或受外力撞擊，以致軟骨磨損，甚至顳頷關節退化，不時發出喀喀聲，還覺得下顎卡卡和痠痛。

【改善要領】「鼻吸少、嘴呼多」是最好的止痛藥，立做見效。做「下顎往前」和「拉下巴」能活動顎顳關節。「繞舌頭」可運動中樞神經。「縮小腹」則能改善氣血不足。

【注意】有人因壓力大會咬牙根或在睡中磨牙，顳頷關節因此疼痛。建議紓解壓力、減少磨牙。

鼻吸少、嘴呼多

動作示範 1-1

迅速緩和關節疼痛

力量放在胸部中央（膻中穴），先由鼻子吸氣，再緩緩從嘴呼出又細又長的氣，鼻吸氣少、嘴呼氣多。透過廢氣排出、交換氧氣的動作，促使細胞有氧化。可降火氣、改善憂鬱恐懼症、減輕壓力、解毒、改善運動過程中產生之不適反應與好轉反應。

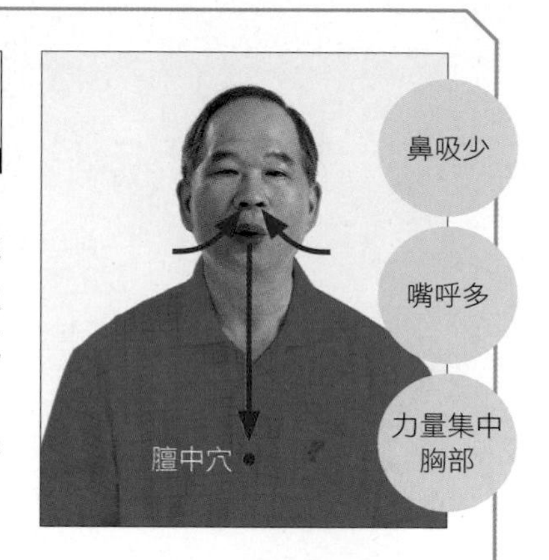

下顎往前

動作示範 4-3

強化下顎靈活度

嘴巴微張，下顎往前後移動，以拉動耳下與顎間穴道，運動自律神經。

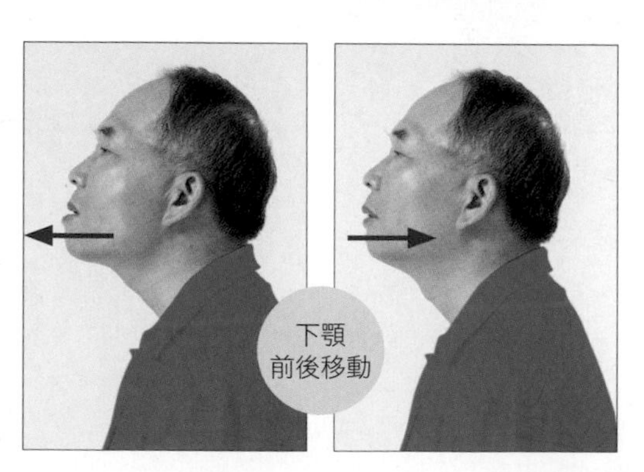

動作示範 4-2

拉下巴

拉動下巴，強健關節力量

嘴角向下用力，似齜牙裂嘴狀，可拉動頸部、前胸及腺體，刺激甲狀腺、乳腺、淋巴腺，提升上半身內分泌和免疫力。

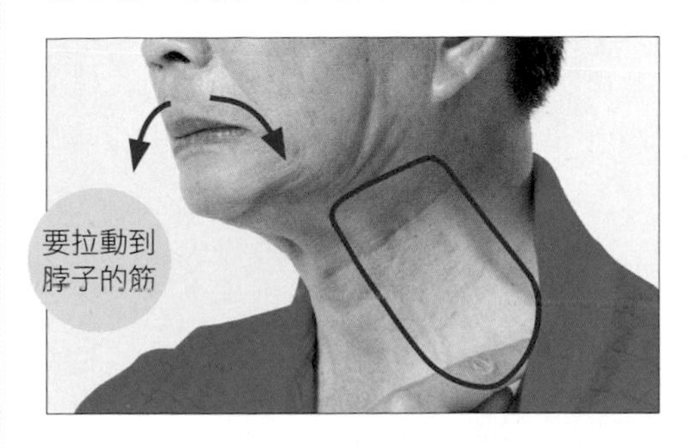

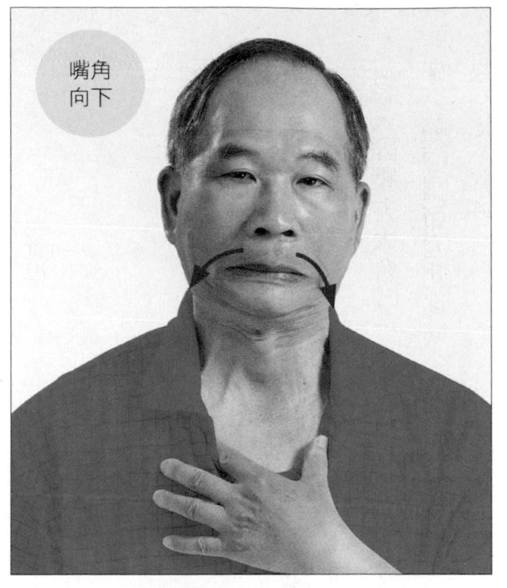

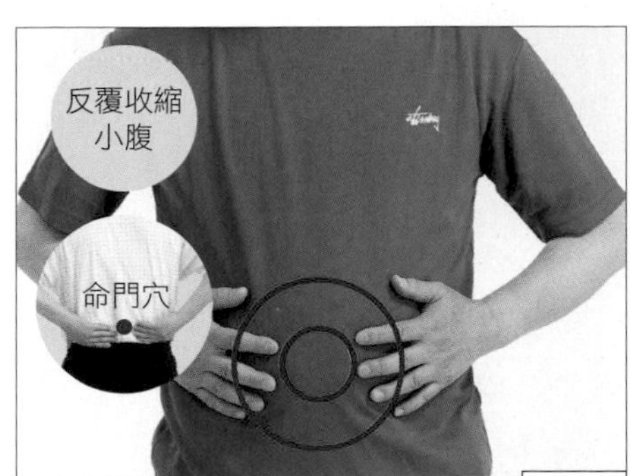

動作示範 7-1

縮小腹

促進全身氣血循環順暢

反覆收縮肚臍周圍的腹肌，拉動下腹部與丹田，與後腰中心「命門穴」產生共振。可改善氣血不足或血液滯留；促進下身內分泌，強化腸胃、子宮與膀胱。★**但注意飯後90分鐘內勿做。**

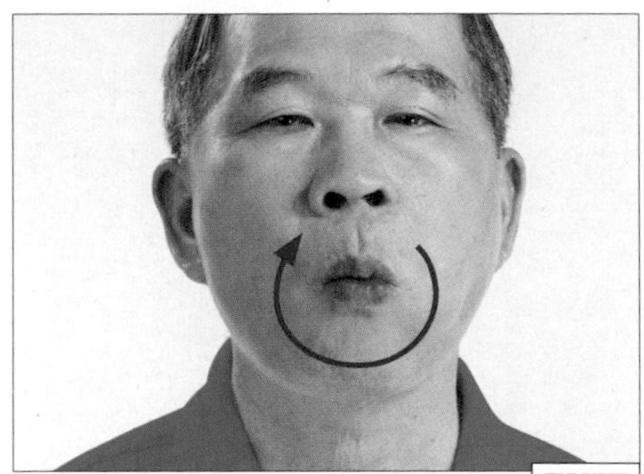

動作示範 5-3

繞舌頭

活化中樞神經，預防痠痛

舌尖沿著上下排牙齒的外側繞圈，可運動中樞神經，改善脊椎疼痛和神經麻痺，也是口吃、帕金森氏症、中風後的復健運動。

A 頭臉頸部 14

頸部淋巴結腫痛

啟動防衛機制，頸部淋巴結堵塞、腫大

【**症狀**】淋巴結隸屬淋巴系統，是循環系統的一部分。淋巴結平常並不明顯，當身體受感染或打預防針時會啟動防衛機制，淋巴結就會堵塞、腫大。**身體有近千顆淋巴結，三分之一集中在頸部，這裡發生腫痛的機率最高**，也最容易被注意到，代表上半身免疫異常。

【**改善要領**】做「拉下巴」和「新疆舞」可拉動前後頸部，有助於淋巴液疏通，並提升免疫力。做「推手造血」和「縮小腹」可促進氣血循環，讓不好的廢物順利排除。

【**注意**】淋巴結堵塞可能惡化為淋巴癌。如果頸部淋巴結腫大速度很快，大小超過2公分，或是摸起來很硬，最好盡快就醫檢查。

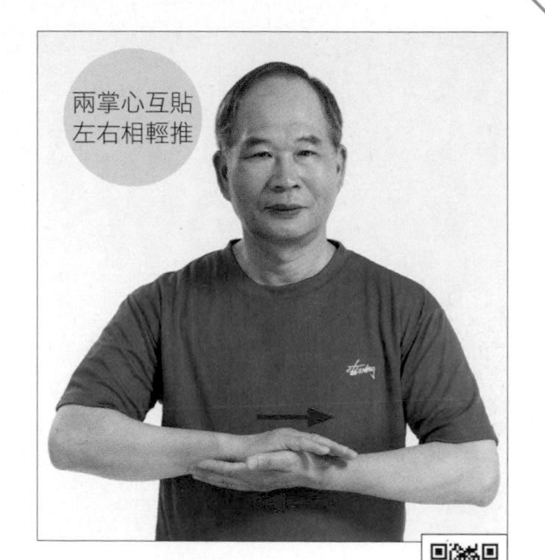

動作示範 2-2

推手造血

加強血液循環，排廢毒

掌心相貼，僅用掌心之力左右相輕推。促進造血、改善貧血；同時加速血液循環，有助排除血中廢物，及改善高血脂、平衡白血球與紅血球。

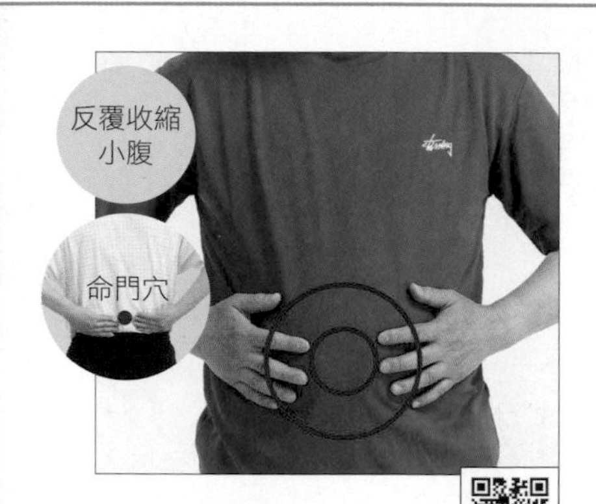

動作示範 7-1

縮小腹

促進氣血循環順暢

反覆收縮肚臍周圍的腹肌，拉動下腹部與丹田，與後腰中心「命門穴」產生共振。可改善氣血不足或血液滯留；促進下身內分泌，強化腸胃、子宮與膀胱。

★但注意飯後90分鐘內勿做。

拉下巴

動作示範 4-2

拉動頸部前面免疫腺

嘴角向下用力，似齜牙裂嘴狀，可拉動頸部、前胸及腺體，刺激甲狀腺、乳腺、淋巴腺，提升上半身內分泌和免疫力。

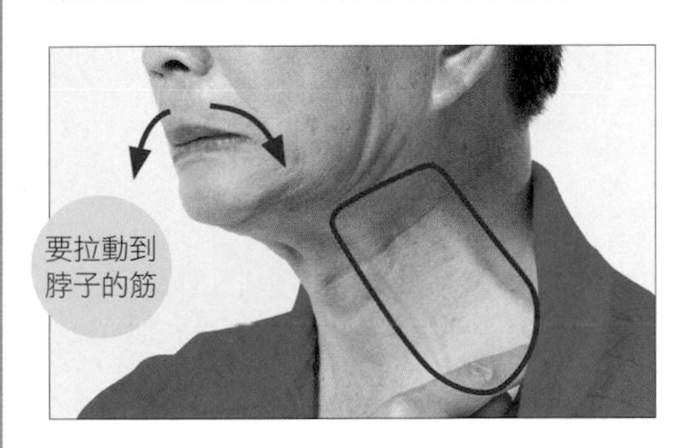

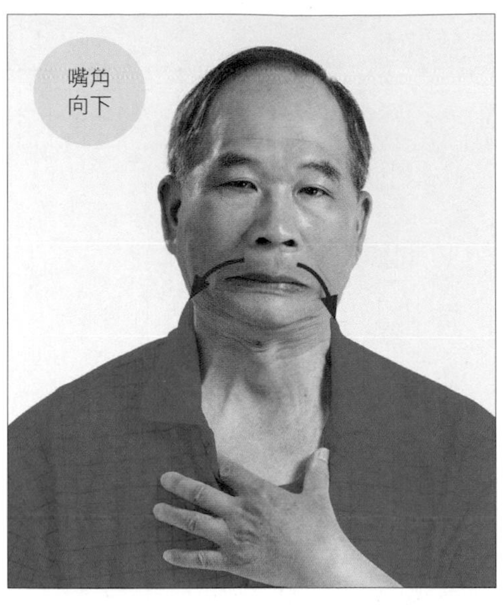

新疆舞

動作示範 6-1

拉動頸部前後，疏通淋巴液

肩膀不動，脖子前後平移，拉動後頸和肩膀，能改善肩頸痠痛、脖子僵硬；刺激頭頸間脊椎橋段、後半身之內分泌，與中樞神經系統，也有效預防感冒、高血壓、鼻子過敏、氣喘。

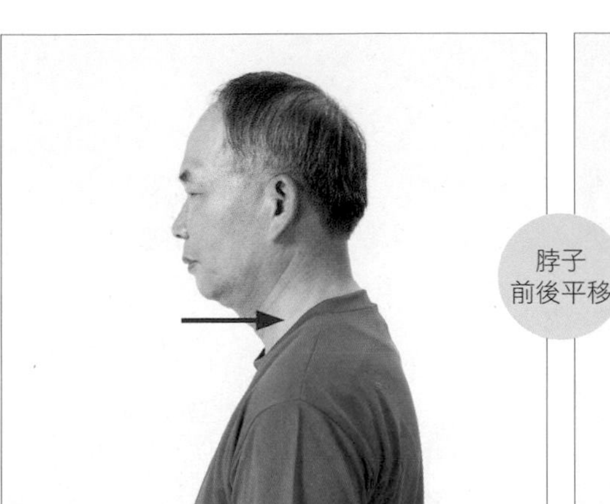

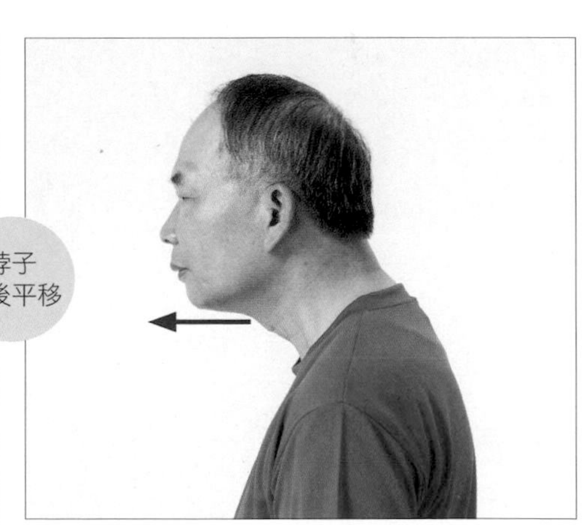

後頸僵硬・落枕

頸部氣血不順暢、肌肉僵硬導致疼痛、活動困難

【症狀】後頸受寒、頸椎異常、慢性疲勞、精神緊張或姿勢維持過久，都會造成後頸僵硬。落枕中醫則稱「失枕」，西醫稱「急性頸椎關節周圍炎」，常是枕頭過高、睡姿不良所致。兩者皆有頸氣不順、血循不佳的現象，造成肌肉僵痛，脖子轉動困難。

【改善要領】做「張手」將頸部堵塞的氣從指縫排出體外。做「腳掌上下」和「腳板轉圈」，幫助下半身的氣回流到上半身。「新疆舞」和「點頭」這兩個動作，可直接運動到後腦頸部，**但要放慢速度，緩和地做**。

【注意】落枕若超過一週都未能痊癒，或是**頻頻發生時，最好就醫檢查是否有頸椎病變的可能**。

湧泉穴 失眠穴

動作示範 3-5

腳掌上下

促進下身的氣上流

腳掌反覆由上向下壓，使腳尖朝下，拉動到腳踝關節，刺激足三里穴、失眠穴、湧泉穴，有助好眠和胃部運動，及可改善低血壓、腳抽筋、懷孕害喜。

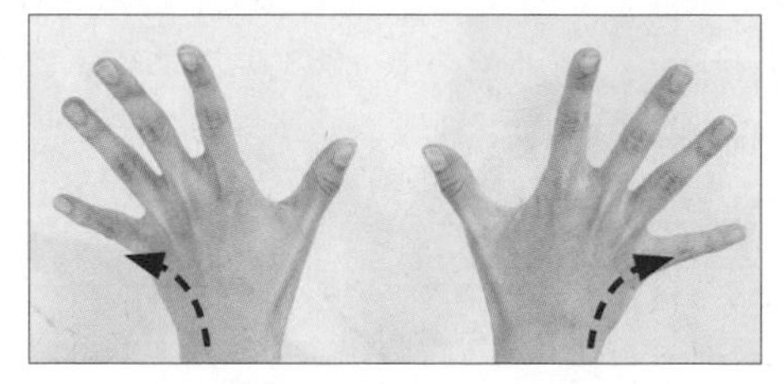

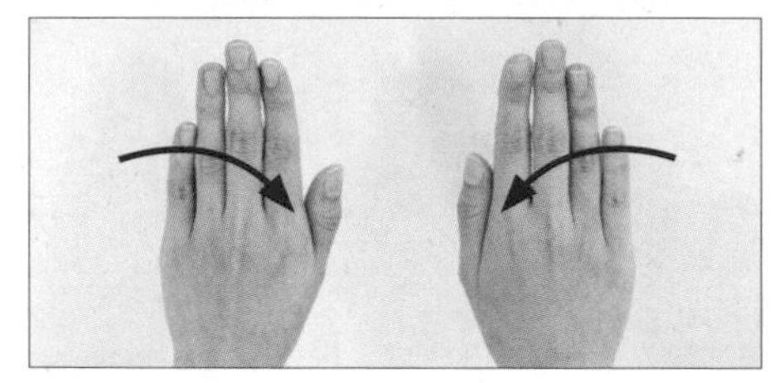

張手

動作示範 2-6

疏導病氣從指縫排出

雙手10指張開，再收起來，重複3分鐘；收張之間手掌可順滑圓弧線，幫助動作連貫。促使手和腋窩淋巴脹氣從指縫排出。

新疆舞

活動頸部和肩膀

肩膀不動，脖子前後平移，拉動後頸和肩膀，能改善肩頸痠痛、脖子僵硬；刺激頭頸間脊椎橋段、後半身之內分泌，與中樞神經系統，也有效防感冒、高血壓、鼻子過敏、氣喘。

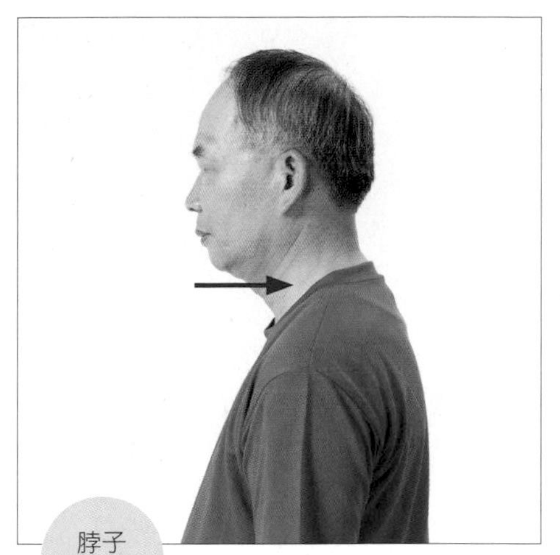

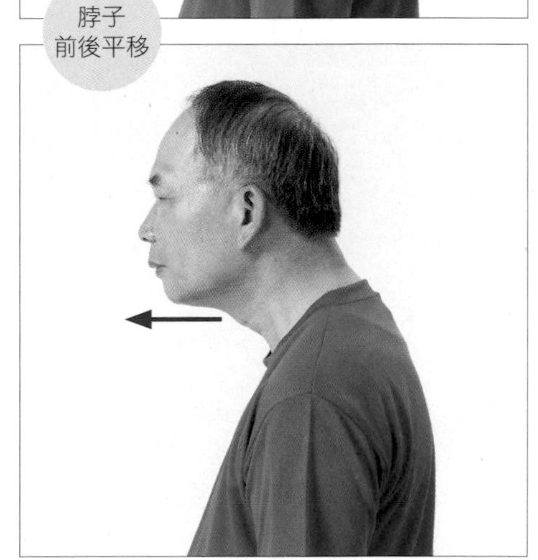

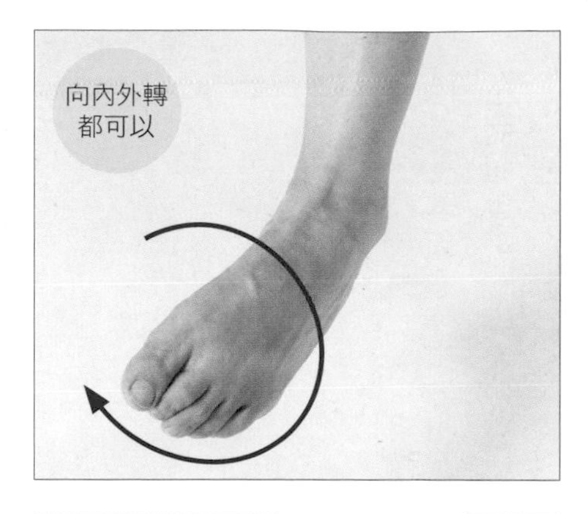

腳板轉圈

促使病氣下降至腳

腳板轉圈可拉動腳踝關節（向內、向外轉都可以），促使病氣下降至腳，有助改善骨炎背痛引起的頭痛胸緊。

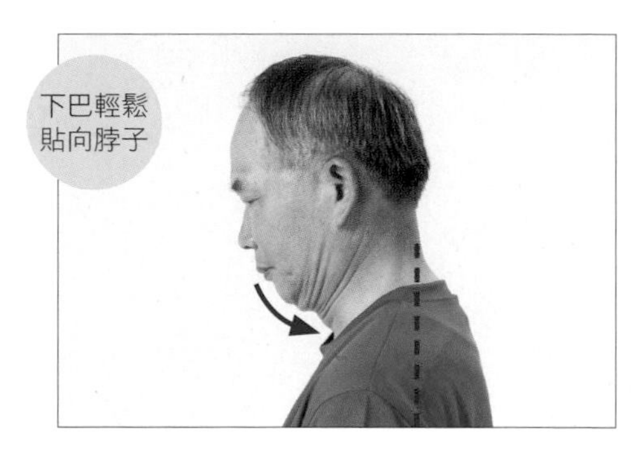

點頭

拉動後頸肌肉

低頭將下巴輕鬆貼向脖子，以拉動後頸部與腦下垂體，促進生長、增加記憶力、預防失智。

A 頭臉頸部 16

頸部扭傷

外力衝擊或猛力轉頭，造成頸部肌肉急性受傷

【症狀】此指外力衝擊所導致的頸部肌肉急性受傷，常見原因包括摔倒、車禍或運動傷害，有時猛力轉頭也可能扭傷；輕微者頸部連續數日轉動不便，嚴重者會伴隨痠痛、頭暈、乏力等症狀，有時疼痛會蔓延到背部或肩膀。

【改善要領】容易受傷之處往往有退化傾向，特別是軟骨很可能已開始磨損。改善要領和上頁「後頸僵硬．落枕」相似，但要增加「拉下巴」，以鍛鍊脖子上的筋脈；並反覆做「縮小腹」，讓心臟和命門穴共振，氣血滯留的問題便能改善。

【注意】頸部疼痛大都是肌肉扭傷，**但有時候是頸椎間盤突出或長骨刺**，這時不宜貿然運動，應先確診了解問題所在。

▲脖子扭傷當下，不宜繼續運動或亂動脖子，應先就診確認病因、改善傷勢；自癒運動的目的在於協助復健和日常鍛鍊為主。

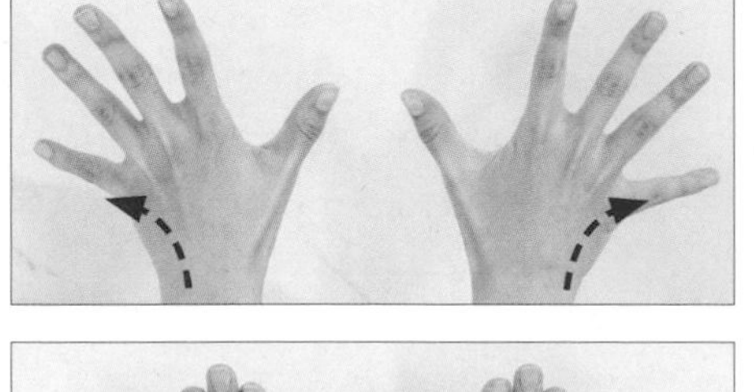

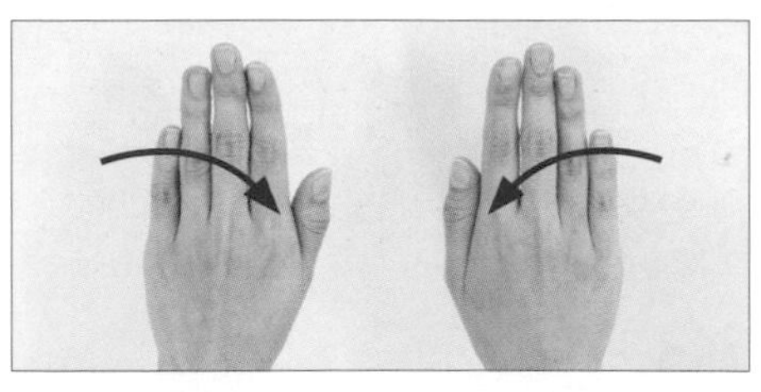

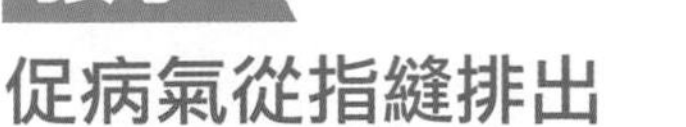

促病氣從指縫排出

雙手10指張開，再收起來，重複3分鐘；收張之間手掌可順滑圓弧線，幫助動作連貫。可促使手和腋窩淋巴脹氣從指縫排出。

腳掌上下

促使下半身的氣血順利向上流動

腳掌反覆由上向下壓，使腳尖朝下，拉動到腳踝關節，刺激足三里穴、失眠穴、湧泉穴，有助好眠和胃部運動，及可改善低血壓、腳抽筋、懷孕害喜。

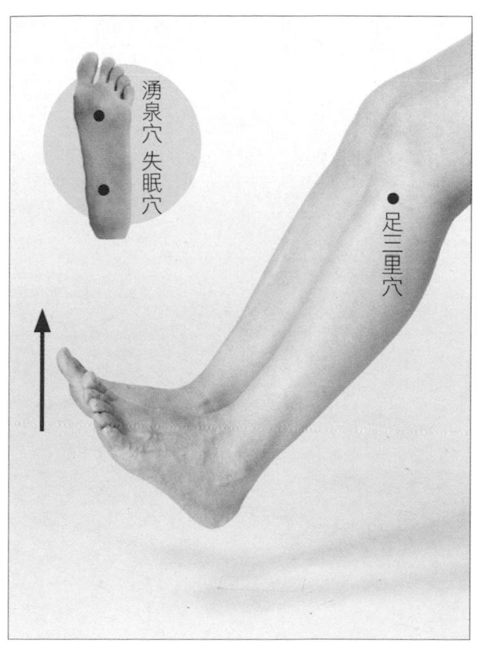

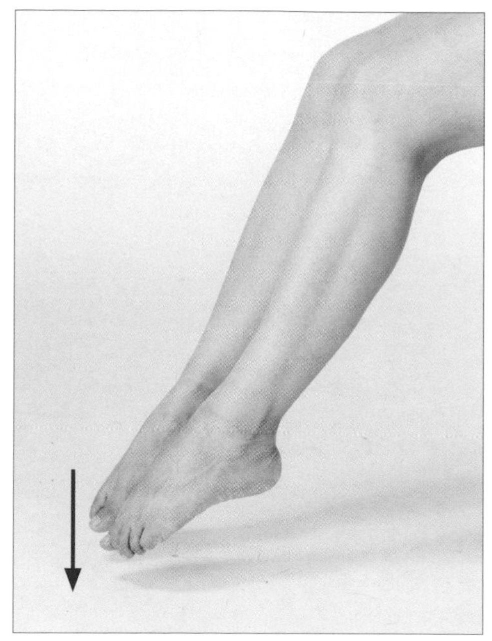

腳板轉圈

動作示範 3-7

促使病氣下流至腳排除

腳板轉圈可拉動腳踝關節（向內、向外轉都可以），促使病氣下降至腳，有助改善骨炎背痛引起的頭痛胸緊。

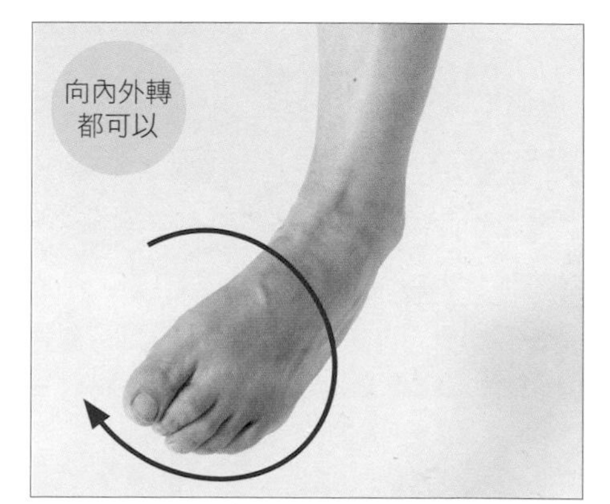

拉下巴

動作示範 4-2

鍛鍊頸部肌肉力量

嘴角向下用力，似齜牙裂嘴狀，可拉動頸部、前胸及腺體，刺激甲狀腺、乳腺、淋巴腺，提升上半身內分泌和免疫力。

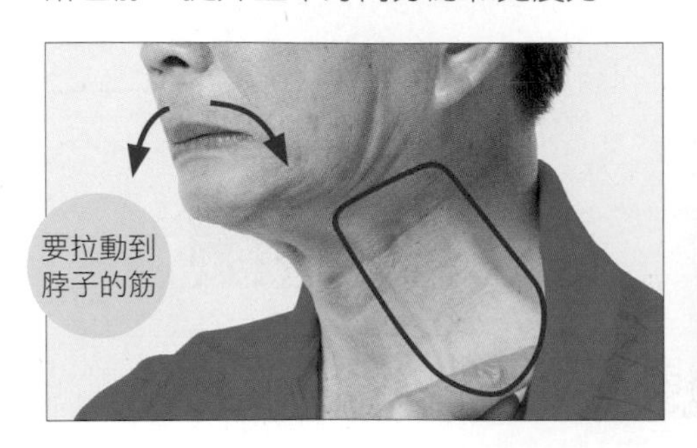

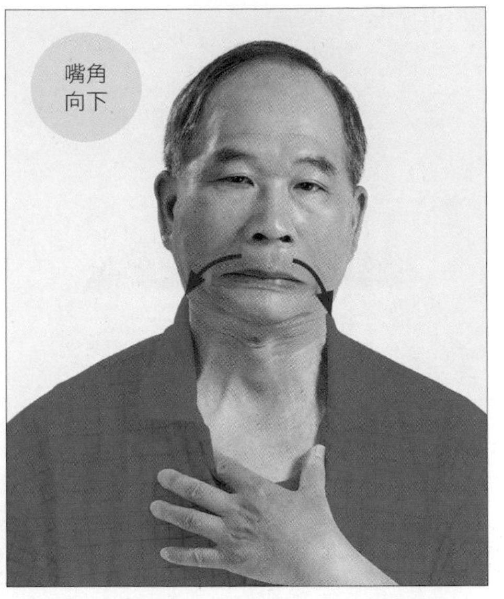

新疆舞

動作示範 6-1

強化頸部力量預防傷害

肩膀不動，脖子前後平移，拉動後頸和肩膀，能改善肩頸痠痛、脖子僵硬；刺激頭頸間脊椎橋段、後半身之內分泌，與中樞神經系統，也有效防感冒、高血壓、鼻子過敏、氣喘。

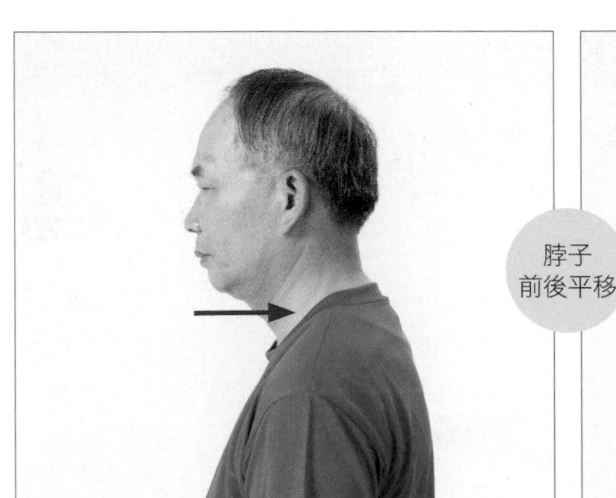

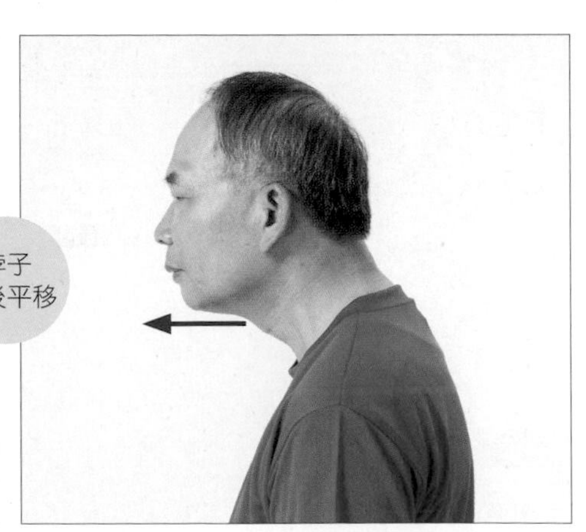

脖子
前後平移

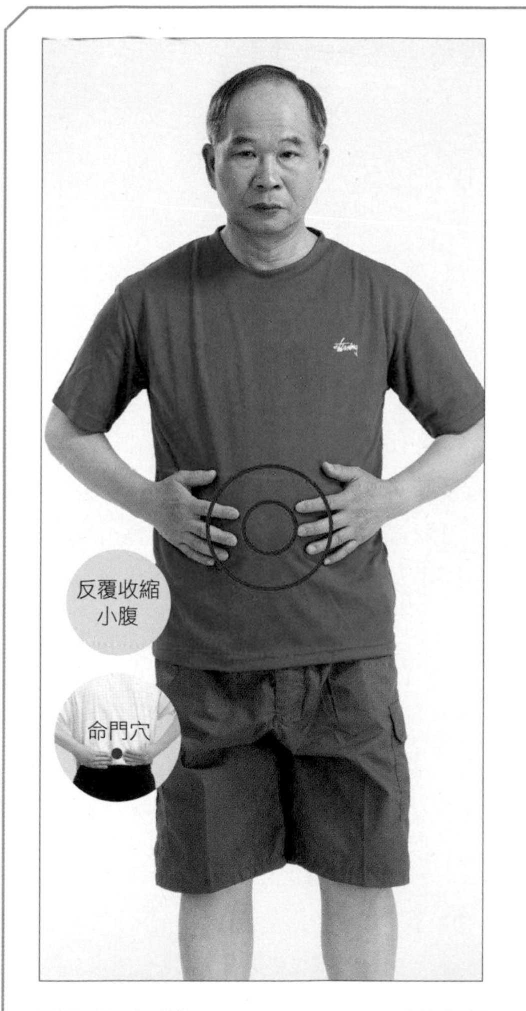

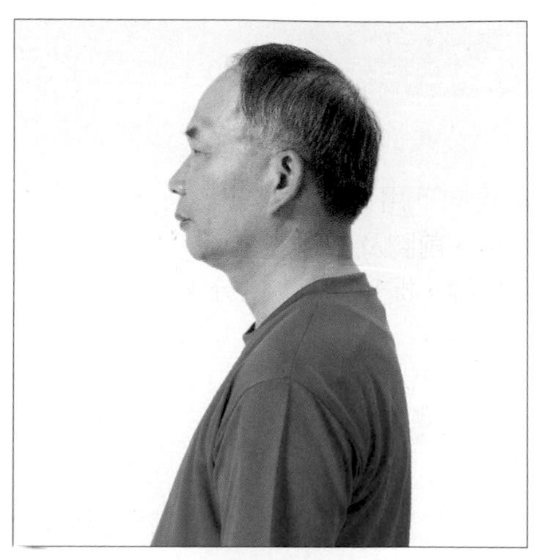

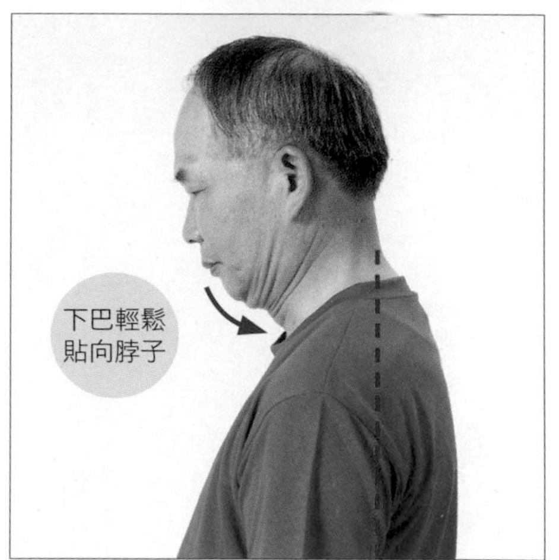

縮小腹

動作示範 7-1

改善被滯礙的氣血

反覆收縮肚臍周圍的腹肌，拉動下腹部與丹田，與後腰中心「命門穴」產生共振。可改善氣血不足或血液滯留；促進下身內分泌，強化腸胃、子宮與膀胱。★**但注意飯後90分鐘內勿做。**

點頭

動作示範 6-2

活動緊繃的後頸肌肉

低頭將下巴輕鬆貼向脖子，以拉動後頸部與腦下垂體，促進生長、增加記憶力、預防失智。

B 胸腹 骨盆・鼠蹊 17

胸悶・胸痛

氣運行不順，胸悶久了就會演變為胸痛

【**症狀**】中醫認為人體由**氣血**、**經脈**、**臟腑**所組成，氣在血內，並活並存。氣行不順會胸悶，日久演變成胸痛；壓力大、情志憂鬱或焦慮、過度勞累、外力撞擊、運動傷害等，都可能是致因。

【**改善要領**】改善胸部悶痛需疏導氣的流通，用「鼻吸少、嘴呼多」讓身體有氧並解痛。做「鼻吸、嘴呼、胸部用力」能改善運動造成的胸悶，減輕胸腔壓力。「縮小腹」和「推手造血」雙管齊下，可強化心臟，促進血液循環。做「弓背」伸展後背和胸椎，有助於紓解前胸鬱痛。

鼻吸少、嘴呼多

身體有氧又解痛

動作示範 1-1

力量放在胸部中央（膻中穴），先由鼻子吸氣，再緩緩從嘴呼出又細又長的氣，鼻吸氣少、嘴呼氣多。透過廢氣排出、交換氧氣的動作，促使細胞有氧化。可降火氣、改善憂鬱恐懼症、減輕壓力、解毒、改善運動過程中產生之不適反應與好轉反應。

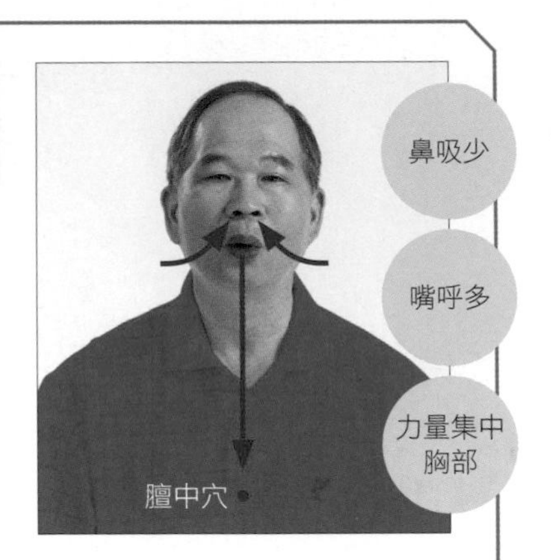

鼻吸、嘴呼、胸部用力

運動後胸悶減壓

鼻子吸氣到胸部，胸部即用力擴張；再以嘴巴呼氣，胸部用力收縮。胸腔擴張、收縮重複3分鐘，加速排除鬱氣，可改善運動造成的胸悶。

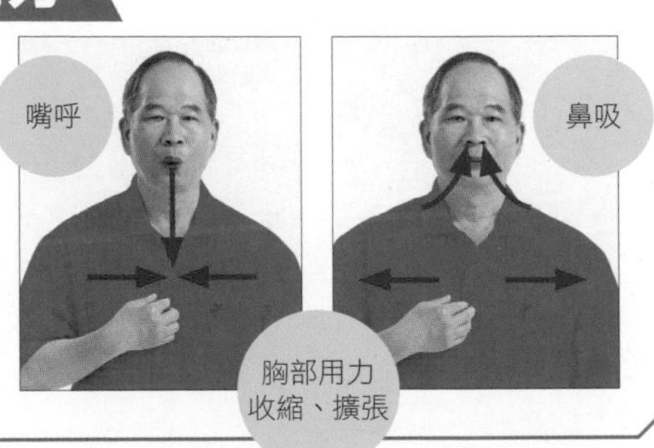

【注意】**胸悶和胸痛也是心臟病的徵兆**，如果伴隨著心跳不規律，或是盜汗、呼吸急促、左肩痛，應立即就醫。

推手造血

強化心臟和血循

掌心相貼，僅用掌心之力左右互相輕推。促進造血、改善貧血；同時加速血液循環，有助排除血中廢物，及改善高血脂、平衡白血球與紅血球。

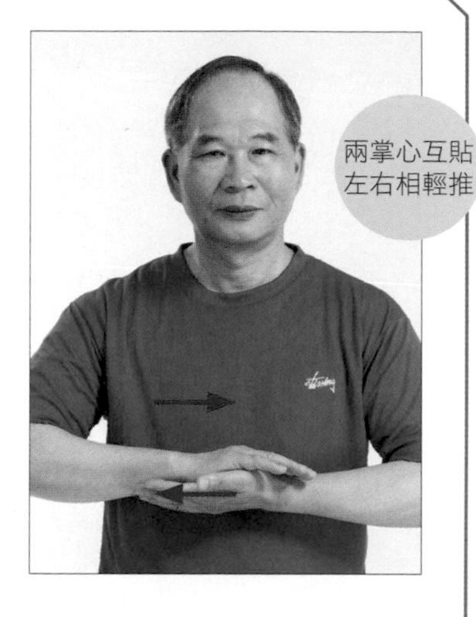

弓背

伸展後背和胸椎

雙手手肘彎曲，做擴背、夾胸的動作，以拉動背脊、肩胛骨、肋骨，直接舒緩背部疼痛。

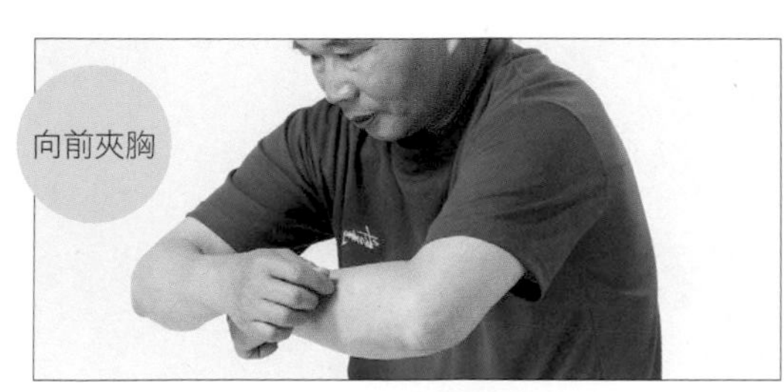

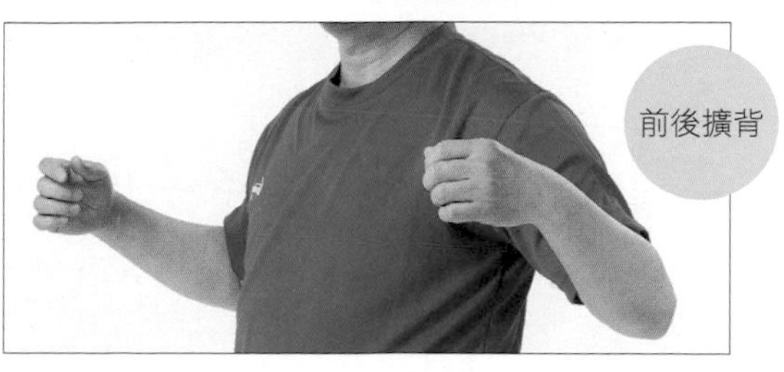

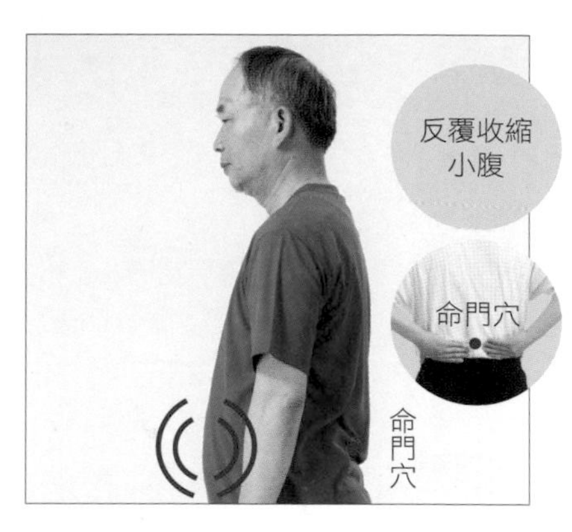

縮小腹

共振心臟，促進血循

反覆收縮肚臍周圍的腹肌，拉動下腹部與丹田，與後腰中心「命門穴」產生共振。可改善氣血不足或血液滯留；促進下半身內分泌，強化腸胃、子宮與膀胱。

★但注意飯後90分鐘內勿做。

肋骨痛

肋骨隱隱作痛，咳嗽、噴嚏或翻身更痛

【症狀】肋骨痛大多是不知不覺碰撞，或搬重物後才發生，少數是肋間神經痛。肋骨雖未必骨折，但軟骨可能發炎，相對位置的胸椎也可能因外力撞擊而稍微位移，連帶影響肋骨。除了肋骨隱隱作痛，還會壓痛、一咳嗽或打噴嚏就痛，**嚴重時，翻身、舉起同側手臂會特別痛**。

【改善要領】疼痛當下，做「鼻吸少、嘴呼多」能起止痛效果。其它時間慢慢做「鼻吸、嘴呼、動肋骨」，讓肋骨收縮和擴張。做「縮小腹」則鍛鍊腹部肌肉、丹田和後腰中心的「命門穴」。

鼻吸少、嘴呼多

立即止痛緩解

力量放在胸部中央（膻中穴），先由鼻子吸氣，再緩緩從嘴呼出又細又長的氣，鼻吸氣少、嘴呼氣多。透過廢氣排出、交換氧氣的動作，促使細胞有氧化。可降火氣、改善憂鬱恐懼症、減輕壓力、解毒、改善運動過程中產生之不適反應與好轉反應。

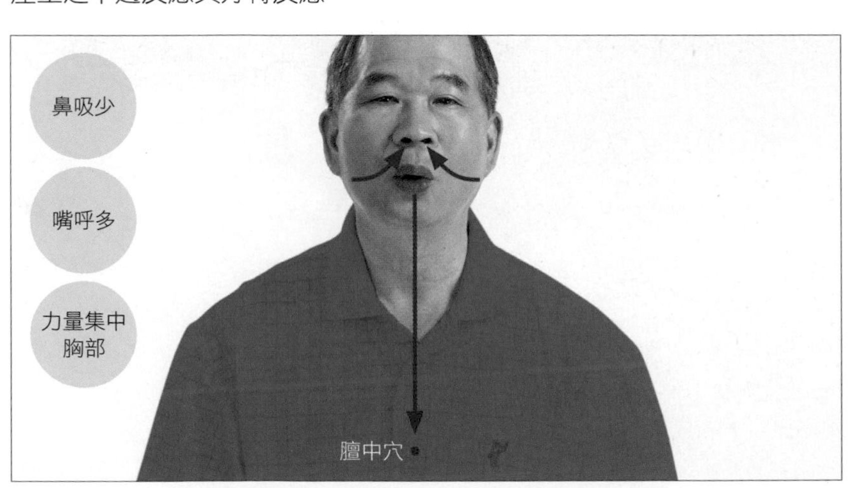

【注意】如果肋骨痛的程度未能逐日減輕，反而出現一**呼吸就痛，或是疼痛蔓延到下腹部或胸部，請立刻就醫**。此外，有些人打嗝不止，代表橫膈膜發炎了，這種情況往往有肝胃發炎而不自知的情形，最好求醫診治，平日則多做「鼻吸、嘴呼、動肋骨」的動作來保養。

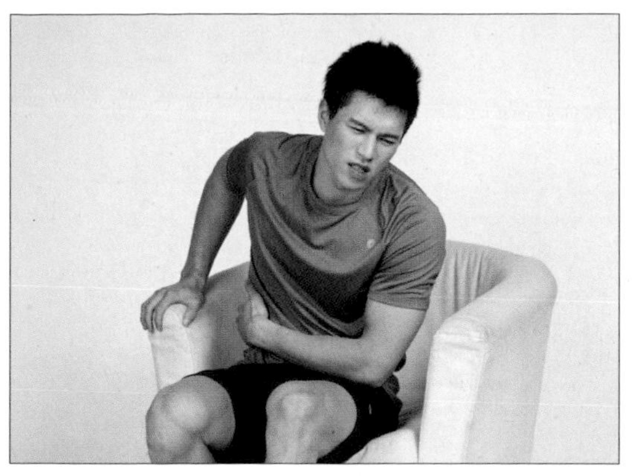

▲肋骨痛、橫隔膜發炎、肝胃發炎，這些狀況疼痛的位置接近，需盡快就醫釐清病因，採取正確的診療。

反覆收縮小腹

命門穴

命門穴

動作示範 7-1

縮小腹

鍛練腹肌、丹田、命門

反覆收縮肚臍周圍的腹肌，拉動下腹部與丹田，與後腰中心「命門穴」產生共振。可改善氣血不足或血液滯留；促進下半身內分泌，強化腸胃、子宮與膀胱。

★但注意飯後90分鐘內勿做。

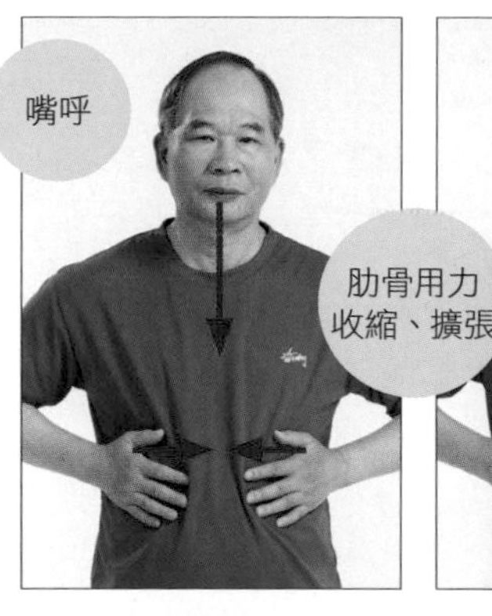

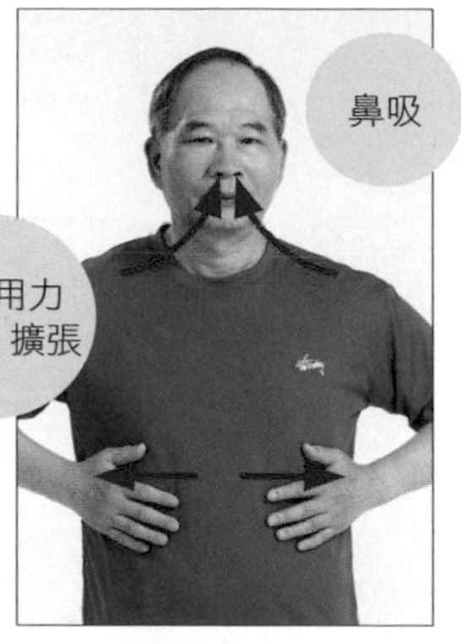

動作示範 1-4

鼻吸、嘴呼、動肋骨

平日運動保養肋骨

先以鼻子吸一口氣，吸氣時肋骨用力擴張。吸氣到肋骨即由嘴呼出，呼氣時肋骨用力收縮，藉由肋骨用力擴張與收縮來按摩肝臟。幫助肺臟、肝膽按摩，有助改善肝病、B型肝炎、氣喘。

B 胸腹 骨盆・鼠蹊 19

乳房痛・腋窩痛

腋窩腫痛、乳房疼痛常是上身健康警訊

【症狀】上半身若健康有異常，免疫系統常以「腋窩腫痛」為警訊，乳腺、淋巴腺、甲狀腺可能隨之疼痛，應提高警覺。乳房有神經分布，疼痛原因極複雜，多數和荷爾蒙有關，**會受排卵和生理期影響**，有時壓力大導致免疫下降也會造成疼痛。

【改善要領】做「鼻吸少、嘴呼多」，專注於前胸「膻中穴」，有助將體幹內不好的熱氣排出。**做「拉下巴」時手放在乳房上方**，即能理解此運動能拉動乳腺。「弓背」有夾胸和擴胸動作，可讓前胸的疼痛感獲得緩解。

鼻吸少、嘴呼多

動作示範 1-1

排除上身熱氣病氣

力量放在胸部中央（膻中穴），先由鼻子吸氣，再緩緩從嘴呼出又細又長的氣，鼻吸氣少、嘴呼氣多。透過廢氣排出、交換氧氣的動作，促使細胞有氧化。可降火氣、改善憂鬱恐懼症、減輕壓力、解毒、改善運動過程中產生之不適反應與好轉反應。

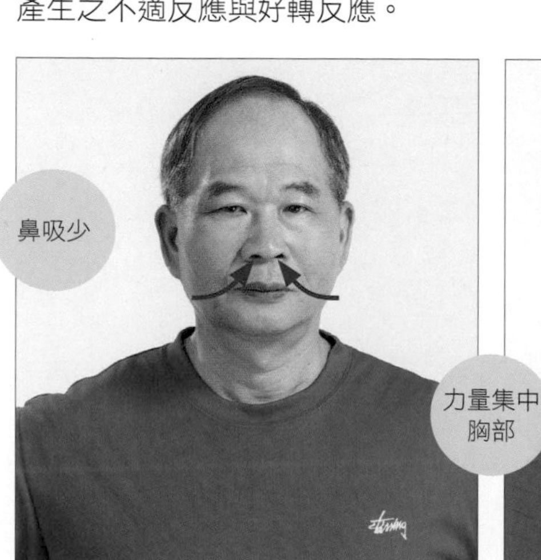

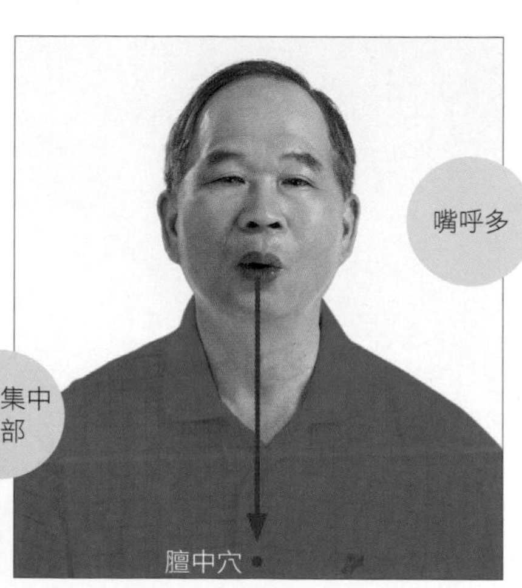

【注意】女性每個月應做乳房自我檢查，觸摸是否有腫脹硬塊，在月經結束的5～10天內進行最理想；停經婦女可選定每月的固定一天來進行。在非排卵期和生理期間，若不時發生乳房疼痛，最好找婦產科醫師做進一步檢查。

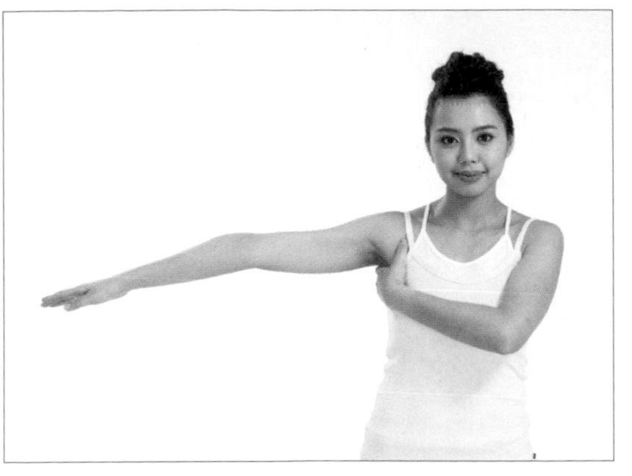

▲沐浴時是乳房自我觸摸檢查最佳時刻，應觸及雙乳四周和副乳腋窩處。

弓背

動作示範 8-5

夾胸擴胸緩解胸痛

雙手手肘彎曲，做擴背、夾胸的動作，以拉動背脊、肩胛骨、肋骨，直接舒緩背部疼痛。

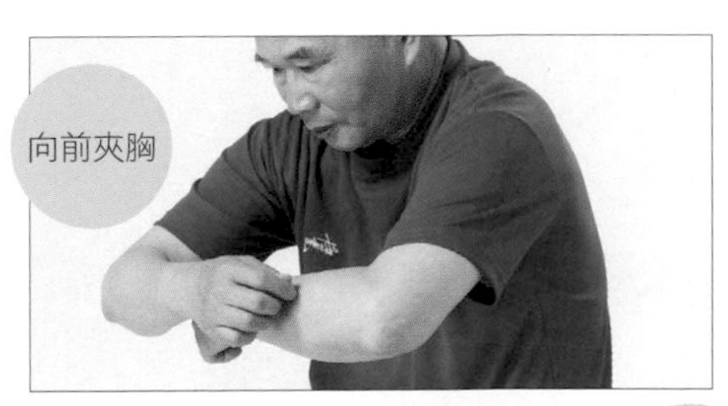

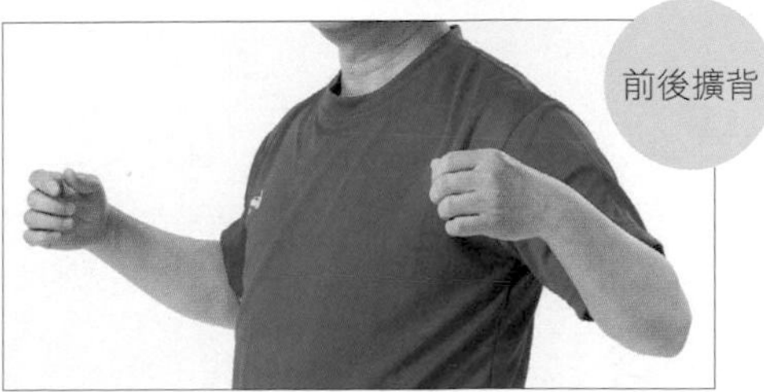

拉下巴

動作示範 4-2

拉動暢通乳腺

嘴角向下用力，似齜牙裂嘴狀，可拉動頸部、前胸及腺體，刺激甲狀腺、乳腺、淋巴腺，提升上半身內分泌和免疫力。

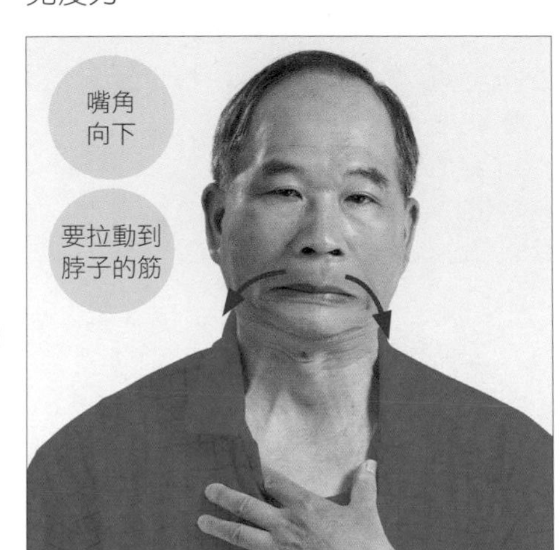

胃脹・胃痛

生理或心理問題造成胃脹氣、悶痛、痙攣

【症狀】這些是常見的消化道問題，**胃脹不一定發生在飯後**，只吃少許食物，或餓肚子時也會發生，引起胃脹的氣體不外乎由口吞入或腸道自行產生。胃痛分生理性和心理性，前者如胃酸過多、消化不良、胃發炎、胃潰瘍、胃出血或胃癌，後者因緊張、焦慮引起胃肌痙攣。

【改善要領】胃部不適止痛優先，請做「鼻吸少、嘴呼多」。平日做「縮小腹」和「胃部運動」，前者能強化腸胃機能、調節消化液分泌，後者能鍛鍊胃肌、消除脹氣，**但應在飯後90分鐘後才做**。

【注意】胃脹、胃痛患者要留意飲食。容易引發脹氣的食物如豆類及豆製品、牛奶、高麗菜、韭菜、洋蔥、馬鈴薯等；容易產生胃酸的食物如菸酒、咖啡、濃茶、巧克力、甜食等都不宜過量。胃脹和胃痛若持續未能改善，應盡快就醫檢查。

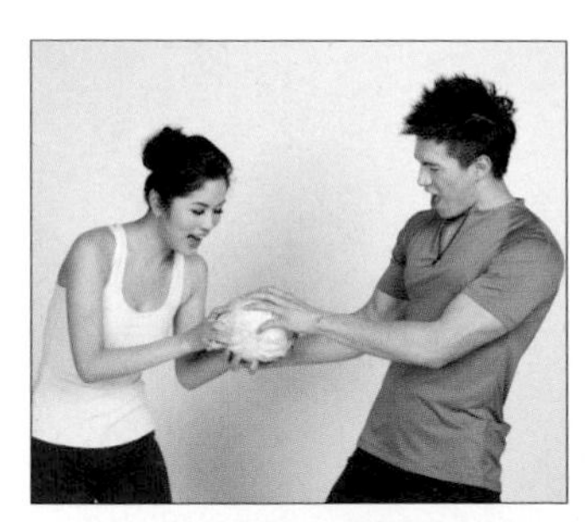

▲高麗菜、蔥韭、豆類、牛奶都屬於容易產氣胃脹食物。

鼻吸少、嘴呼多

立即止痛消除不適

力量放在胸部中央（膻中穴），先由鼻子吸氣，再緩緩從嘴呼出又細又長的氣，鼻吸氣少、嘴呼氣多。透過廢氣排出、交換氧氣的動作，促使細胞有氧化。可降火氣、改善憂鬱恐懼症、減輕壓力、解毒、改善運動過程中產生之不適反應與好轉反應。

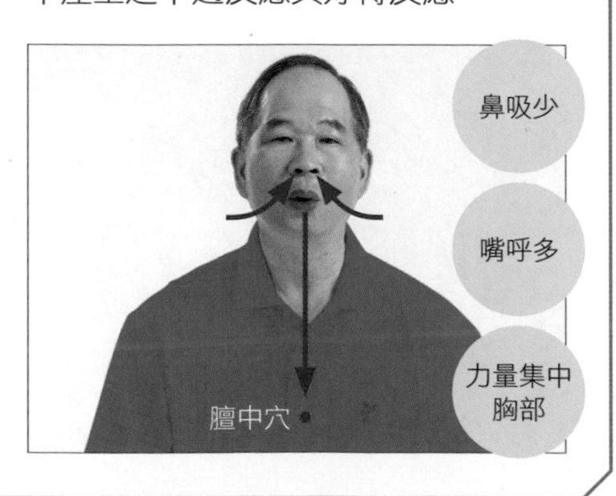

縮小腹

整腸胃、調胃酸

動作示範 7-1

反覆收縮肚臍周圍的腹肌，拉動下腹部與丹田，與後腰中心「命門穴」產生共振。可改善氣血不足或血液滯留；促進下半身內分泌，強化腸胃、子宮與膀胱。

★但注意飯後90分鐘內勿做。

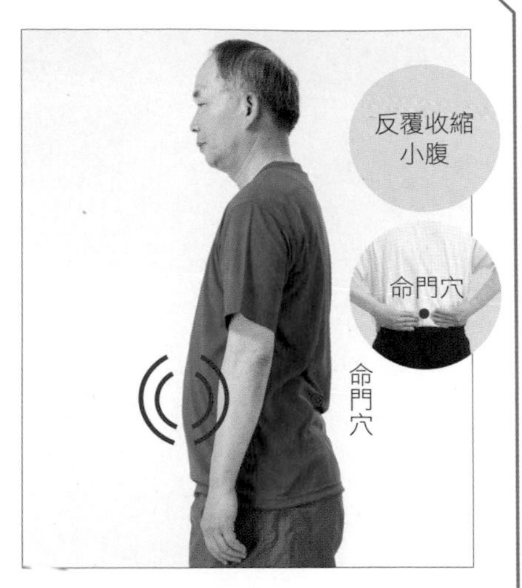

「長期胃痛怎麼辦？」

吸舌頭

激增唾液，增加抗體

動作示範 5-2

長期胃痛的老病號，代表胃經脈特別虛弱，有待鍛鍊。除了勤做本章的對症動作，請增加「吸舌頭」運動，以刺激唾液分泌，增加抗體，改善發炎和潰瘍情形。

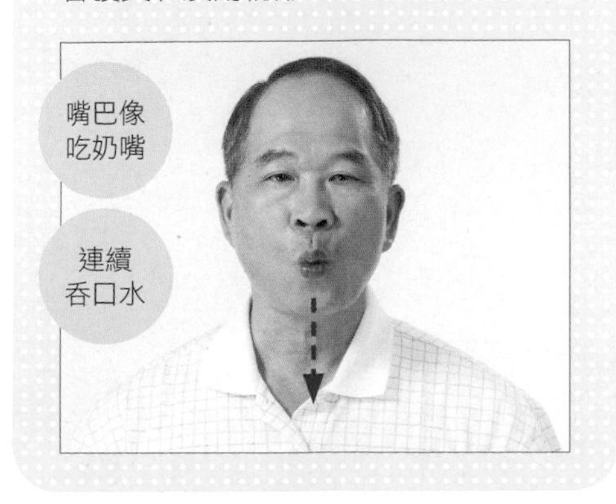

胃部運動

強胃肌、消脹氣

將小腹左右兩邊的肉，往肚臍中間擠，以收縮腹部。有助排除胃部脹氣、強化胃部肌肉。

★但注意飯後90分鐘內勿做。

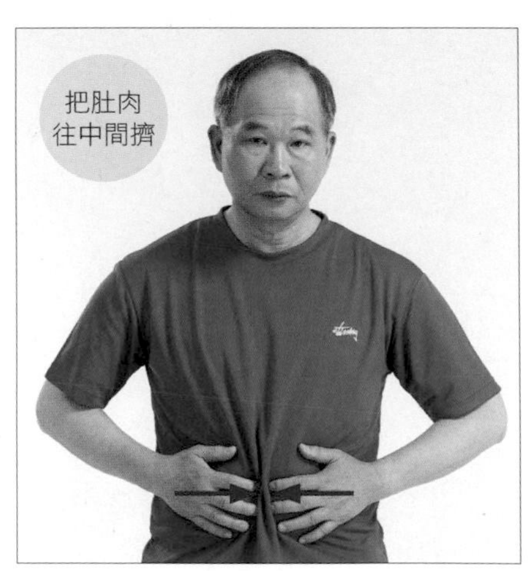

B
胸腹
骨盆・鼠蹊
21

鼠蹊痛・排卵痛・生理痛

久坐使淋巴流動不暢或排卵、排經血而疼痛

【症狀】下半身若健康有異常，免疫系統常以「鼠蹊窩疼痛」為警訊，卵巢、子宮、膀胱、腹膜可能發炎或發生腫瘤。**上班族久坐，鼠蹊肌肉緊繃，血液、淋巴液流動不順，格外容易疼痛**。有些女性在排卵期和生理期會下腹痛，痠痛會蔓延到鼠蹊或尾椎。

【改善要領】先以「鼻吸少、嘴呼多」止痛。「縮小腹」、「按摩鼠蹊窩」和「卵巢運動」可疏通淋巴腺，對男性攝護腺、女性卵巢有益。「大腿前後移」和「腰上下拉」分別鍛鍊膀胱部和後腰，強化周邊神經和肌肉。

鼻吸少、嘴呼多

動作示範 1-1

立即緩解疼痛

力量放在胸部中央（膻中穴），先由鼻子吸氣，再緩緩從嘴呼出又細又長的氣，鼻吸氣少、嘴呼氣多。透過廢氣排出、交換氧氣的動作，促使細胞有氧化。可降火氣、改善憂鬱恐懼症、減輕壓力、解毒、改善運動過程中產生之不適反應與好轉反應。

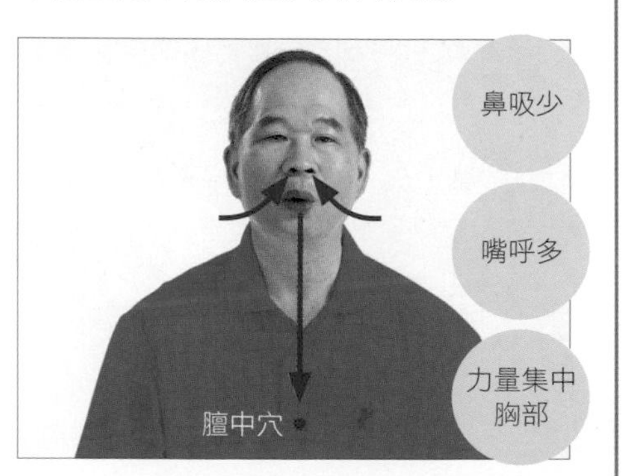

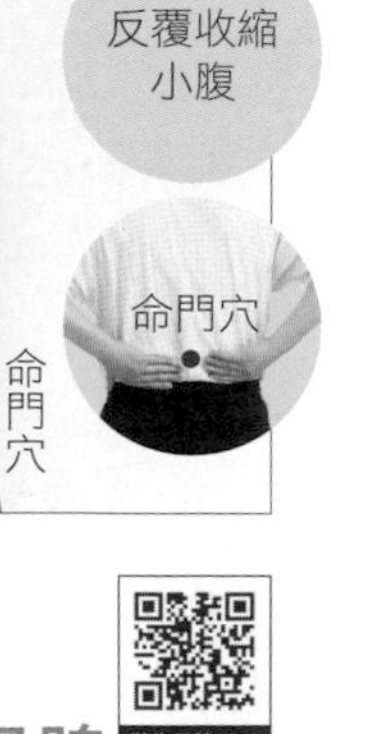

縮小腹

動作示範 7-1

疏通下腹淋巴腺

反覆收縮肚臍周圍的腹肌，拉動下腹部與丹田，與後腰中心「命門穴」產生共振。可改善氣血不足或血液滯留；促進下半身內分泌，強化腸胃、子宮與膀胱。

★但注意飯後90分鐘內勿做。

【注意】鼠蹊窩就是腹股溝，有重要的血管和神經通過。如果此處疼痛伴隨著下墜感，應懷疑是否為**疝氣**，盡快由醫師診斷。

按摩鼠蹊窩

改善攝護腺、婦科問題

以雙手按摩兩側的鼠蹊窩，促使鼠蹊窩內的淋巴腺暢通，幫助改善攝護腺、卵巢病症。

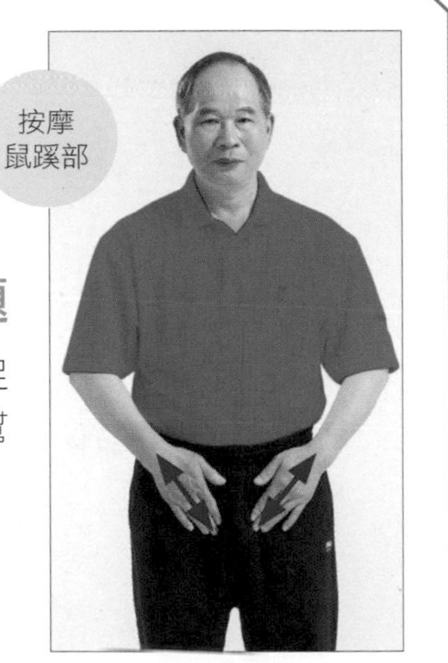

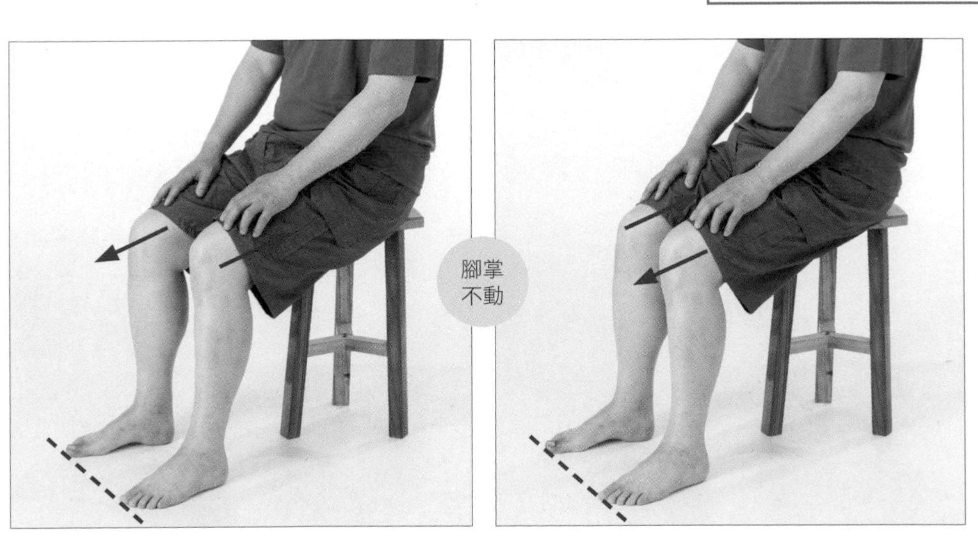

大腿前後移

強化胯部肌肉神經

端坐在椅子的1/3處，雙腿膝蓋前後輕移（左進右退、左退右進，腳掌不動），以拉動大腿、臀部、尾椎等穴道。幫助尾椎、胯部運動，刺激坐骨神經，改善背痛、便秘、膝蓋無力。

腰上下拉

強化後腰肌肉神經

將力道集中在腰部肌肉，反覆往上下拉動，可運動連接上半身與下半身之間的脊椎，直接改善腰痠、僵直性脊椎炎、骨刺。

★**腰受傷者慢慢地做，找到不痛的角度來做即可。**

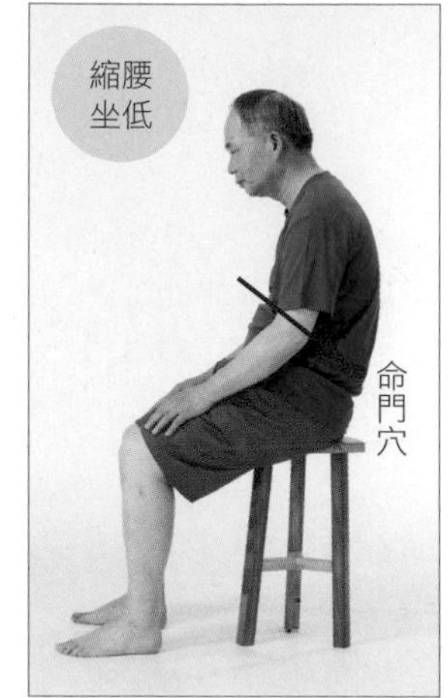

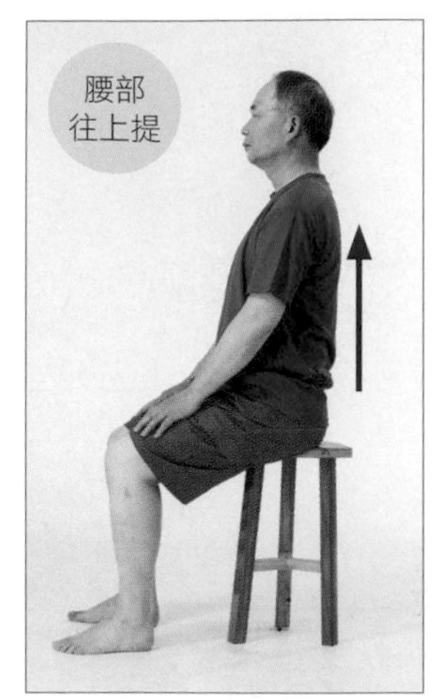

卵巢運動

改善卵巢功能

坐姿翹腳，同時身體壓低。脊椎往上下左右劃圈，以拉動卵巢、鼠蹊部位，改善卵巢疾病和不孕。

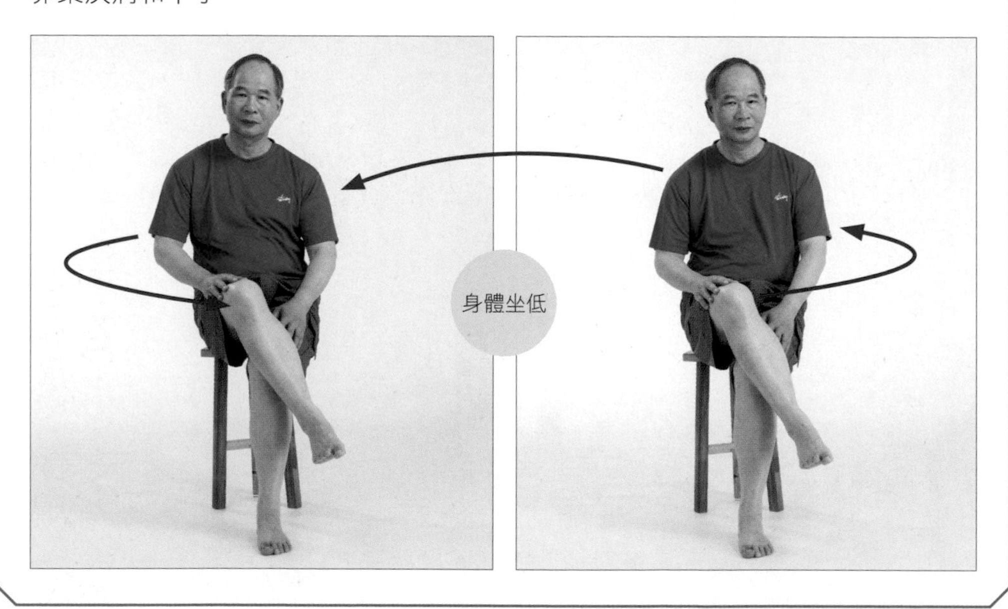

胯部痠麻・恥骨疼痛・髖關節痛

胯部痠麻、無力或疼痛恐影響行動和生育

【症狀】胯部連接骨盆和大腿股骨，**此處痠麻常伴隨無力和頻尿，男女都會影響生育力**。恥骨痛常發生在懷孕後期和生產後，與荷爾蒙分泌、胎兒娩出有關；恥骨受傷可能引起血崩、不孕或大小便失禁。髖關節痛多因退化，常見於高齡、肥胖、負重工作者，或骶骨和尾骨曾受傷。

【改善要領】做「縮小腹」和「腳板轉圈」，把腰胯壞氣疏導到腳。「新疆舞」和「腰上下拉」可強化脊椎上段、腰椎和後腰肌肉。「大腿前後移」直接強化胯部，改善痠、痛、麻。

反覆收縮小腹

命門穴

動作示範 7-1

縮小腹

疏通腰胯瘀積不適

反覆收縮肚臍周圍的腹肌，拉動下腹部與丹田，與後腰中心「命門穴」產生共振。可改善氣血不足或血液滯留；促進下半身內分泌，強化腸胃、子宮與膀胱。

★**但要注意飯後90分鐘內勿做。**

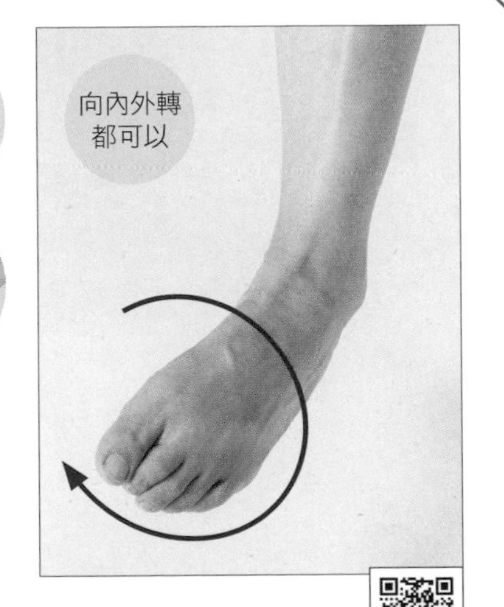

動作示範 3-7

腳板轉圈

把腰胯壞氣導出腳底

腳板轉圈可拉動腳踝關節（向內、向外轉都可以），促使病氣下降至腳，有助改善骨炎背痛引起的頭痛胸緊。

【注意】胯部痠麻若不改善，久之會演變成胯部無力，導致男性對房事感到吃力，女性對懷孕和生產不堪負荷。

新疆舞

強化脊椎上段

肩膀不動，脖子前後平移，拉動後頸和肩膀，能改善肩頸痠痛、脖子僵硬；刺激頭頸間脊椎橋段、後半身之內分泌，與中樞神經系統，有效預防感冒、高血壓、鼻子過敏、氣喘。

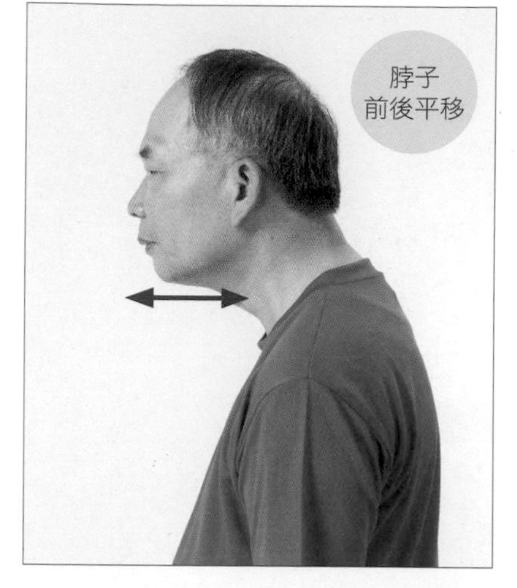

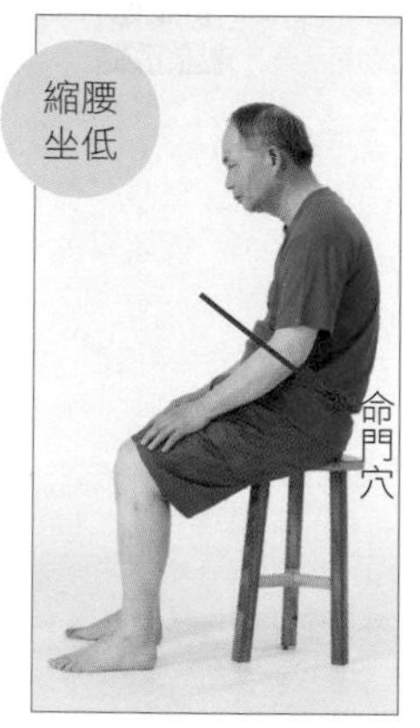

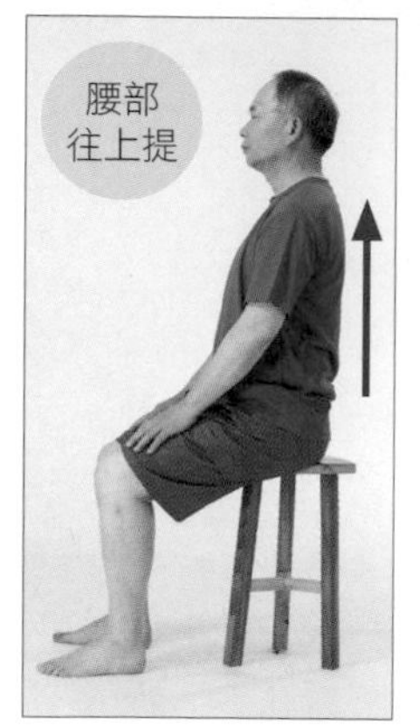

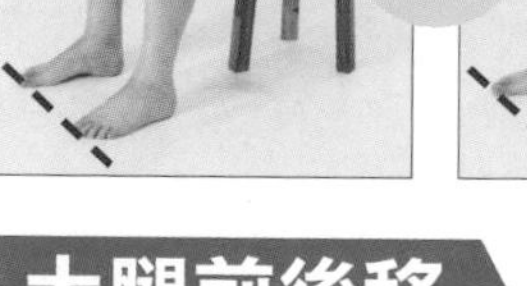

腰上下拉

強化腰椎、後腰筋肉

將力道集中在腰部肌肉，反覆往上下拉動，可運動連接上半身與下半身之間的脊椎，直接改善腰痠、僵直性脊椎炎、骨刺。★**腰受傷者慢慢地做，找到不痛的角度來做即可。**

大腿前後移

改善症狀，強化胯部

端坐在椅子的1/3處，雙腿膝蓋前後輕移（左進右退、左退右進，腳掌不動），以拉動大腿、臀部、尾椎等穴道。幫助尾椎、胯部運動，刺激坐骨神經，改善背痛、便秘、膝蓋無力。

「骨盆急性疼痛？」

骨盆疼痛非常難以忍受，急性發作時，可先做「鼻吸少、嘴呼多」3分鐘，再做「鼻吸少、鼻呼多」3分鐘，幫助身體止痛。

骨盆腔裡有卵巢、輸卵管和子宮，如果細菌從陰道向上入侵，也會導致生殖器官發炎，引起骨盆腔疼痛，宜盡快向婦產科報到診治。

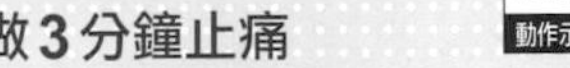

鼻吸少、嘴呼多

動作示範 1-1

先做3分鐘止痛

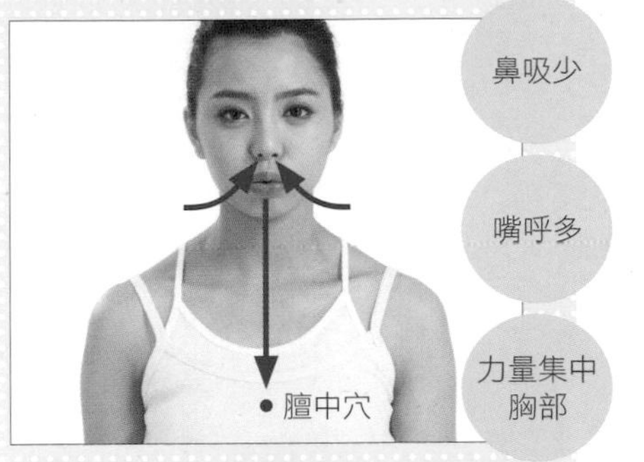

鼻吸少、鼻呼多

動作示範 1-2

續做3分鐘止痛

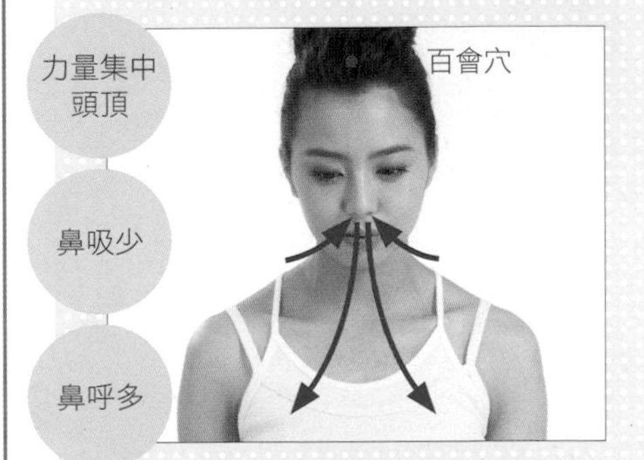

「骨盆歪斜髖胯痛？」

骨盆連接上半身和下半身，是身體的重心，一旦骨盆歪斜，身體就不可能端正，脊椎、臟腑、經脈都會受影響，不僅新陳代謝下降，還出現脊椎側彎、長短腳等情形，痠痛麻也會接續發生。喜歡翹腳、單側背重物、穿高跟鞋、孕婦、駝背的人是高危險群。除了保持正確姿勢，日常做「脊椎運動」能改善脊椎側彎，隨時校正身體中柱。

脊椎運動

動作示範 8-6

校正脊椎，改善痠痛歪麻

坐姿伸腿，交互用左手摸右腳趾、右手摸左腳趾，可伸展背肌、幫助放鬆，改善駝背、脊椎側彎，並能預防骨骼和腎臟病症。

★以身體能前彎的程度為限，不要勉強。

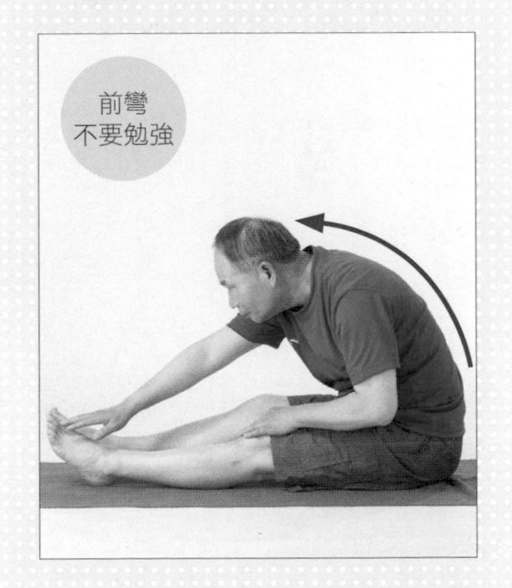

C 腰後背部 23

膏肓痛

過勞或長期姿勢不變使肩胛骨內側疼痛

【症狀】大多數的上背痛是指「膏肓痛」，西醫稱為「菱形肌筋膜炎」。「膏肓穴」位於背部肩胛骨內側，隸屬「膀胱經」，是很重要的穴位，也是我們無法自行觸摸的位置，**若能常運動到「膏肓穴」就不易生病**。本症常見於過勞的上班族，因久坐造成上背肌肉緊繃、僵痛，嚴重時還會引起頭痛、肩頸僵硬、腰痛、下背痛、手指麻木等症狀。

【改善要領】除了做「新疆舞」來鍛鍊後頸部，還要加上「弓背」動作，讓後背盡量伸展，並鍛鍊到胸椎和背部肌肉。

新疆舞

動作示範 6-1

強化後頸

肩膀不動，脖子前後平移，拉動後頸和肩膀，能改善肩頸痠痛、脖子僵硬；刺激頭頸間脊椎橋段、後半身之內分泌，與中樞神經系統，也有效防感冒、高血壓、鼻子過敏、氣喘。

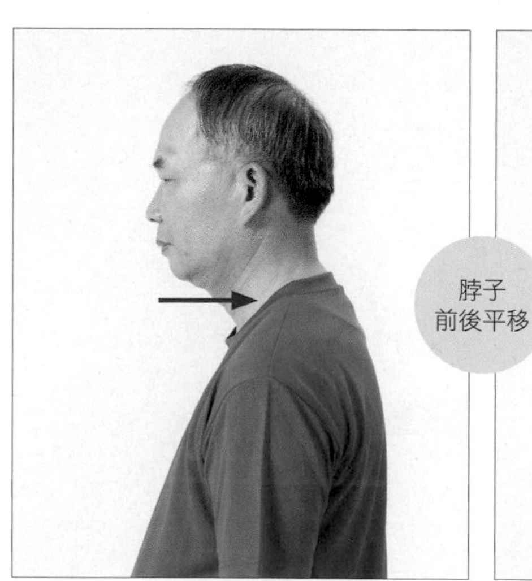

脖子
前後平移

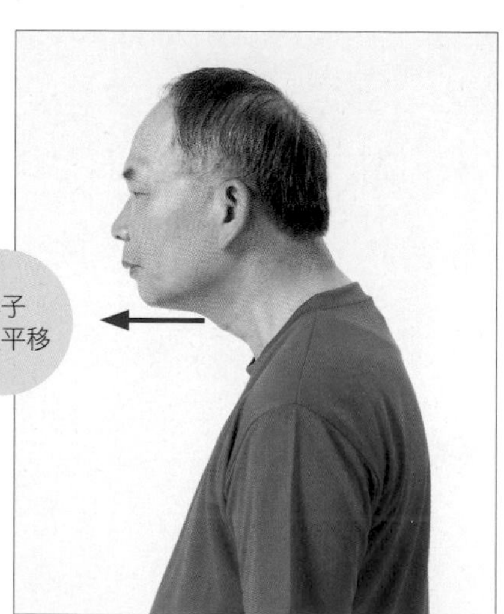

【注意】「膏肓穴」位在第4、5節胸椎之間，隔脊椎左右各一，有多條神經通過。很多人因為這裡痛而求助針灸、拔罐或推拿，或看西醫、吃肌肉鬆弛劑，卻始終無法根治。**唯有強化背部肌肉的力量，才是改善膏肓痛的根本之道。**

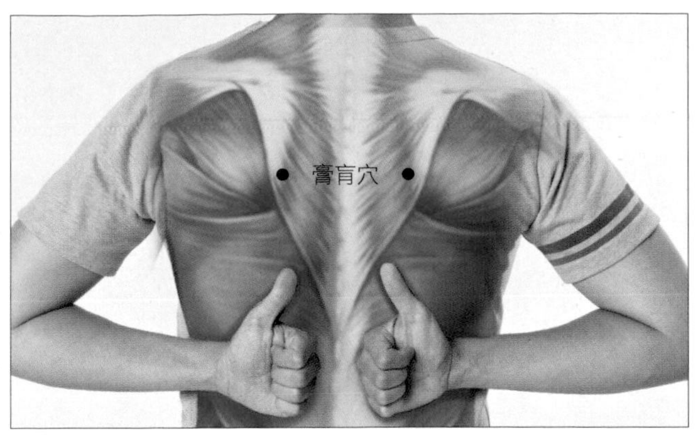

▲「膏肓穴」位在後上背，各距胸椎約4指寬左右各1點，是健康要穴，故重病者有「病入膏肓」之說。

弓背

夾背擴背，鍛鍊胸椎背肌

雙手手肘彎曲，做擴背、夾胸的動作，以拉動背脊、肩胛骨、肋骨，直接舒緩背部疼痛。

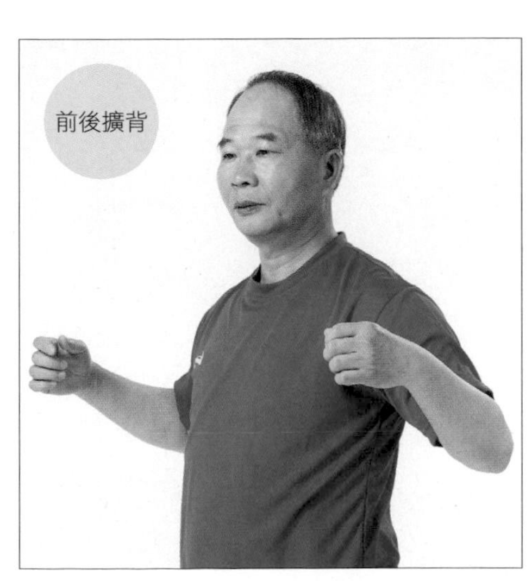

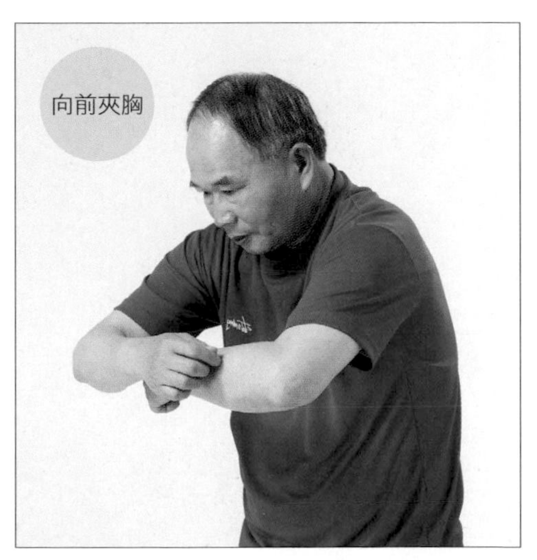

C 後腰背部 24

頸背痠痛麻

從後頸下方到肩胛骨上方發生痠、痛、麻

【症狀】從後頸下方連結到肩胛骨上方，這個位置發生痠、痛、麻的機率僅次於膏肓痛，就發生部位而言，同樣屬於上背痛。除了睡眠姿勢不良，常以脖子和肩膀夾電話、彎腰駝背、揹負過重、感染風寒、熬夜等，都可能導致本症；急性發作時，甚至連轉身、翻身都很痛苦。患者需要休息，**卻不宜長期臥床，那會使肌肉更無力，氣血循環更差。**

【改善要領】做「鼻吸少、嘴呼多」可以止痛。做「新疆舞」和「點頭」可以運動後頸部肌肉和神經，使其更強健有力。

【注意】後頸上背發生刺痛，極有可能**是頸椎出問題，**最好先接受X光檢查。

◀馬上起身，看看轉身順利嗎？檢查頸椎、上背是否出狀況。

鼻吸少、嘴呼多

動作示範 1-1

降火氣、減輕壓力

力量放在胸部中央（膻中穴），先由鼻子吸氣，再緩緩從嘴呼出又細又長的氣，鼻吸氣少、嘴呼氣多。透過廢氣排出、交換氧氣的動作，促使細胞有氧化。可降火氣、改善憂鬱恐懼症、減輕壓力、解毒、改善運動過程中產生之不適反應與好轉反應。

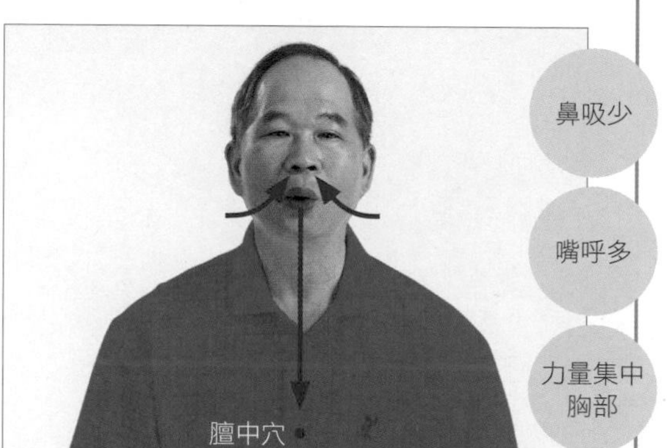

新疆舞

運動後頸與肩膀

肩膀不動，脖子前後平移，拉動後頸和肩膀，能改善肩頸痠痛、脖子僵硬；刺激頭頸間脊椎橋段、後半身之內分泌，與中樞神經系統，也有效防感冒、高血壓、鼻子過敏、氣喘。

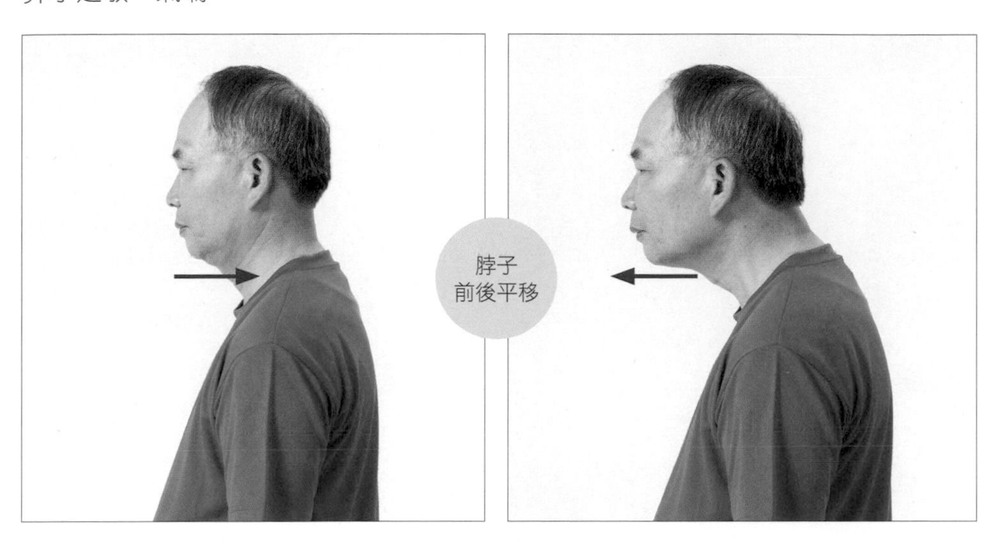

點頭

動作示範 6-2

拉動後頸肌肉神經

低頭將下巴輕鬆貼向脖子，以拉動後頸部與腦下垂體，促進生長、增加記憶力、預防失智。

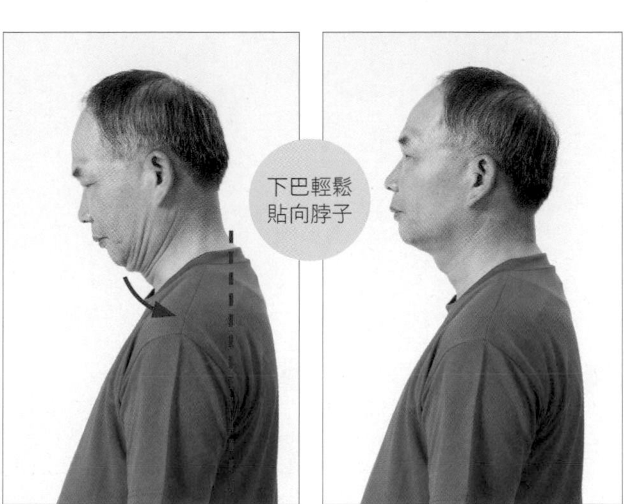

後腰痠痛・閃到腰

疲勞或瞬間使力不當引起下背後腰疼痛

【症狀】下背是指**從後腰到尾椎的部位**，此處疼痛多因疲勞或運動傷害導致肌肉或肌腱發炎，臥躺比站坐更能緩和疼痛。**上背痛若未能及時處理，也會向下背蔓延**，牽連引發後腰痠痛。閃到腰則多發生於瞬間，因突然使力不當所致。

【改善要領】腰不好的氣必需從腳底「湧泉穴」排出，所以做「腳板轉圈」把氣往下引導，再做「腳掌上下」把氣排出，做完能提高睡眠品質。平日做「腰上下拉」和「大腿前後移」，鍛鍊後方腰椎和胯部，肌力強就不易閃到腰。

足三里穴

湧泉穴 失眠穴

腳掌上下

動作示範 3-5

促進壞氣從腳排出

腳掌反覆由上向下壓，使腳尖朝下，拉動到腳踝關節，刺激足三里穴、失眠穴、湧泉穴，有助好眠和胃部運動，及可改善低血壓、腳抽筋、懷孕害喜。

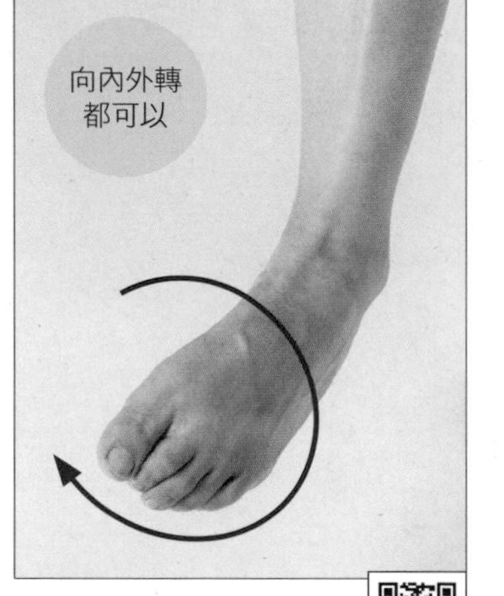

腳板轉圈

動作示範 3-7

把腰胯壞氣導到腳

腳板轉圈可拉動腳踝關節（向內、向外轉都可以），促使病氣下降至腳，有助改善骨炎背痛引起的頭痛胸緊。

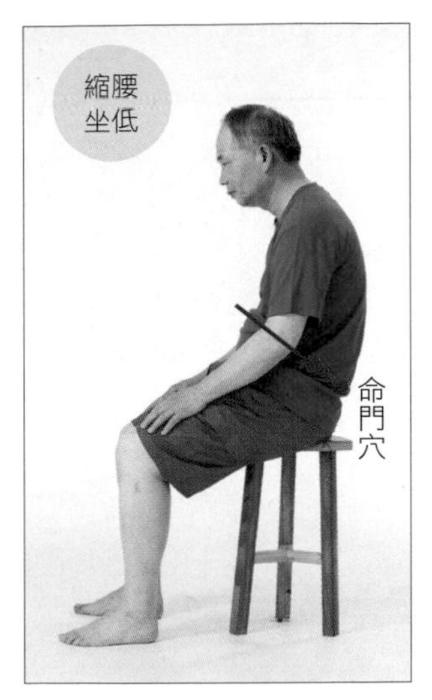

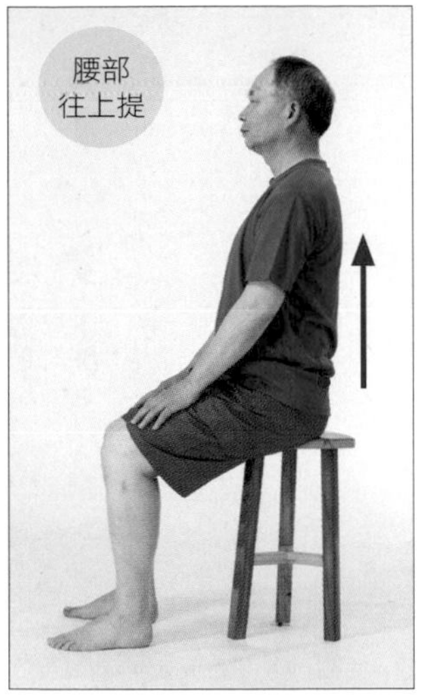

【注意】下背疼痛的程度如果不斷加劇，且向下蔓延到腿部或足部，極有可能是**「腰椎間盤突出」**。這時安全起見，不建議貿然運動，應前往醫院確診。

腰上下拉

強化腰椎、後腰肌力

將力道集中在腰部肌肉，反覆往上下拉動，可運動連接上身與下身之間的脊椎，直接改善腰痠、僵直性脊椎炎、骨刺。

★**腰受傷者慢慢地做，找到不痛的角度來做即可。**

大腿前後移

動作示範 8-1

強化胯部肌力

端坐在椅子的1/3處，雙腿膝蓋前後輕移（左進右退、左退右進，腳掌不動），以拉動大腿、臀部、尾椎等穴道。

幫助尾椎、胯部運動，刺激坐骨神經，改善背痛、便秘、膝蓋無力。

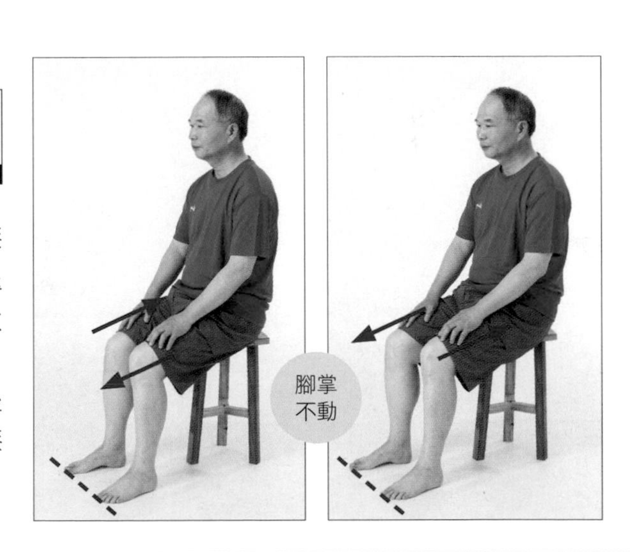

C 後腰背部 26

腰挺不直

腰傷不癒或體力透支導致無法挺腰站直

【症狀】腰挺不直可分兩類：一是閃到腰、撞傷或發生骨刺後未妥善根治，久之造成肌肉無力、軟骨受損，難以維持挺腰動作。二是體力透支所致，常發生在中年體力走下坡後，身體缺乏調養，元氣耗弱，表現於外就是駝背、彎腰、站不直。

【改善要領】第一類者請參考上頁「後腰痠痛・閃到腰」做自癒運動，再加「脊椎運動」以調整脊椎側彎和駝背。第二類者做**「推手造血」、「拉下巴」、「新疆舞」、「縮小腹」，此為強化免疫、增強元氣的4大基本運動**。

【注意】腰挺不直的原因當中，**不排除脊椎發生病變**，這時疼痛常會蔓延到下半身，要謹慎以對。

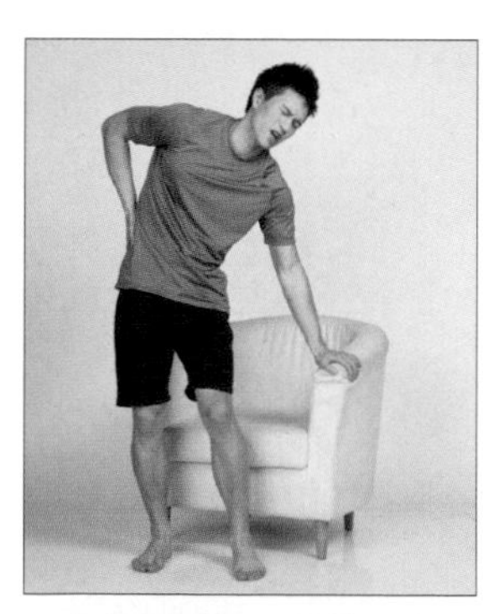

▲急性閃到腰、慢性腰傷或駝背，不只會對腰椎造成傷害，宜盡快診治，才不會連腿腳行動都受影響。

脊椎運動

動作示範 8-6

調正脊椎和駝背

坐平伸腿，交互用左手摸右腳趾、右手摸左腳趾，可伸展背肌、幫助放鬆，改善駝背、脊椎側彎，並能預防骨骼和腎臟病症。

★**以身體能前彎的程度為限，不要勉強。**

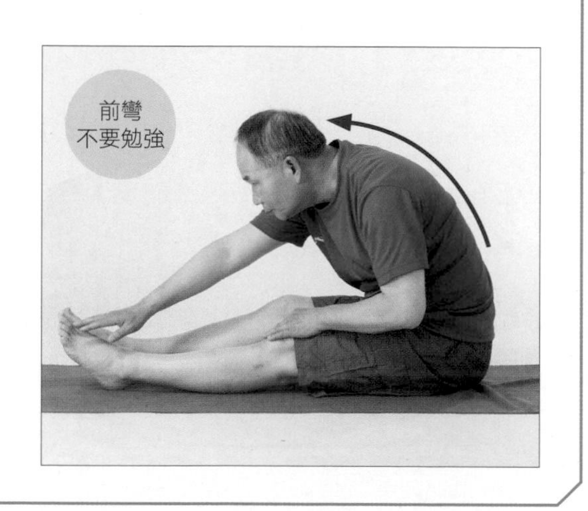

推手造血

動作示範 2-2

提振血循元氣

掌心相貼，僅用掌心之力左右相輕推。促進造血、改善貧血；同時加速血液循環，有助排除血中廢物，及改善高血脂、平衡白血球與紅血球。

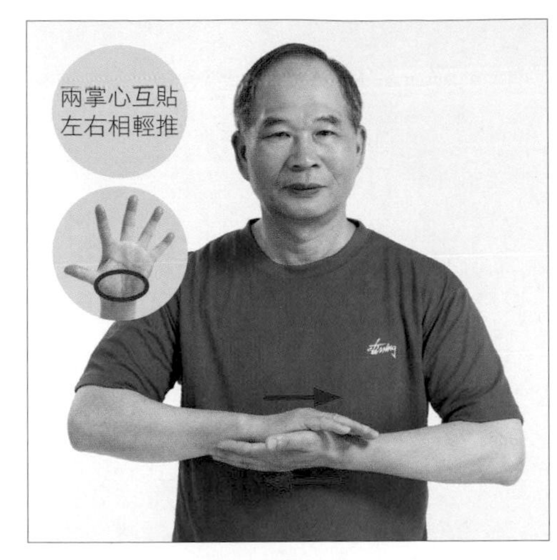

拉下巴

動作示範 4-2

改善上身免疫腺

嘴角向下用力，似齜牙裂嘴狀，可拉動頸部、前胸及腺體，刺激甲狀腺、乳腺、淋巴腺，提升上半身內分泌和免疫力。

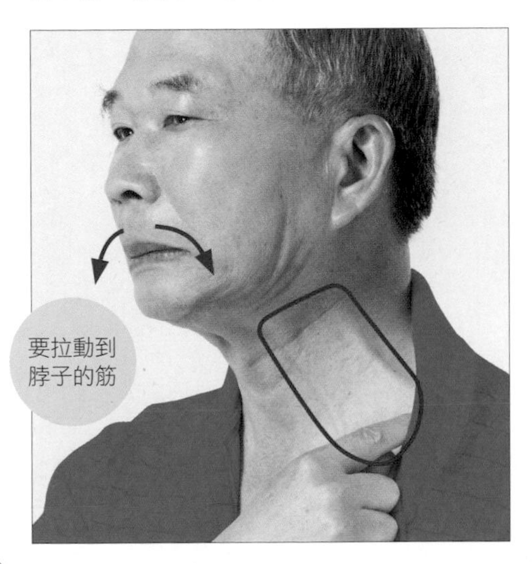

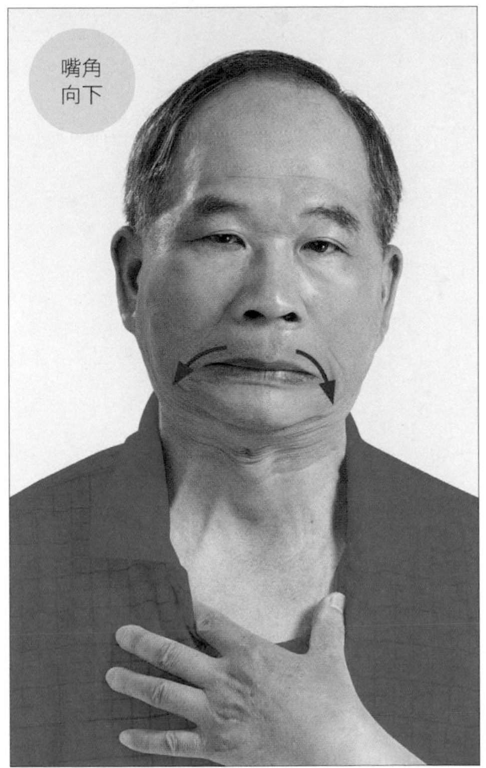

新疆舞

運動強化脊椎

肩膀不動，脖子前後平移，拉動後頸和肩膀，能改善肩頸痠痛、脖子僵硬；刺激頭頸間脊椎橋段、後半身之內分泌，與中樞神經系統，也有效防感冒、高血壓、鼻子過敏、氣喘。

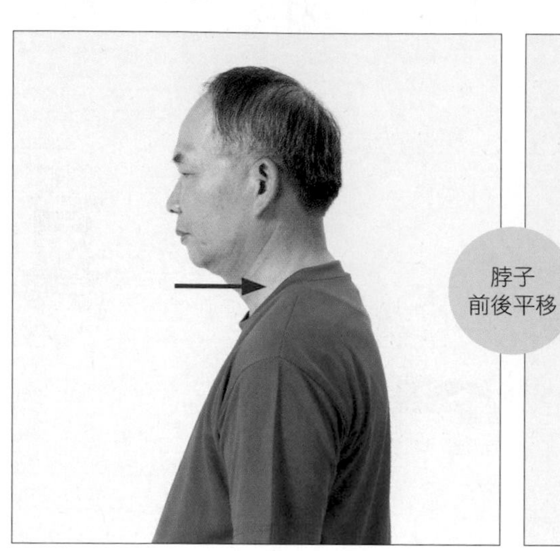

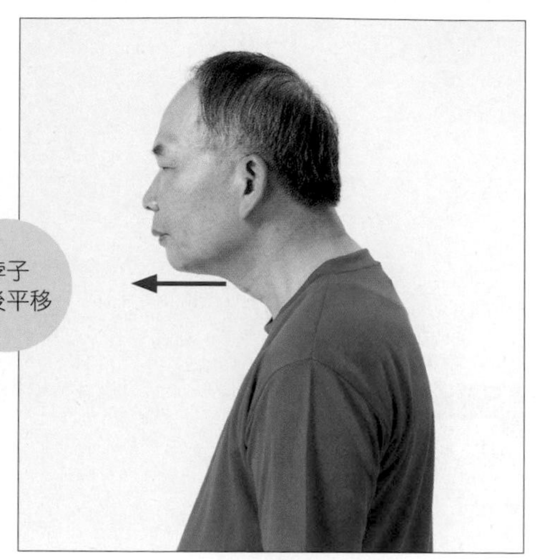

縮小腹

共振命門，激活氣血

反覆收縮肚臍周圍的腹肌，拉動下腹部與丹田，與後腰中心「命門穴」產生共振。可改善氣血不足或血液滯留；促進下身內分泌，強化腸胃、子宮與膀胱。

★但注意飯後90分鐘內勿做。

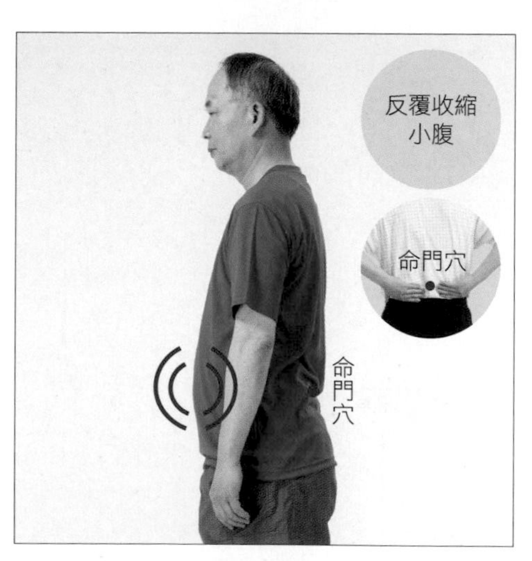

C 後腰背部 27

僵直性脊椎炎

起床時脊椎僵痛最嚴重 活動後卻逐漸好轉

【症狀】僵直性脊椎炎的發生原因尚未十分明確，**但已知和免疫系統有關**。其典型症狀，是早上起床時背部和脊椎特別僵硬，活動一段時間後則逐漸改善；以及休息時疼痛明顯，運動後卻能改善。有些患者**除了脊椎僵痛，連髖關節、膝關節、踝關節等處也有疼痛情形**。

【改善要領】先做「鼻吸少、嘴呼多」緊急緩解疼痛。做「推手造血」和「縮小腹」來促進血流加速、強化循環和代謝。做「拉下巴」增進免疫抗體，「新疆舞」則能刺激骨髓的造血幹細胞。

【注意】僵直性脊椎炎患者不宜做劇烈運動，所有動作都應和緩地進行。平日使用的**座椅和床墊也需要足夠的支撐力，不宜過軟**。

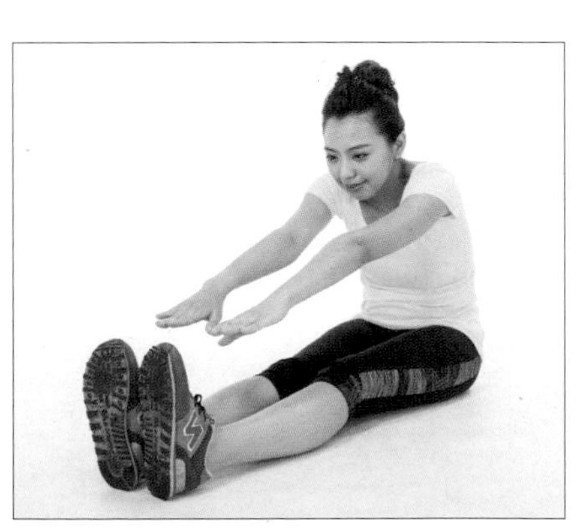

▲僵直性脊椎炎雖然當天稍微活動一下，就會感覺好些，但若長久不處理它，可能會惡化到下身其它關節。

鼻吸少、嘴呼多

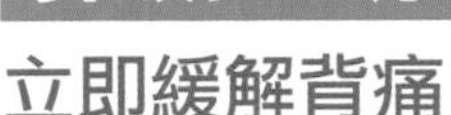

動作示範 1-1

立即緩解背痛

力量放在胸部中央（膻中穴），先由鼻子吸氣，再緩緩從嘴呼出又細又長的氣，鼻吸氣少、嘴呼氣多。透過廢氣排出、交換氧氣的動作，促使細胞有氧化。可降火氣、改善憂鬱恐懼症、減輕壓力、解毒、改善運動過程中產生之不適反應與好轉反應。

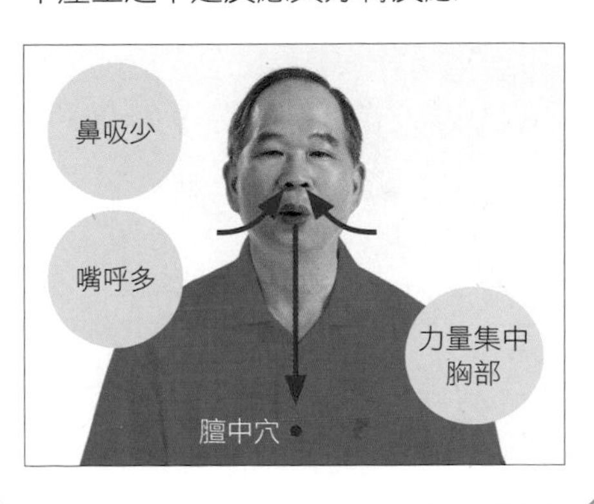

推手造血

強化血循代謝

掌心相貼，僅用掌心之力左右相輕推。促進造血、改善貧血；同時加速血液循環，有助排除血中廢物，及改善高血脂、平衡白血球與紅血球。

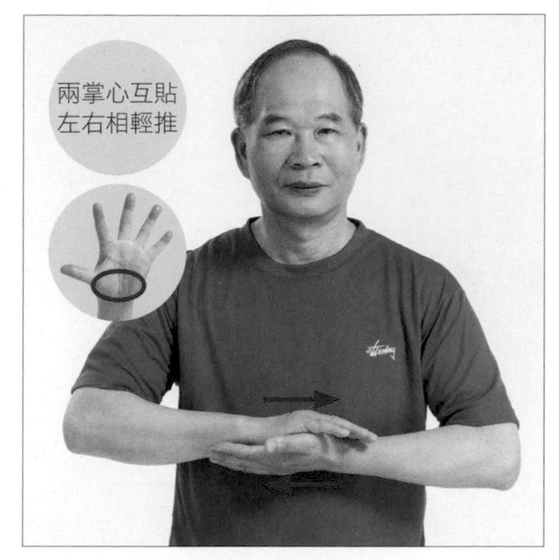

拉下巴

增強免疫抗體

嘴角向下用力，似齜牙裂嘴狀，可拉動頸部、前胸及腺體，刺激甲狀腺、乳腺、淋巴腺，提升上半身內分泌和免疫力。

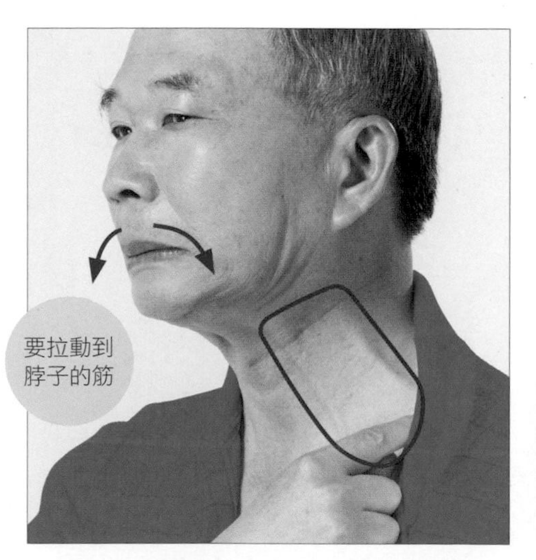

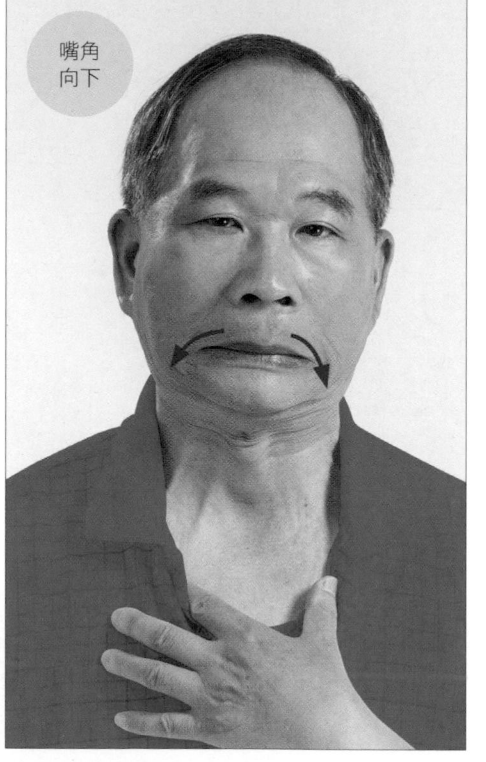

新疆舞

刺激骨髓造血幹細胞

肩膀不動，脖子前後平移，拉動後頸和肩膀，能改善肩頸痠痛、脖子僵硬；刺激頭頸間脊椎橋段、後半身之內分泌，與中樞神經系統，也有效防感冒、高血壓、鼻子過敏、氣喘。

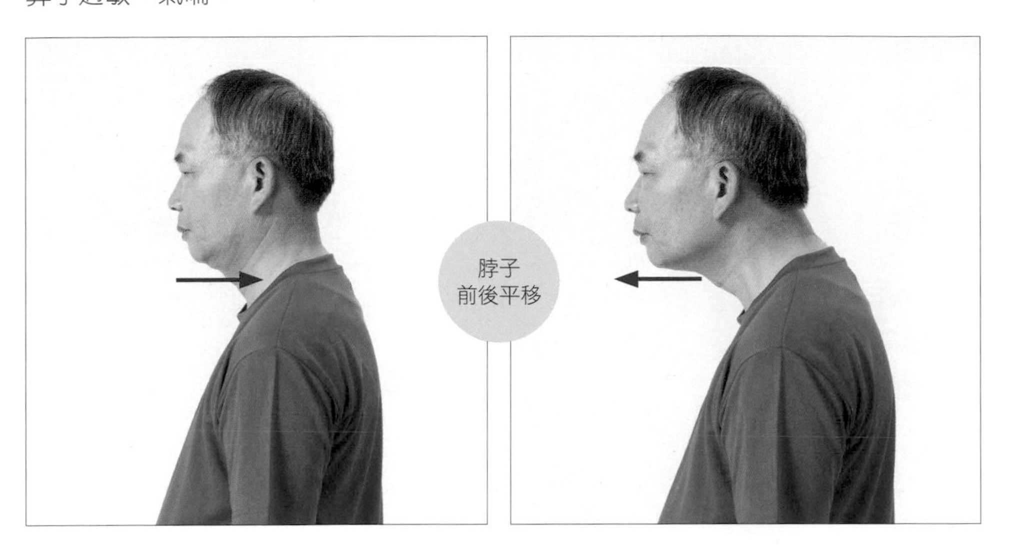

縮小腹

動作示範 7-1

共振命門，促進氣血

反覆收縮肚臍周圍的腹肌，拉動下腹部與丹田，與後腰中心「命門穴」產生共振。可改善氣血不足或血液滯留；促進下身內分泌，強化腸胃、子宮與膀胱。

★但注意飯後90分鐘內勿做。

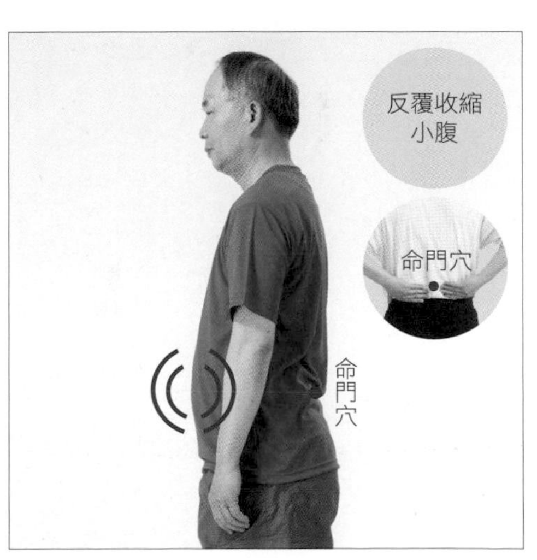

C 後腰背部 28

脊椎側彎

脊椎左右彎曲變形 使體歪痠痛、器官擠壓

【症狀】脊椎側彎是指脊椎左右彎曲變形超過10度，女性患者居多，好發於青少年。除了先天因素，外傷、骨盆歪斜、長短腳、扁平足、脊椎變形都是成因。做X光檢查可確診，其它症狀包括頭部歪斜、肩膀或骨盆高低差、肋骨突出、痠痛等。

【改善要領】做「大腿前後移」和「腰上下拉」按摩胯部、骨盆和後腰。做「弓背」運動肩胛骨和膏肓穴，並把肋骨和胸椎的空間和軟骨拉開，內臟和神經獲舒緩便不再痠痛。「脊椎運動」可拉動整條脊椎矯正側彎弧度。

大腿前後移

動作示範 8-1

拉動大腿、臀部、尾椎穴道

端坐在椅子的1/3處，雙腿膝蓋前後輕移（左進右退、左退右進，腳掌不動），以拉動大腿、臀部、尾椎等穴道。幫助尾椎、胯部運動，刺激坐骨神經，改善背痛、便秘、膝蓋無力。

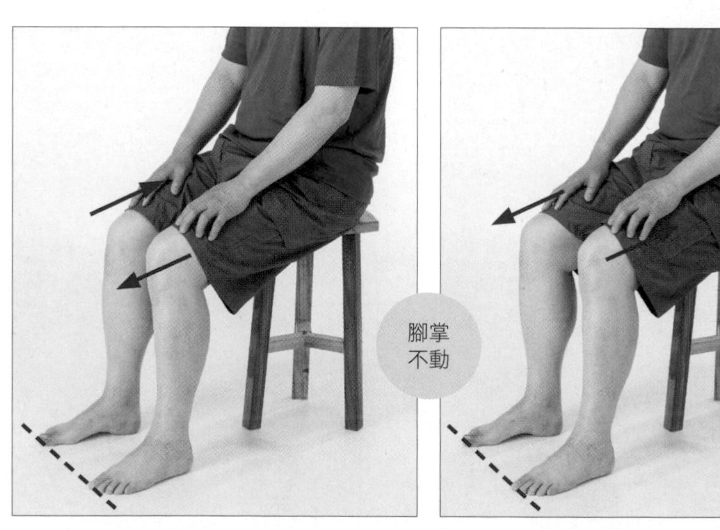

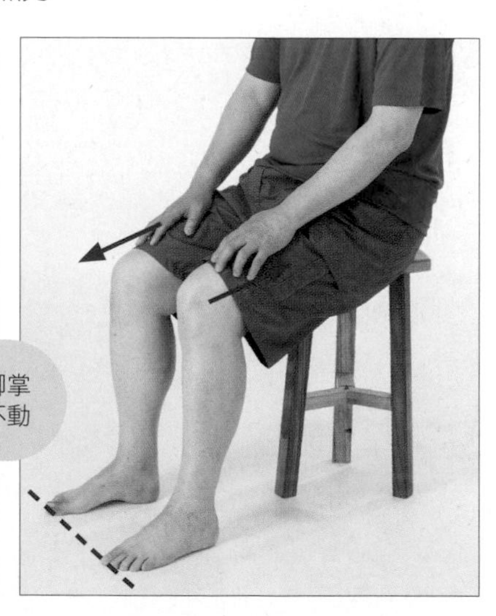

【注意】脊椎側彎是漸進式發生的，依照側彎的形式，又分為C型側彎、S型側彎。本症**最好在骨骼發育完整前矯正**，否則臟腑受到擠壓，身體會歪斜得更嚴重。

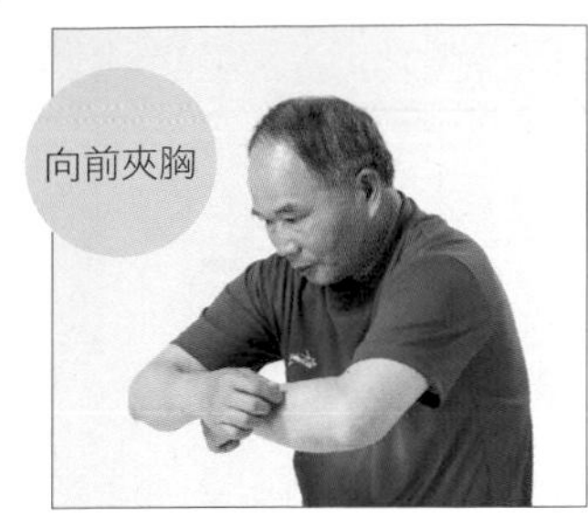

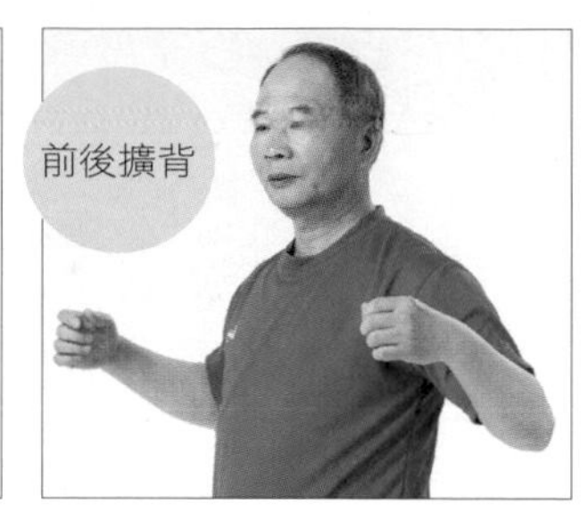

弓背

拉開胸骨空間和軟骨

雙手手肘彎曲，做擴背、夾胸的動作，以拉動背脊、肩胛骨、肋骨，直接舒緩背部疼痛。

脊椎運動

矯正脊椎側彎弧度

坐平伸腿，交互用左手摸右腳趾、右手摸左腳趾，可伸展背肌、幫助放鬆，改善駝背、脊椎側彎，並能預防骨骼和腎臟病症。

★以身體能前彎的程度為限，不要勉強。

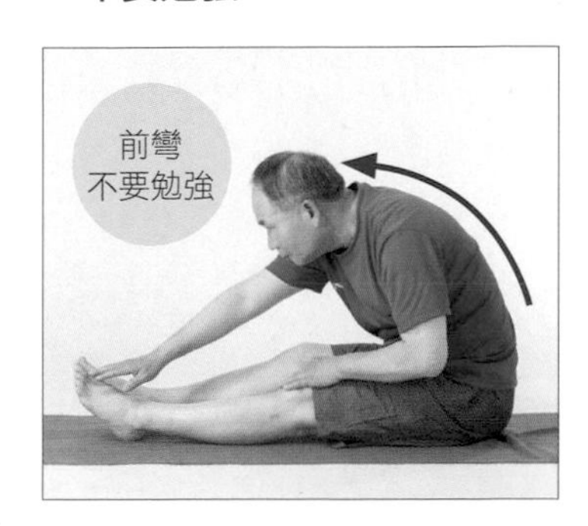

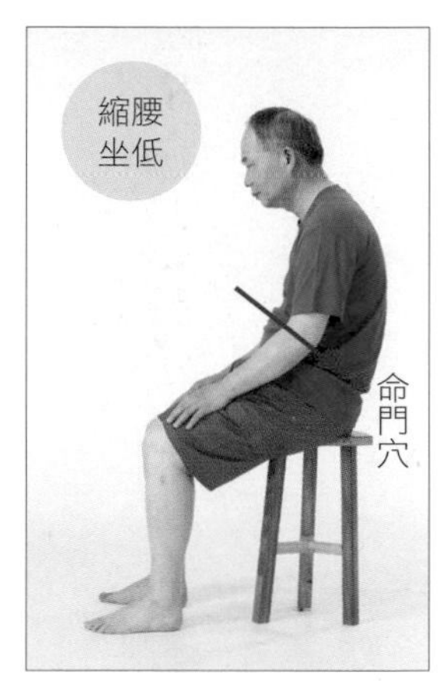

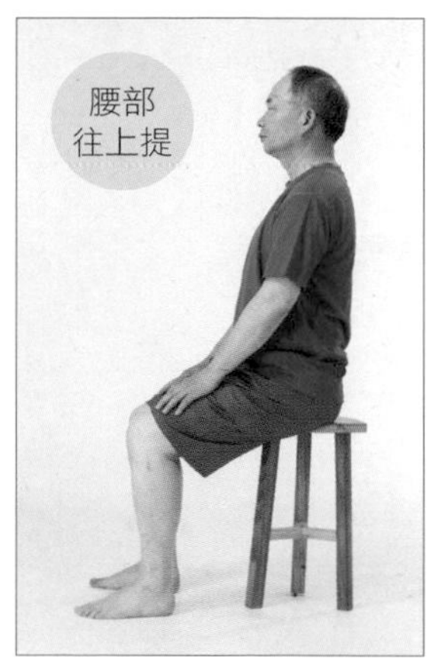

腰上下拉

運動上下脊椎

將力道集中在腰部肌肉，反覆往上下拉動，可運動連接上身與下身之間的脊椎，直接改善腰痠、僵直性脊椎炎、骨刺。

★腰受傷者慢慢地做，找到不痛的角度來做即可。

C 腰後背部 29

骨刺

軟骨受刺激而骨質增生壓迫神經以致疼痛

【症狀】骨刺又稱「骨疣」，是骨質增生的病變。任何部位都可能長骨刺，但以**頸椎和腰椎最常發生**，前者症狀多出現在上身，如頸背痠痛、手臂無力、手指發麻等；後者症狀多出現在下身，如坐骨神經痛、腰腿或膝蓋疼痛、腳趾發麻等。

【改善要領】急性發作期以「鼻吸少、嘴呼多」止痛。做「拉下巴」能啟動上身免疫力，「腳板轉圈」則將病氣往腳底疏導。骨刺發生在頸椎應做「新疆舞」；發生在腰椎做「縮小腹」、「大腿前後移」和「腰上下拉」。

【注意】骨刺大都發生在關節之間緩衝的軟骨上，因壓迫到神經而產生明顯的痠痛或麻痺。中醫認為骨刺的發生原因是**氣血不通，越是不通越要動**。以往認為只有老人會長骨刺，如今觀念逐漸修正，**過度刺激骨膜就可能長骨刺**。

鼻吸少、嘴呼多

動作示範 1-1

急性發作止痛

力量放在胸部中央（膻中穴），先由鼻子吸氣，再緩緩從嘴呼出又細又長的氣，鼻吸氣少、嘴呼氣多。透過廢氣排出、交換氧氣的動作，促使細胞有氧化。可降火氣、改善憂鬱恐懼症、減輕壓力、解毒、改善運動過程中產生之不適反應與好轉反應。

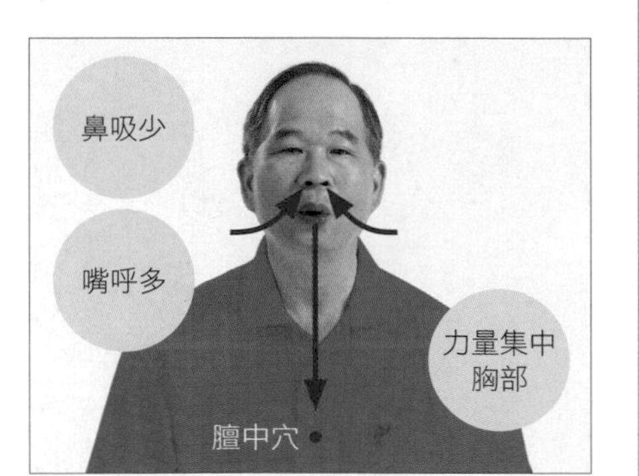

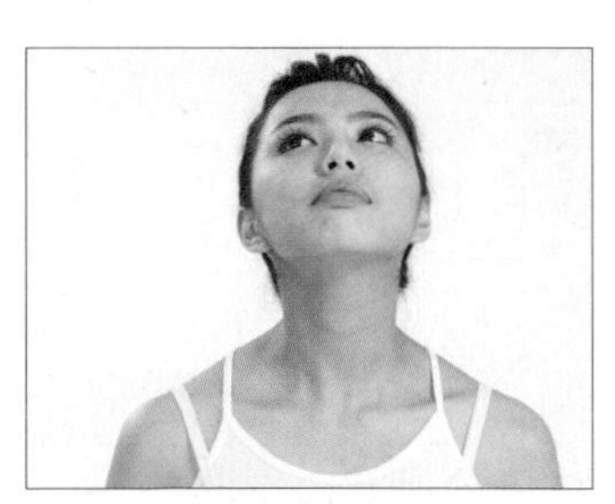

▲骨刺不是老人家的專利，我有些年輕學員有骨刺的困擾，勤做自癒運動來舒緩或改善。

腳板轉圈

動作示範 3-7

把病氣疏導到腳

腳板轉圈可拉動腳踝關節（向內、向外轉都可以），促使病氣下降至腳，有助改善骨炎背痛引起的頭痛胸緊。

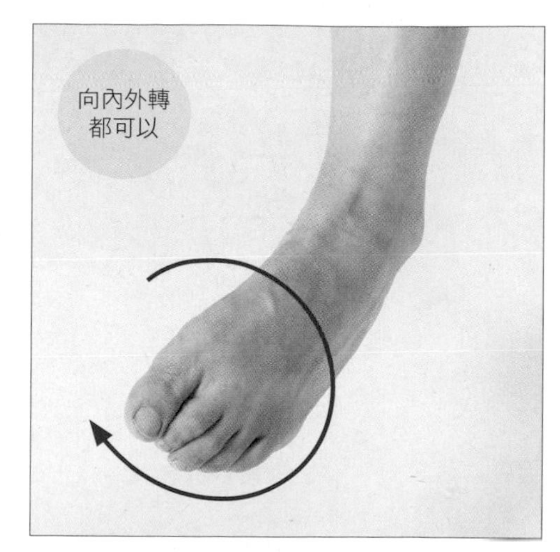

拉下巴

動作示範 4-2

啟動上身免疫腺

嘴角向下用力，似齜牙裂嘴狀，可拉動頸部、前胸及腺體，刺激甲狀腺、乳腺、淋巴腺，提升上半身內分泌和免疫力。

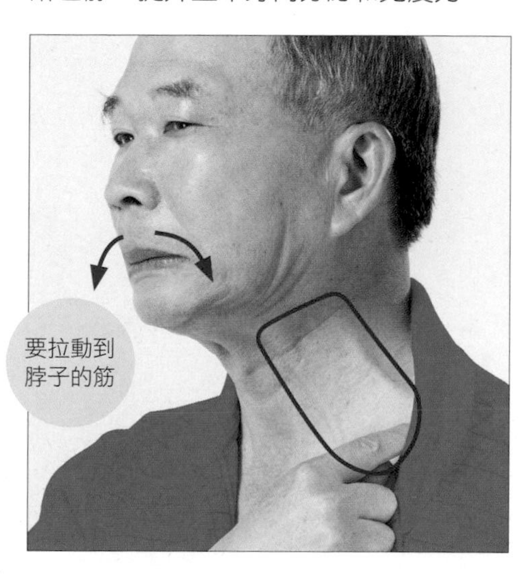

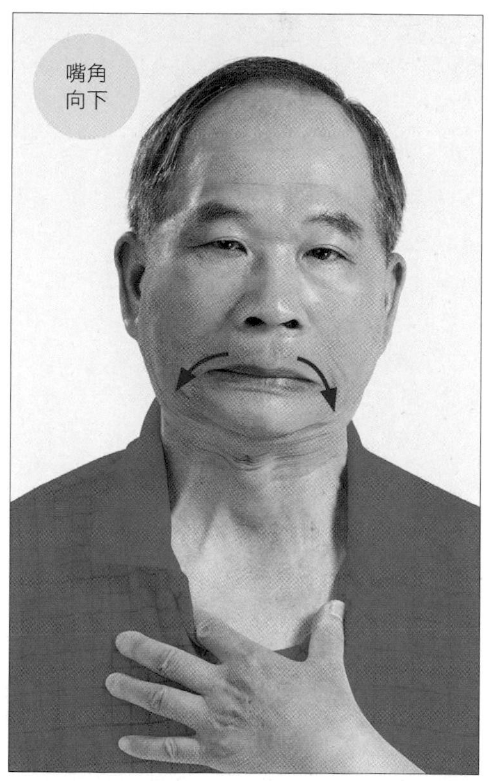

新疆舞

舒緩改善頸椎骨刺

肩膀不動，脖子前後平移，拉動後頸和肩膀，能改善肩頸痠痛、脖子僵硬；刺激頭頸間脊椎橋段、後半身之內分泌，與中樞神經系統，也有效防感冒、高血壓、鼻子過敏、氣喘。

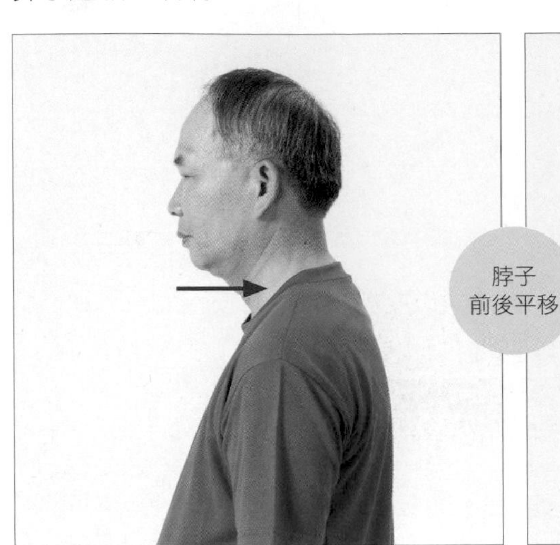

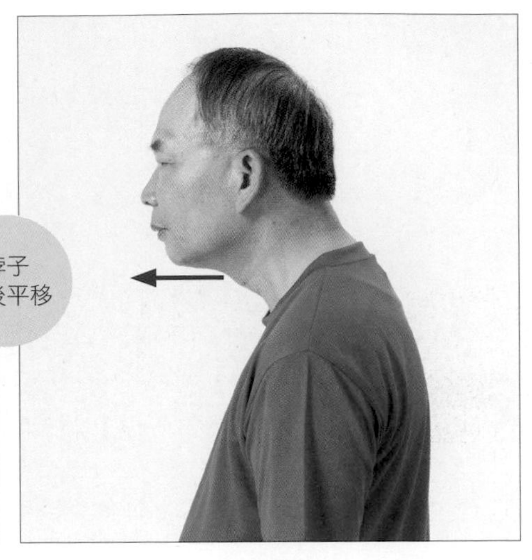

縮小腹

動作示範 7-1

舒緩改善腰椎骨刺

反覆收縮肚臍周圍的腹肌，拉動下腹部與丹田，與後腰中心「命門穴」產生共振。可改善氣血不足或血液滯留；促進下身內分泌，強化腸胃、子宮與膀胱。

★但注意飯後90分鐘內勿做。

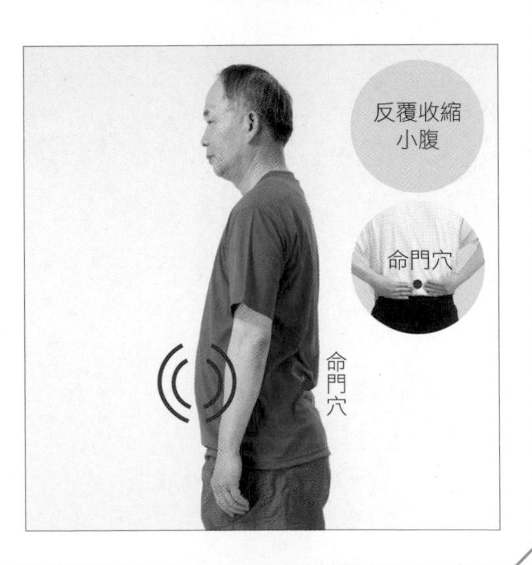

大腿前後移

拉動改善腰椎骨刺

端坐在椅子的1/3處，雙腿膝蓋前後輕移（左進右退、左退右進，腳掌不動），以拉動大腿、臀部、尾椎等穴道。

幫助尾椎、胯部運動，刺激坐骨神經，改善背痛、便秘、膝蓋無力。

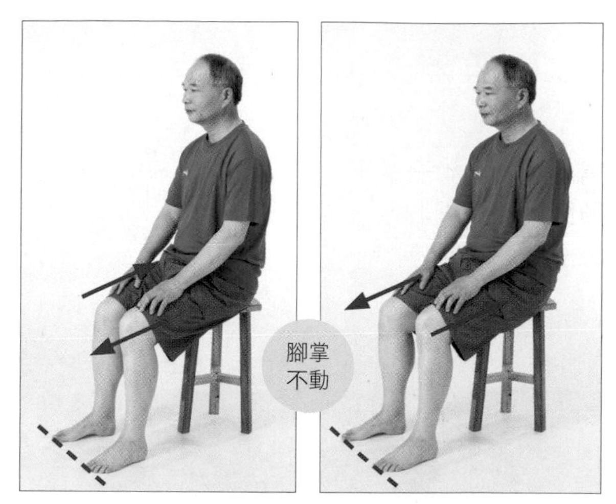

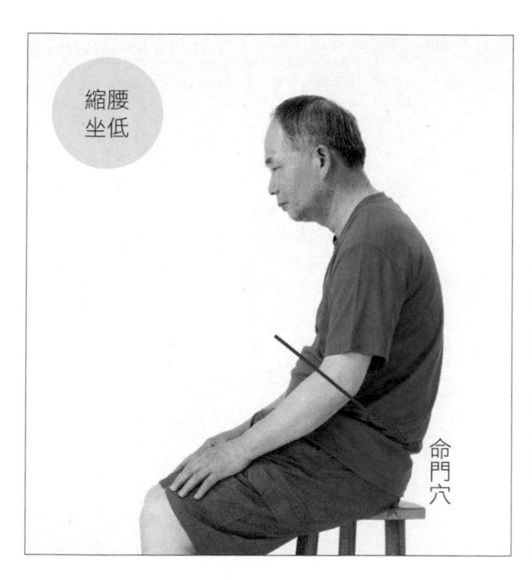

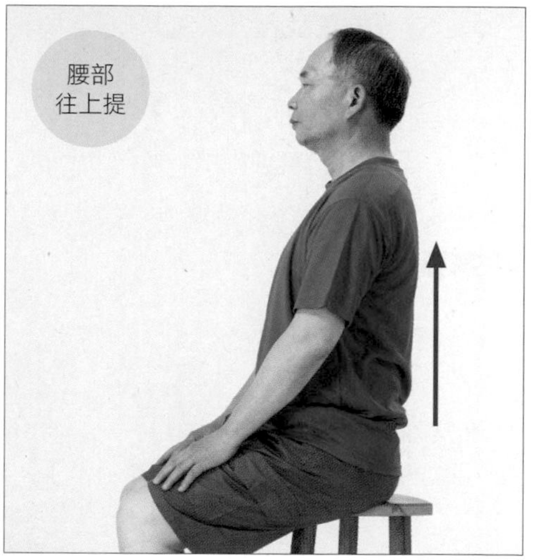

腰上下拉

拉開腰椎關節

將力道集中在腰部肌肉，反覆往上下拉動，可運動連接上身與下身之間的脊椎，直接改善腰痠、僵直性脊椎炎、骨刺。

★腰受傷者慢慢地做，找到不痛的角度來做即可。

C 腰後背部 30

骨質疏鬆

快速流失鈣使骨骼脆弱易骨折、腰背痛或無力

【症狀】骨質疏鬆為代謝異常，指骨骼裡的鈣質快速流失，使骨質密度降低，骨內疏鬆而脆弱。患者初期大都不自知，等察覺異樣或骨折時，流失的骨質已難挽回。老人、停經後婦女、運動不足、有家族病史者是高危險群。**若常腰痛、腰背無力、駝背或變矮**，要更小心罹患本症。

【改善要領】做「推手造血」避免骨骼退化，「抓腳趾」運動到末梢神經，兩者都能延緩骨質流失。「拉下巴」直接啟動上身免疫系統，「縮小腹」則促進下身內分泌，強化整體健康。

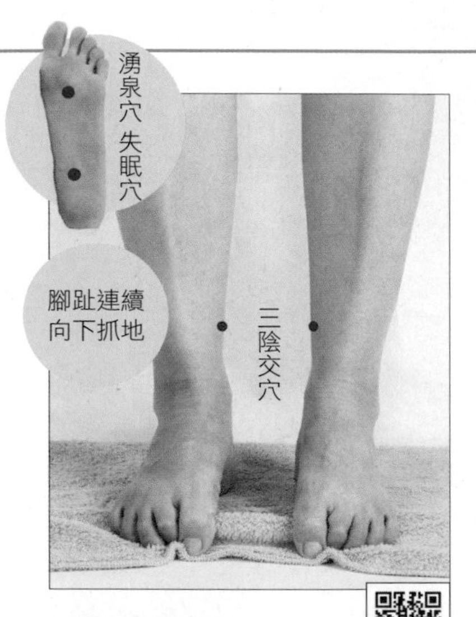

抓腳趾

動作示範 3-8

運動末稍延緩骨災

站或坐，腳掌貼地，腳趾5趾連續做抓地動作，可拉動活絡腳趾末梢神經、預防骨骼鈣質流失。做時在腳下鋪毛巾，避免磨傷。

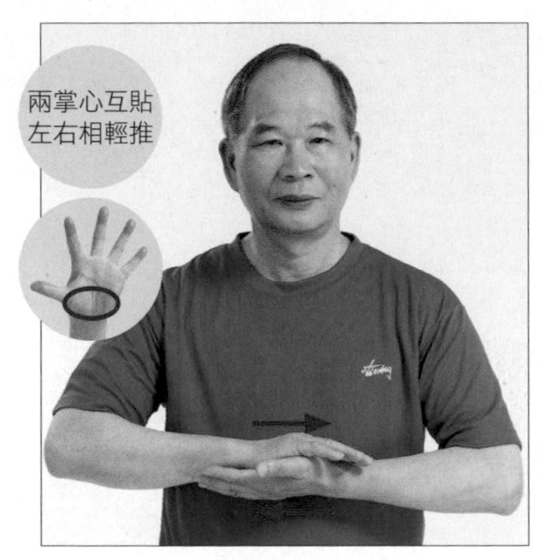

推手造血

動作示範 2-2

血循充足保養骨質

掌心相貼，僅用掌心之力左右相輕推。促進造血、改善貧血；同時加速血液循環，有助排除血中廢物，及改善高血脂、平衡白血球與紅血球。

【注意】骨質疏鬆患者中，**女性遠比男性多**，這和女性運動量較低、每月有經血流失、懷孕期胎兒吸收鈣質影響骨本、更年期受荷爾蒙影響都有關聯。

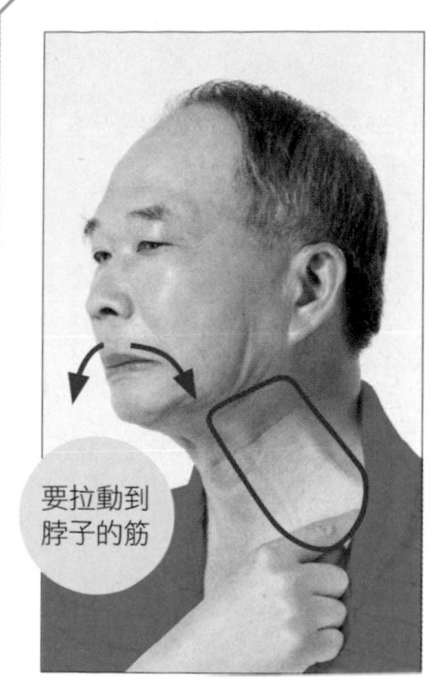

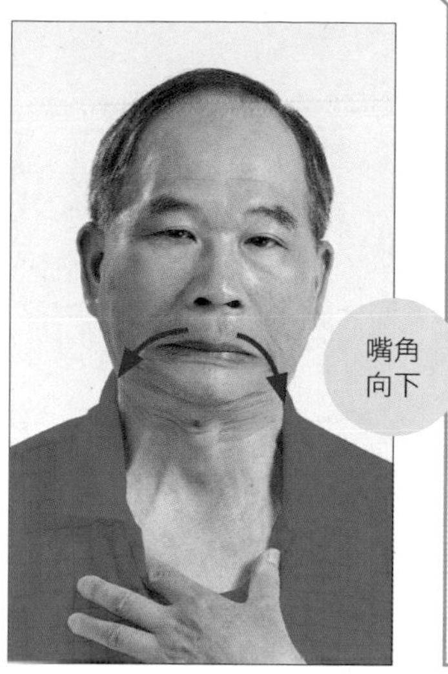

拉下巴

啟動上身免疫系統

嘴角向下用力，似齜牙裂嘴狀，可拉動頸部、前胸及腺體，刺激甲狀腺、乳腺、淋巴腺，提升上半身內分泌和免疫力。

縮小腹

促進下身內分泌

反覆收縮肚臍周圍的腹肌，拉動下腹部與丹田，與後腰中心「命門穴」產生共振。可改善氣血不足或血液滯留；促進下身內分泌，強化腸胃、子宮與膀胱。

★但注意飯後90分鐘內勿做。

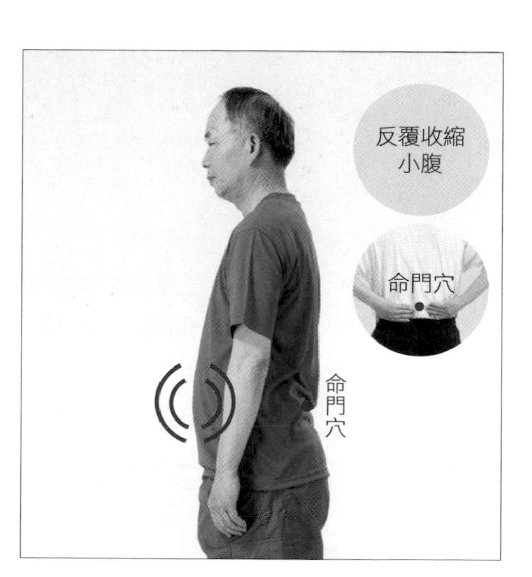

D 肩膀手臂 32

五十肩

肩關節囊因發炎而沾黏活動力下降且疼痛

【症狀】五十肩又叫「冰凍肩」、「沾黏性肩關節囊炎」、「肩周炎」；多是長時間未能活動肩膀所造成，有些是受傷留下的後遺症。初期有急性發炎現象，肩關節活動力還算正常；**之後疼痛漸緩，關節囊開始沾黏，肩關節活動力每下愈況**，不治療將無法恢復行動能力。

【改善要領】急性發炎期做「鼻吸少、嘴呼多」止痛。平日做「推手造血」和「縮小腹」來強化氣血循環。慢慢做「新疆舞」拉動後頸和肩膀，並強化免疫力。最後做「張手」將病氣排出。

【注意】中醫認為沾黏是**免疫系統下降**。關節囊會分泌滑液，具有潤滑作

推手造血

動作示範 2-2

強化氣血循環

掌心相貼，僅用掌心之力左右相輕推。促進造血、改善貧血；同時加速血液循環，有助排除血中廢物，及改善高血脂、平衡白血球與紅血球。

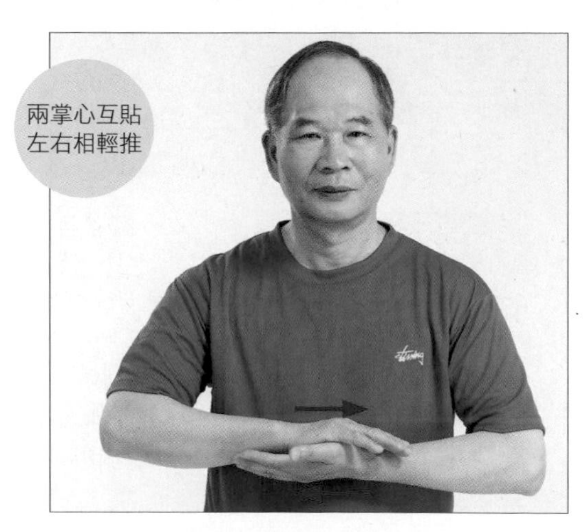

鼻吸少、嘴呼多

動作示範 1-1

急性發炎止痛

力量放在胸部中央（膻中穴），先由鼻子吸氣，再緩緩從嘴呼出又細又長的氣，鼻吸氣少、嘴呼氣多。透過廢氣排出、交換氧氣的動作，促使細胞有氧化。可降火氣、改善憂鬱恐懼症、減輕壓力、解毒、改善運動過程中產生之不適反應與好轉反應。

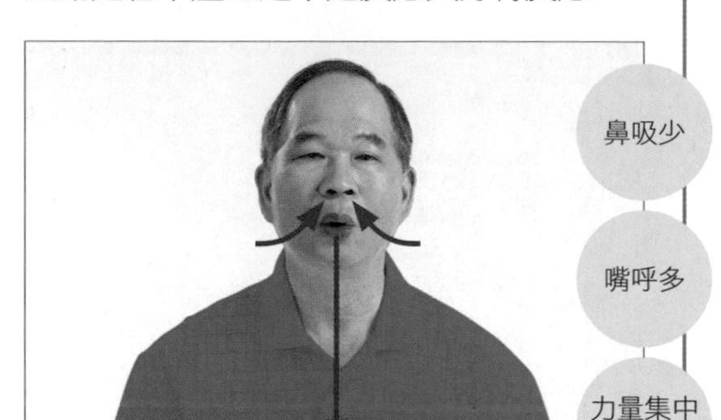

用，可減少軟骨的磨損。當肩關節周邊的肌肉、肌腱或韌帶受傷，引發關節囊發炎，久而久之造成沾黏，影響活動力。惡化到最後，可能連洗澡擦背、女性穿胸罩等動作都難以完成。

縮小腹

振動氣血暢行

反覆收縮肚臍周圍的腹肌，拉動下腹部與丹田，與後腰中心「命門穴」產生共振。可改善氣血不足或血液滯留；促進下身內分泌，強化腸胃、子宮與膀胱。

★但注意飯後90分鐘內勿做。

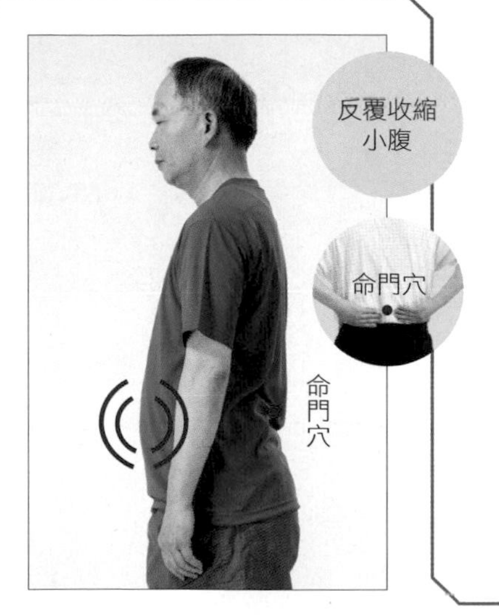

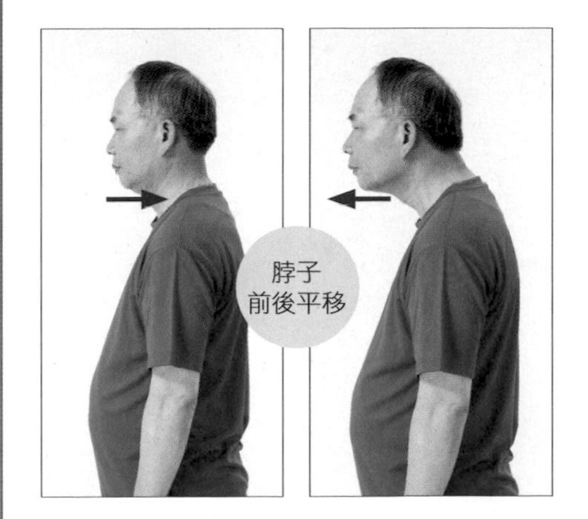

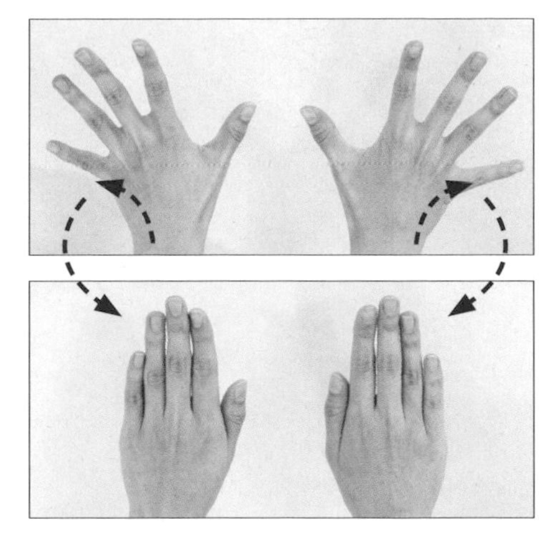

新疆舞

拉動頸肩，強化免疫力

肩膀不動，脖子前後平移，拉動後頸和肩膀，能改善肩頸痠痛、脖子僵硬；刺激頭頸間脊椎橋段、後半身之內分泌，與中樞神經系統，也有效防感冒、高血壓、鼻子過敏、氣喘。

張手

將病氣從手排出

雙手10指張開，再收起來，重複3分鐘；收張之間手掌可順滑圓弧線，幫助動作連貫。可促使手和腋窩淋巴脹氣從指縫排出。

D 肩膀手臂 33

手麻

手臂神經叢受壓迫或肌肉損傷造成手麻

【症狀】手麻的原因很複雜，但不外乎壓迫到神經或肌肉損傷。手部的神經由臂神經叢掌管，不同的神經出問題，麻的位置就不一樣，**就診時需仔細說明，例如麻之前是否有痠痛過程**，以及麻發生在肩窩、上臂或下臂、內側或外側、手肘或手腕，乃至於哪根手指發麻，都具有指標意義。

【改善要領】**神經的鍛鍊**是本症的改善重點，做「手指比一四」刺激末梢神經。做「繞舌頭」運動中樞神經。「推手造血」和「縮小腹」都能增加血液流量，讓神經和肌肉細胞獲得濡養。

推手造血

造血滋養神經肌肉

掌心相貼，僅用掌心之力左右相輕推。促進造血、改善貧血；同時加速血液循環，有助排除血中廢物，及改善高血脂、平衡白血球與紅血球。

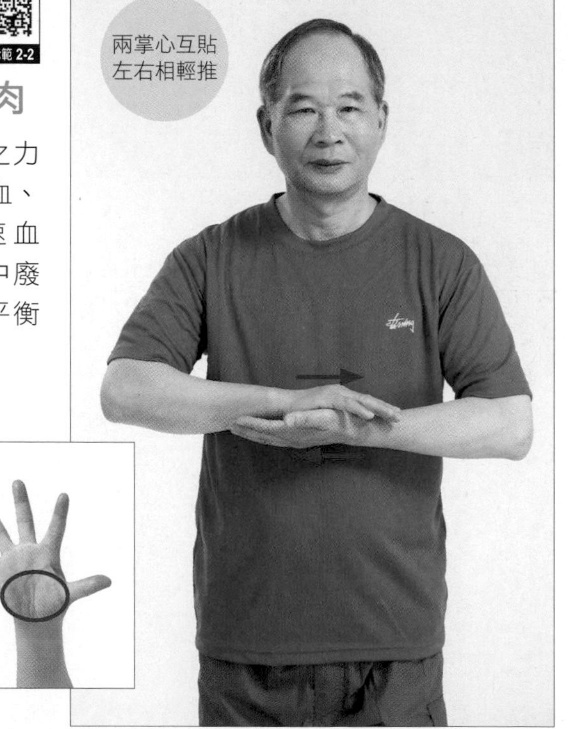

【注意】臂神經叢掌管上肢的活動和感覺，由部分的胸椎神經和頸椎神經所組成。如果手麻的感覺持續未能改善，最好做進一步檢查，釐清原因。

繞舌頭

運動中樞神經

舌尖沿著上下排牙齒的外側繞圈，可運動中樞神經，改善脊椎疼痛和神經麻痺，也是口吃、帕金森氏症、中風後的復健運動。

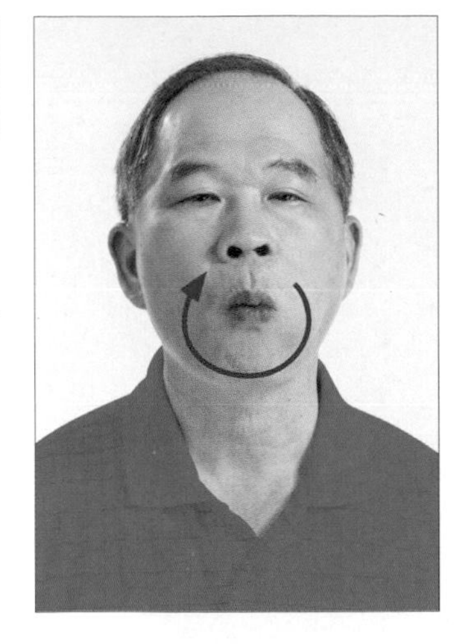

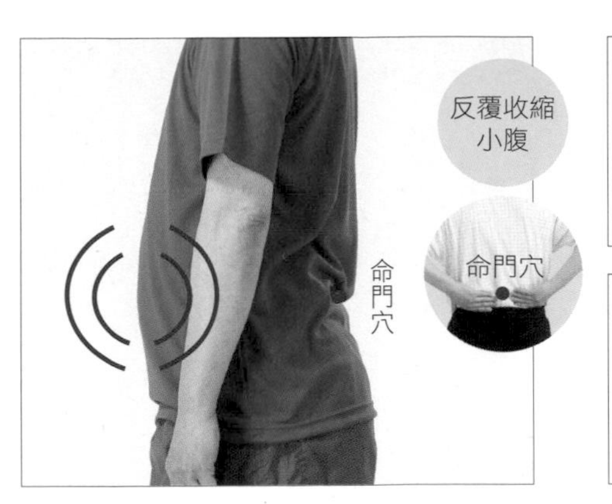

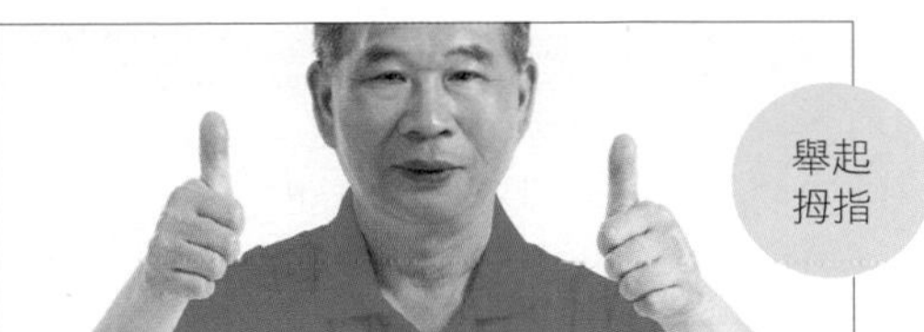

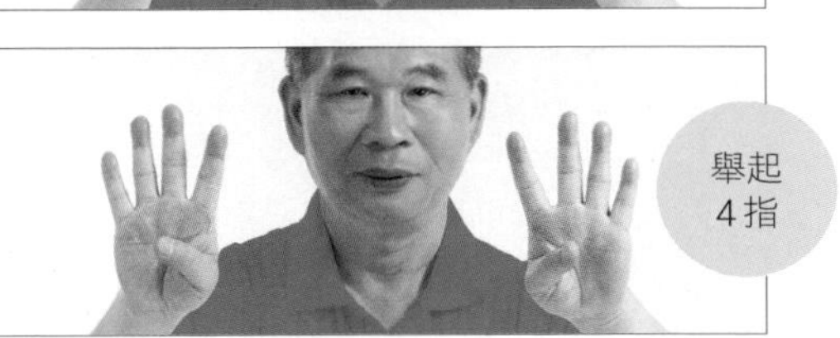

縮小腹

滋養氣血組織

反覆收縮肚臍周圍的腹肌，拉動下腹部與丹田，與後腰中心「命門穴」產生共振。可改善氣血不足或血液滯留；促進下身內分泌，強化腸胃、子宮與膀胱。

★但注意飯後90分鐘內勿做。

手指比一四

刺激末梢神經

雙手「舉起大拇指」，換4指比「4」，再輪流變換，以伸展拉動指節，可運動末梢神經、促進循環、防感冒、改善手冰冷。手的末梢神經和孕婦胎兒的臍帶相連，運動末梢等於幫胎兒做運動。

D 肩膀手臂 34

網球肘・高爾夫球肘

手腕伸肌或屈肌發炎 肘關節內外側痠痛無力

【症狀】 網球肘是「肱骨外上踝炎」，常見於網球選手、羽球選手、游泳選手、吉他手、手臂勞動者，因手腕伸肌使用過度而發炎，造成肘關節外側痠痛、無力。高爾夫球肘是「肱骨內上踝炎」，常見於高爾夫選手、棒球投手、泥水工、木工、搬重物者，因手腕屈肌使用過度而發炎，造成肘關節內側痠痛、無力。

【改善要領】 急症時做「鼻吸少、嘴呼多」緩解疼痛。平日做「手腕左右搖」和「手腕上下」，運動腕關節和上下、左右側肌群，鍛鍊手臂肌肉的強度。

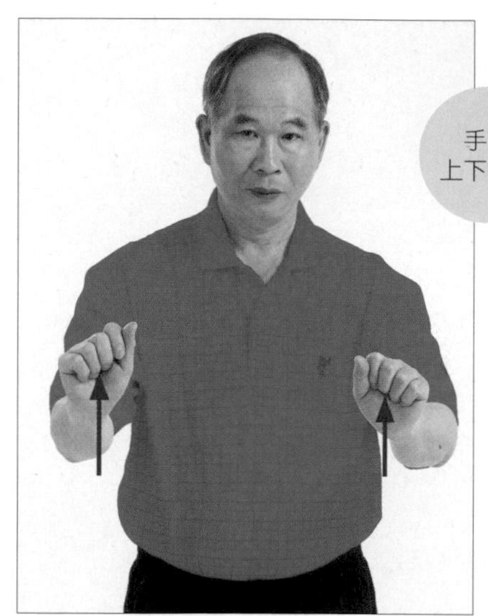
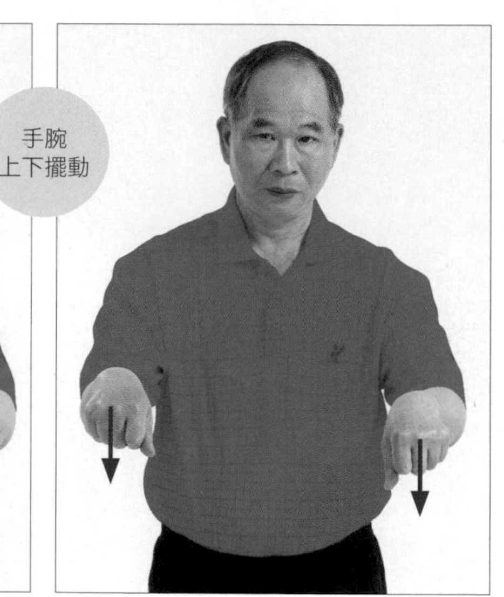

手腕
上下擺動

手腕上下

前後運動手腕臂肌

雙手往前伸，雙手握拳。手腕上下（前後）擺動，活動腕關節，重複3分鐘。可改善肩膀痠痛、手腕關節問題、電腦手等。

【注意】網球肘、高爾夫球肘都屬於肌腱炎，因使用過度、施力不當，疼痛部位的肌腱可能被撕裂或扭傷。**做自癒運動時不宜急躁，請慢慢復健，**就能逐漸好轉。

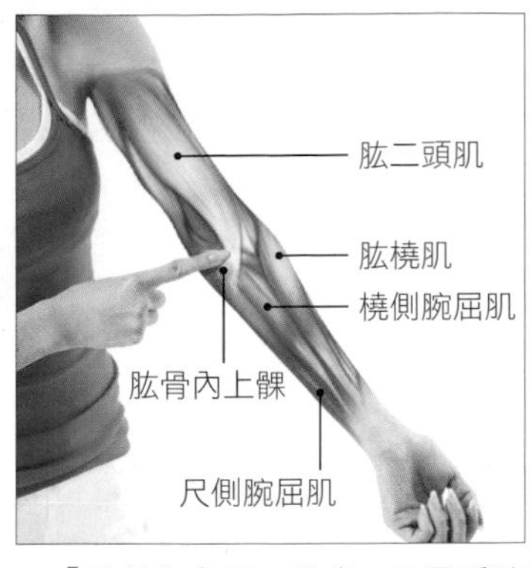

▲「肱骨內上課」發炎，乃因手腕屈肌肌群使用過度，而患「高爾夫球肘」。

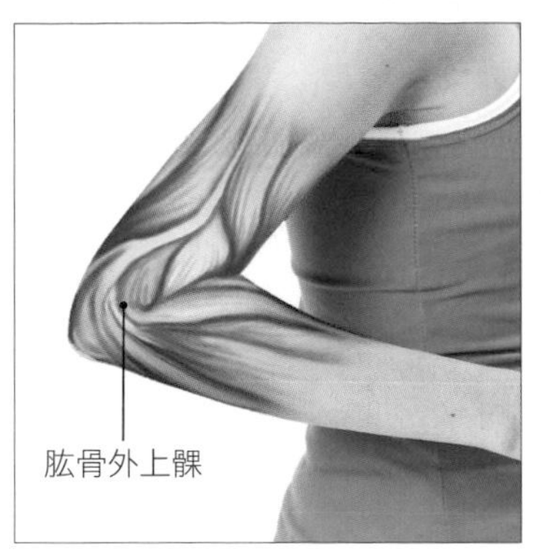

▲「肱骨外上課」發炎，乃因手腕伸肌肌群使用過度，而患「網球肘」。

手腕左右搖

左右運動手腕臂肌

手腕往左右輕輕搖動，可單手或雙手一起做。改善媽媽手、手腕肌腱發炎。

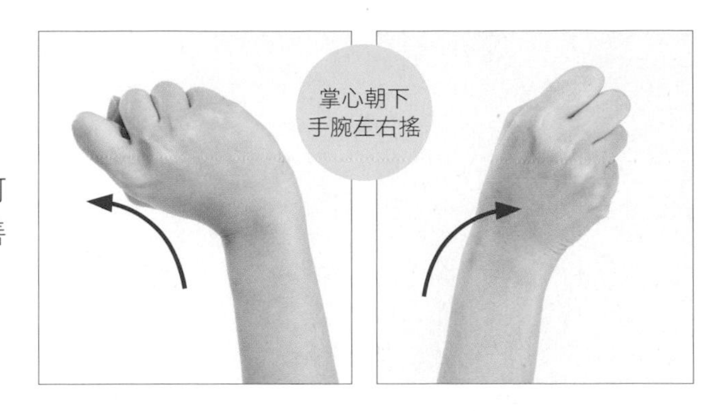

鼻吸少、嘴呼多

急症緩解肘痛

力量放在胸部中央（膻中穴），先由鼻子吸氣，再緩緩從嘴呼出又細又長的氣，鼻吸氣少、嘴呼氣多。透過廢氣排出、交換氧氣的動作，促使細胞有氧化。可降火氣、改善憂鬱恐懼症、減輕壓力、解毒、改善運動過程中產生之不適反應與好轉反應。

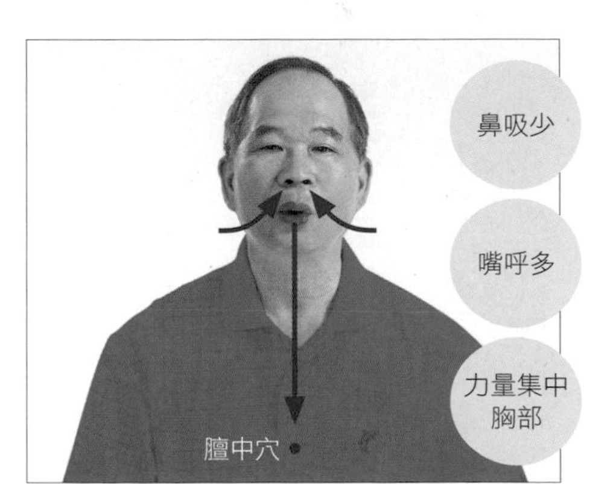

D 肩膀手臂 35

電腦手

腕隧道變窄壓迫神經使手指或手掌痠麻

【症狀】電腦手就是「腕隧道症候群」（腕隧症），因好發於電腦族而名。手腕處因外傷、骨折或其它原因導致組織增生，使腕隧道空間變窄，神經受壓迫。初期拇指、食指、中指、無名指容易發麻，逐漸惡化後，**開始感覺手掌痠麻，甚至連手臂都出現疼痛、肌肉萎縮**。

【改善要領】做「手指比一四」運動末梢神經，促進手部血液循環。做「轉手」能運動整條手臂的神經，如果可以，**手臂最好與肩同高**。做「新疆舞」能照顧中樞神經，強化氣血循環。

【注意】電腦手屬於肌腱炎。手腕處有一條由腕骨和橫腕韌帶所組成的「腕隧道」，正中神經會通過這裡。患者在清晨醒來，手指麻的情況會特別明顯，因為多數人睡覺時手腕會略微彎曲，腕隧道空間變得更狹窄，壓迫會更嚴重。

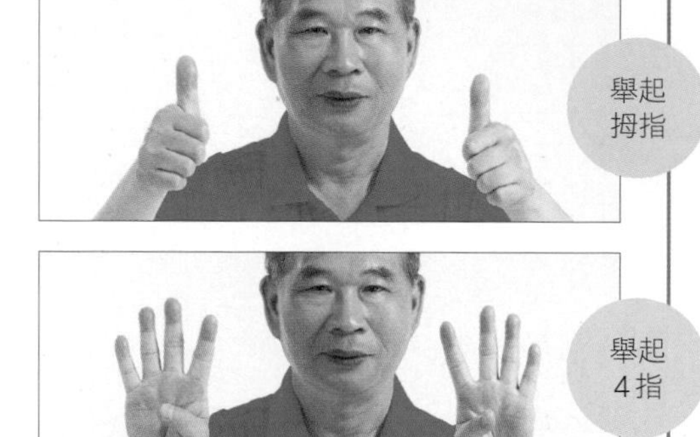

手指比一四

運動末梢神經

動作示範 2-1

雙手「舉起大拇指」，換4指比「4」，再輪流變換，以伸展拉動指節，可運動末梢神經、促進循環、防感冒、改善手冰冷。手的末梢神經和孕婦胎兒的臍帶相連，運動末梢神經等於幫胎兒做運動。

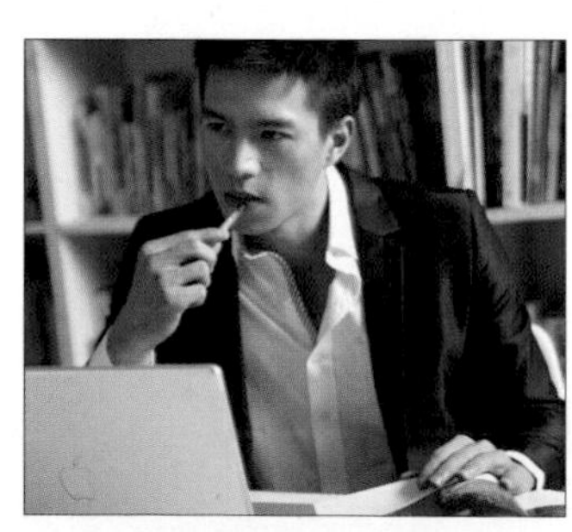
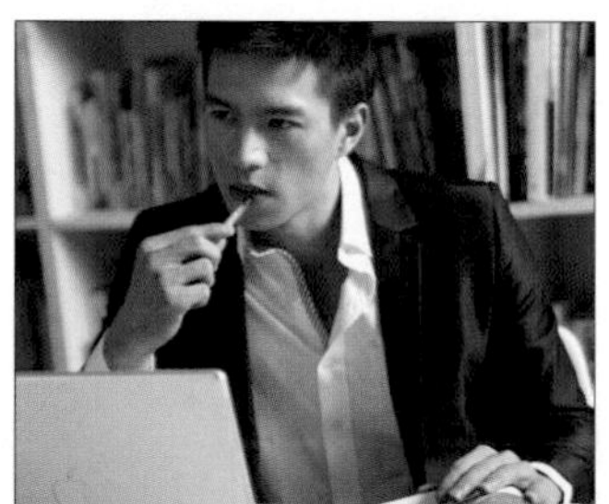

▲長時間用電腦、握滑鼠，小心「腕隧道」變狹窄、神經被壓迫而痛麻。

動作示範 2-11

轉手

運動整條手臂神經

手臂伸直，雙手握拳或張開，做向內、向外轉動，可同時拉動肩膀，有效改善肩膀痠痛、手痠手麻、五十肩。

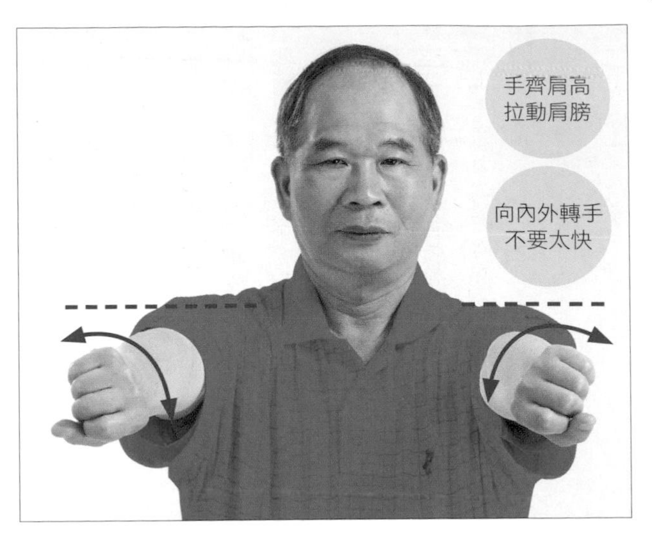

手齊肩高
拉動肩膀
向內外轉手
不要太快

新疆舞

動作示範 6-1

運動中樞神經

肩膀不動，脖子前後平移，拉動後頸和肩膀，能改善肩頸痠痛、脖子僵硬；刺激頭頸間脊椎橋段、後半身之內分泌，與中樞神經系統，也有效防感冒、高血壓、鼻子過敏、氣喘。

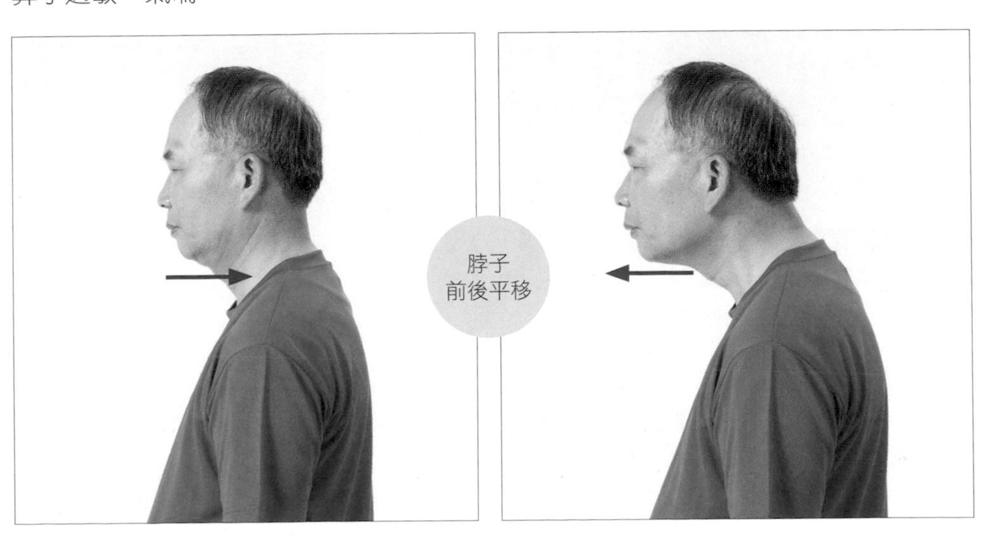

D 肩膀手臂 37

板機指

手指肌腱發炎卡在腱鞘 痠痛、腫脹或麻痹

【症狀】板機指「手指屈肌腱狹窄性肌腱鞘炎」，即手指用力不當致肌腱發炎、肥厚，肌腱就易卡在腱鞘，**甚至需靠其它手指幫忙扳回**，還會痠痛、腫脹、麻痹；好發於拇指、中指、無名指，或是髮型師、收銀員。

【改善要領】「手指比一四」是最佳復健動作，要放慢、放輕做。「張手」改善指關節氣血循環，讓病氣從指縫散除。

【注意】板機指屬於肌腱鞘炎，早起時特別僵硬，用力彎伸還會喀喀響。**痛風、類風濕性關節炎也可能致病。**

張手

引病氣從指縫排出

動作示範 2-6

雙手10指張開，再收起來，重複3分鐘；收張之間手掌可順滑圓弧線，幫助動作連貫。可促使手和腋窩淋巴脹氣從指縫排出。

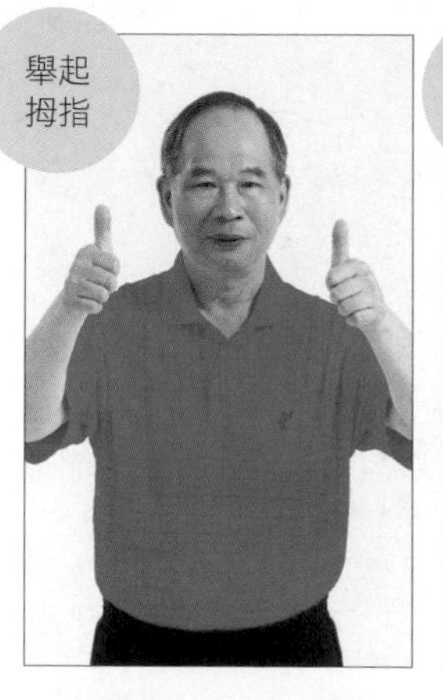

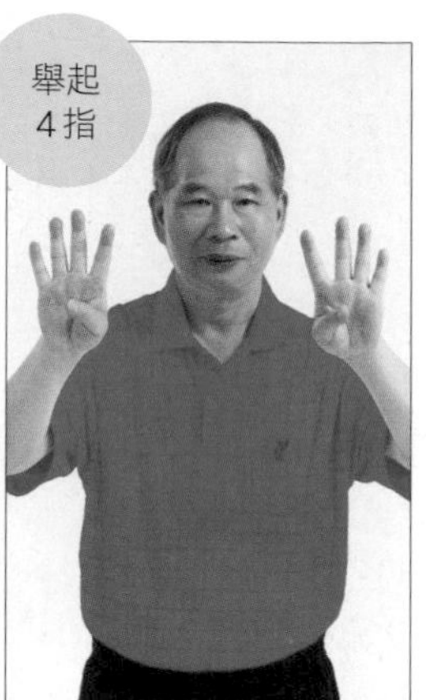

手指比一四

手指最佳復健動作

動作示範 2-1

雙手「舉起大拇指」，換4指比「4」，再輪流變換，以伸展拉動指節，可運動末梢神經、促進循環、防感冒、改善手冰冷。手的末梢神經和孕婦胎兒的臍帶相連，運動末梢等於幫胎兒做運動。

D
肩膀手臂
38

手指關節僵痛

肌腱或腱鞘發炎引起或是類風濕性關節炎

【症狀】手指關節僵痛是慢性病變，可能是肌腱或腱鞘發炎所致，**如果在早晨剛起床時，僵痛或麻痹特別嚴重**，就得懷疑是否為類風濕性關節炎。如果多隻手指突然同時疼痛，和免疫力下降有迫切關係。

【改善要領】做「推手造血」增進血管中流動的血液量，讓氣血運行更暢旺。做「拉下巴」刺激上半身內分泌，同時提升免疫力。做「縮小腹」刺激「命門穴」和心臟共振，並刺激下半身內分泌和氣血回流。做「新疆舞」可改善後頸和肩膀僵硬，照顧中樞神經。

【注意】有些孕婦在懷孕後期，經常覺得手指僵硬或微痛，彎曲度變差，早晨醒來疼痛特別明顯，這往往**和荷爾蒙分泌有關**，請繼續觀察至產後，坐完月子多半已自行痊癒，否則就需要就醫。

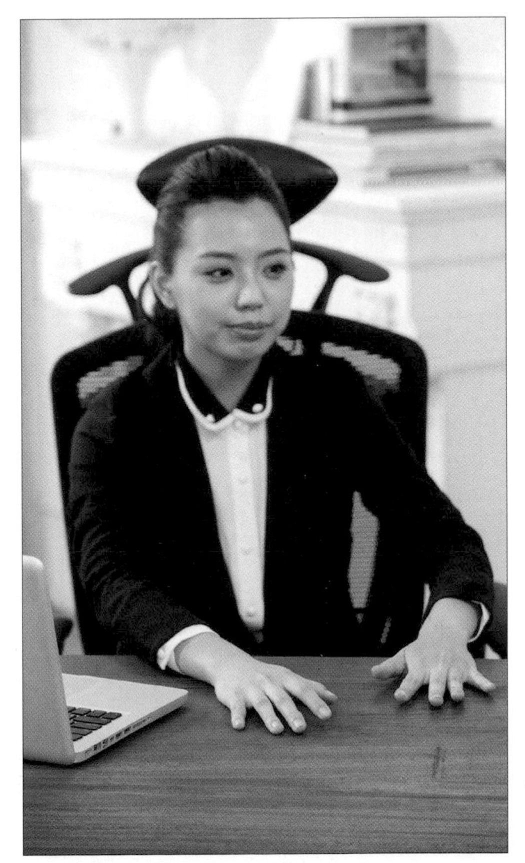

◀女性如果坐完月子手指仍然僵痛，那可能不只受懷孕後期荷爾蒙的影響，宜就醫檢查。

推手造血

促進造血改善貧血

掌心相貼，僅用掌心之力左右相輕推。促進造血、改善貧血；同時加速血液循環，有助排除血中廢物，及改善高血脂、平衡白血球與紅血球。

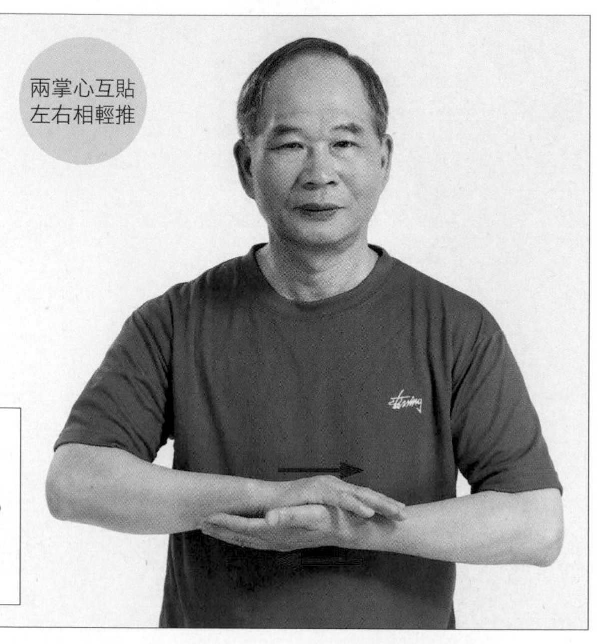

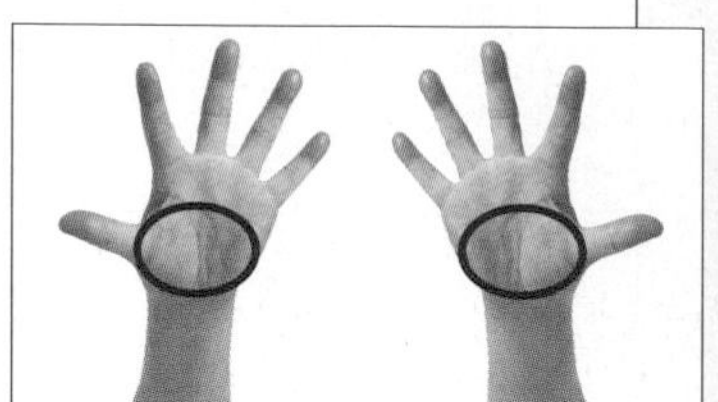

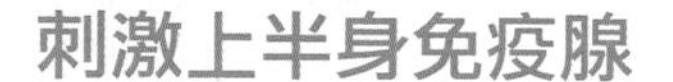

拉下巴

動作示範 4-2

刺激上半身免疫腺

嘴角向下用力，似齜牙裂嘴狀，可拉動頸部、前胸及腺體，刺激甲狀腺、乳腺、淋巴腺，提升上半身內分泌和免疫力。

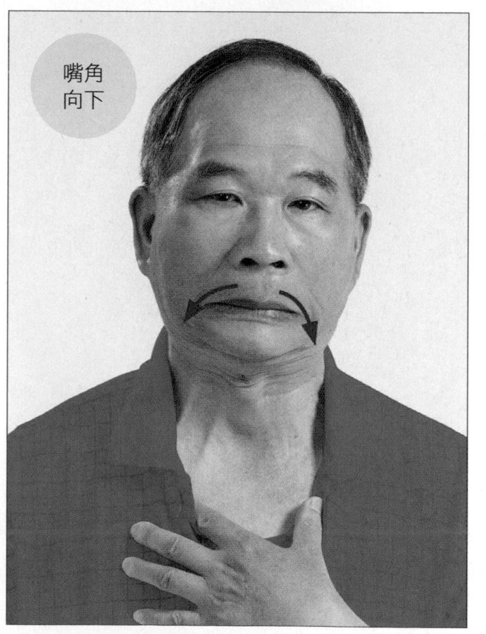

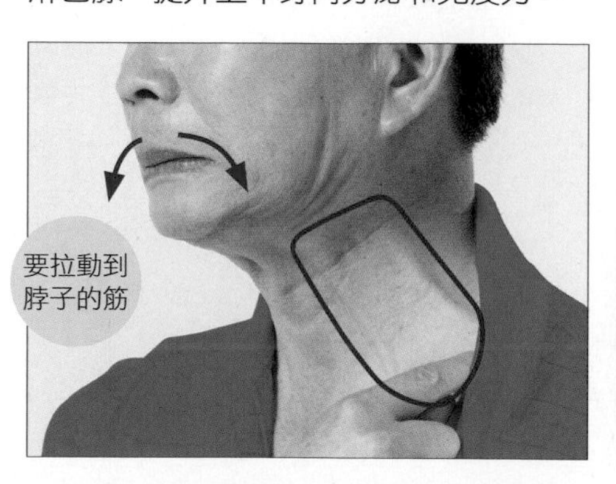

新疆舞

照顧中樞，改善僵痛

肩膀不動，脖子前後平移，拉動後頸和肩膀，能改善肩頸痠痛、脖子僵硬；刺激頭頸間脊椎橋段、後半身之內分泌，與中樞神經系統，也有效防感冒、高血壓、鼻子過敏、氣喘。

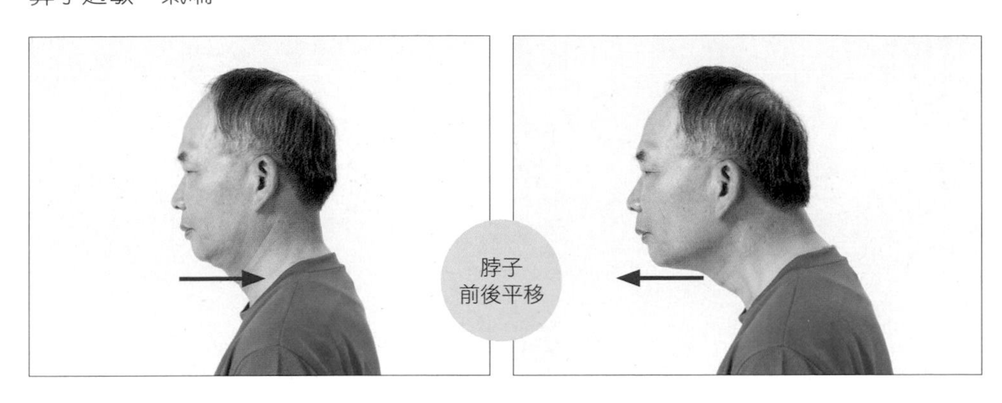

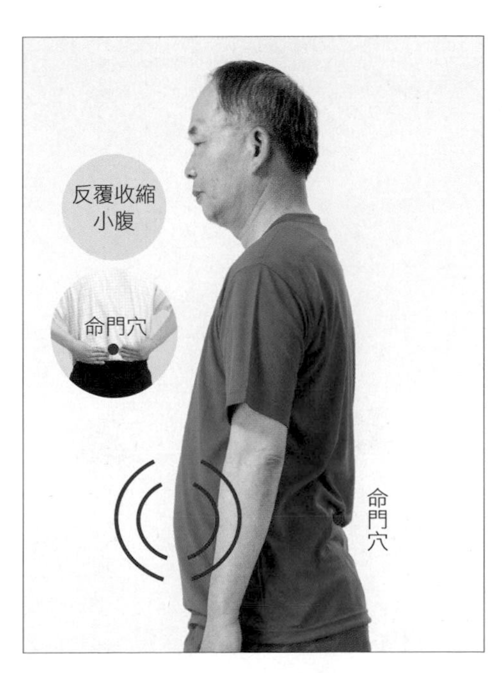

縮小腹

改善氣血不足或滯留

反覆收縮肚臍周圍的腹肌，拉動下腹部與丹田，與後腰中心「命門穴」產生共振。可改善氣血不足或血液滯留；促進下身內分泌，強化腸胃、子宮與膀胱。

★**但注意飯後90分鐘內勿做。**

久坐臀部痠痛

臀部長時間受壓迫 肌肉深處出現刺痛感

【症狀】因坐太久或坐姿不正確，對肌肉造成過度壓迫，導致臀部深處產生刺痛感，附帶出現臀肌無力，**有時痠、痛、麻還會蔓延至大腿內側或後側**，這種經驗大部分的人都有過，甚至被誤診為「坐骨神經痛」（見下頁）。

【改善要領】做「動腳跟」能鍛鍊胯部、臀部、鼠蹊窩，肌肉強度夠，就不容易痠痛麻。做「大腿前後移」**能按摩到臀部和尾椎的穴道，並刺激坐骨神經**。「腰上下拉」可以拉動後腰「命門穴」，腰部強健，連帶下方的臀部也不容易有氣血問題。

【注意】因久坐引起的臀部痠痛，最常發生在臀部深處「梨狀肌」。請盡量避免坐著時翹腳，並少坐太矮、太硬的椅子，狀況就能改善。

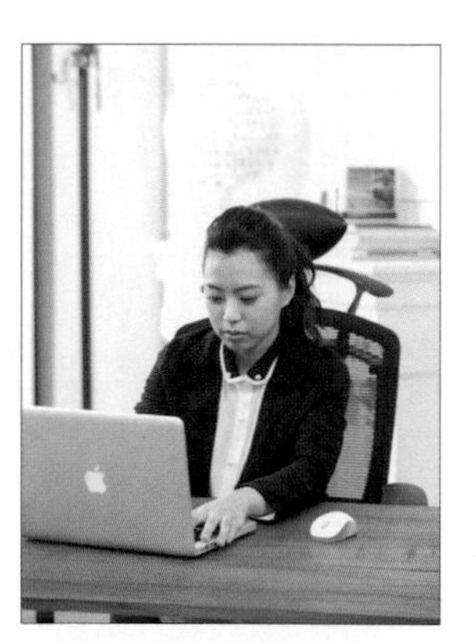

▲每久坐50分鐘，最好起身伸展脊椎和臀部10分鐘，避免筋骨肌肉過度受壓迫，而產生痠痛麻。

動腳跟

動作示範 3-3

強化胯部、臀部、鼠蹊窩

雙腳站立與肩同寬，腳尖不動，兩腳跟往內、往外微微拉動，反覆3分鐘。可拉動胯部和臀部，有助於耐久站，不易疲累。躺著做也可以，換成腳跟不動，腳尖向外、向內轉，見第87頁「平躺、動尾椎」。

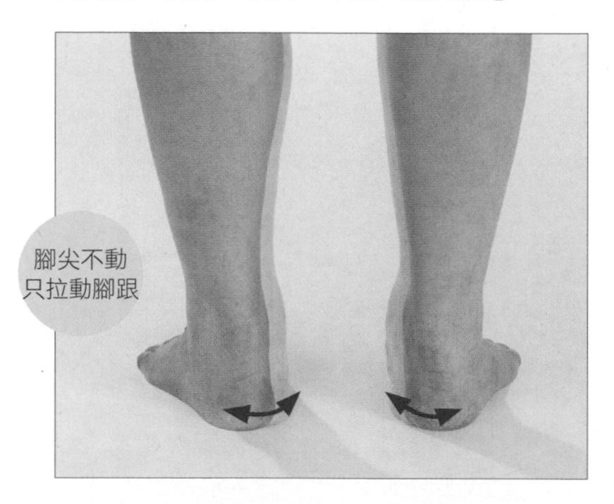

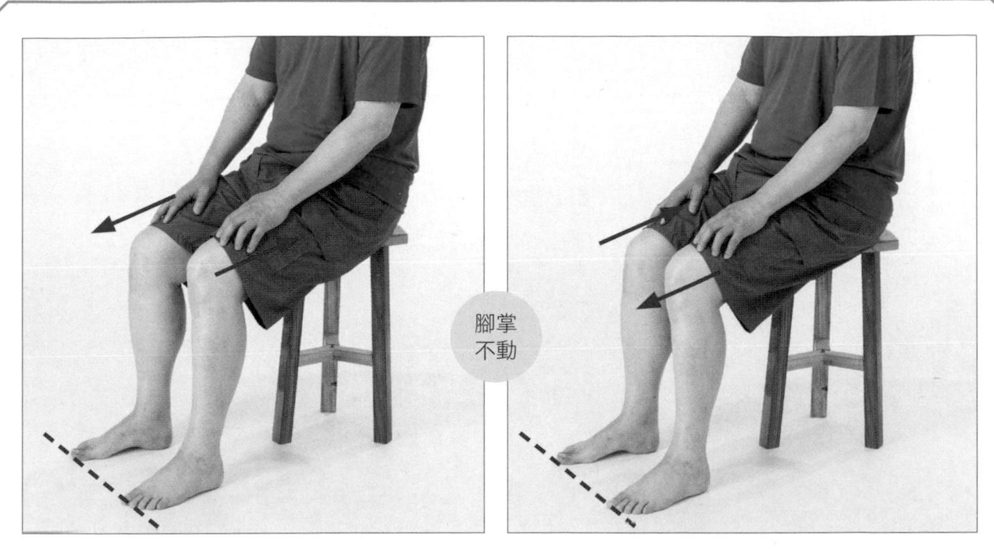

大腿前後移

動作示範 8-1

按摩尾椎穴道、坐骨神經

端坐在椅子的1/3處，雙腿膝蓋前後輕移（左進右退、左退右進，腳掌不動），以拉動大腿、臀部、尾椎等穴道。幫助尾椎、胯部運動，刺激坐骨神經，改善背痛、便秘、膝蓋無力。

腰上下拉

拉動命門，強健腰臀

將力道集中在腰部肌肉，反覆往上下拉動，可運動連接上身與下身之間的脊椎，直接改善腰痠、僵直性脊椎炎、骨刺。

★腰受傷者慢慢地做，找到不痛的角度來做即可。

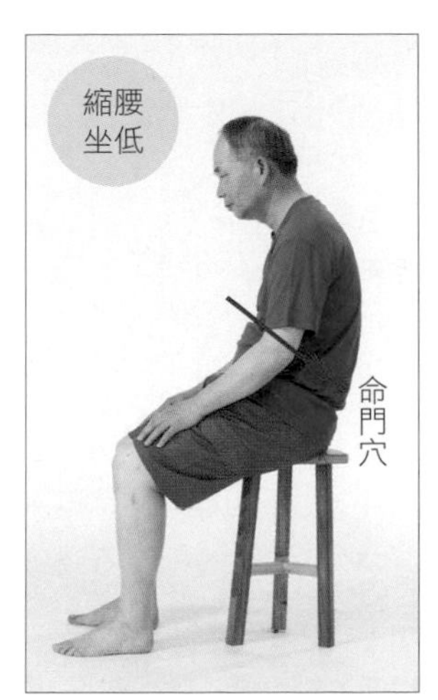

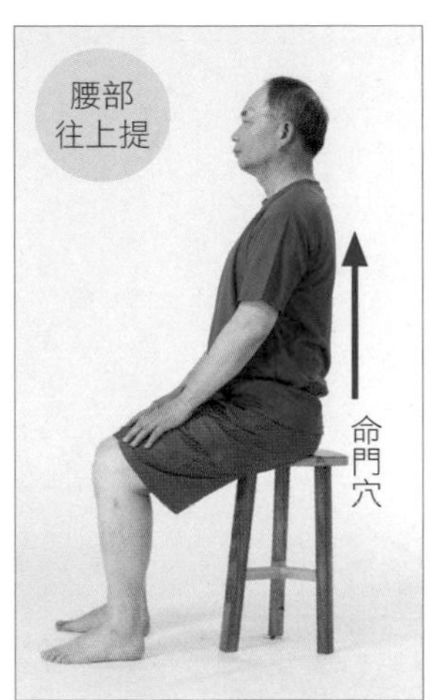

E
臀部
大腿・膝蓋
40

坐骨神經痛

腰椎壓迫坐骨神經
臀腿、小腿後側痠痛麻

【症狀】坐骨神經由部分的下腰椎神經和薦骨神經組成，左右各一；受壓迫時，會有痠、痛、麻感，壓迫點雖在腰椎**（多因腰椎間盤突出或骨刺）**，症狀卻出現在臀部、大腿和小腿，嚴重時還會一路下到腳跟、腳底、腳趾。

【改善要領】發作期做「鼻吸少、嘴呼多」止痛，做「縮小腹」刺激後腰命門穴，讓氣血通暢。「動腳跟」能鍛鍊胯部，「繞舌頭」運動中樞神經。做「大腿前後移」和「腰上下拉」，一起刺激臀部、尾椎、後腰穴道，安撫坐骨神經。

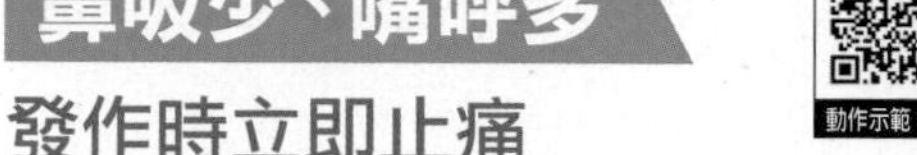

發作時立即止痛

力量放在胸部中央（膻中穴），先由鼻子吸氣，再緩緩從嘴呼出又細又長的氣，鼻吸氣少、嘴呼氣多。透過廢氣排出、交換氧氣的動作，促使細胞有氧化。可降火氣、改善憂鬱恐懼症、減輕壓力、解毒、改善運動過程中產生之不適反應與好轉反應。

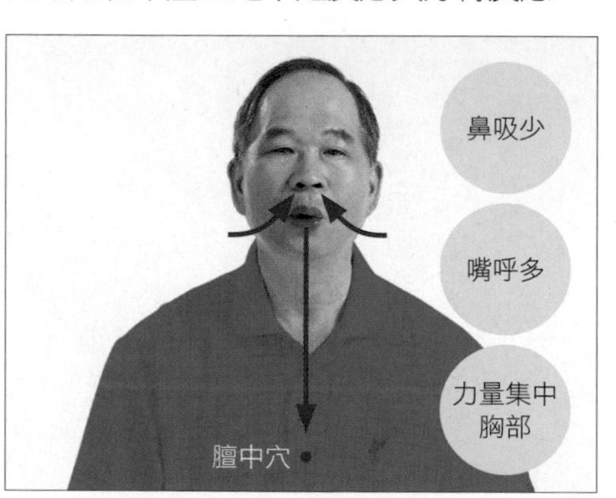

動腳跟

鍛鍊胯部筋肉

雙腳站立與肩同寬，腳尖不動，兩腳跟往內、往外微微拉動，反覆3分鐘。可拉動胯部和臀部，有助於耐久站，不易疲累。躺著做也可以，換成腳跟不動，腳尖向外、向內轉，見第87頁「平躺、動尾椎」。

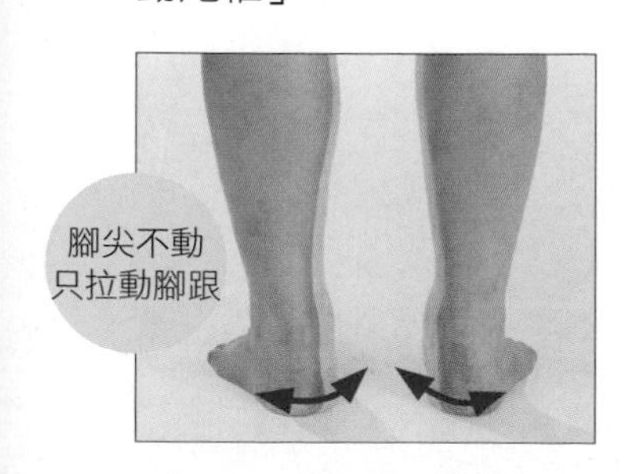

【**注意**】中醫認為坐骨神經痛和**膽經（側身腳到頭）**、**膀胱經（全身背面正中）**有關，這兩條經脈的穴道若能打通，通則不痛，坐骨神經痛就能改善。

繞舌頭

運動中樞神經

舌尖沿著上下排牙齒的外側繞圈，可運動中樞神經，改善脊椎疼痛和神經麻痺，也是口吃、帕金森氏症、中風後的復健運動。

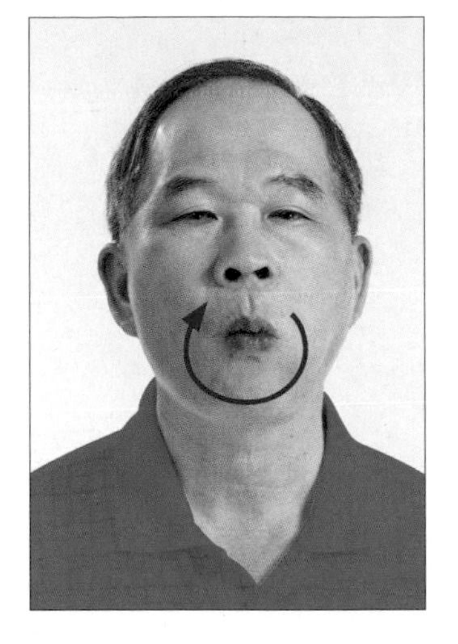

縮小腹

刺激命門，暢通氣血

反覆收縮肚臍周圍的腹肌，拉動下腹部與丹田，與後腰中心「命門穴」產生共振。可改善氣血不足或血液滯留；促進下身內分泌，強化腸胃、子宮與膀胱。

★**但注意飯後90分鐘內勿做。**

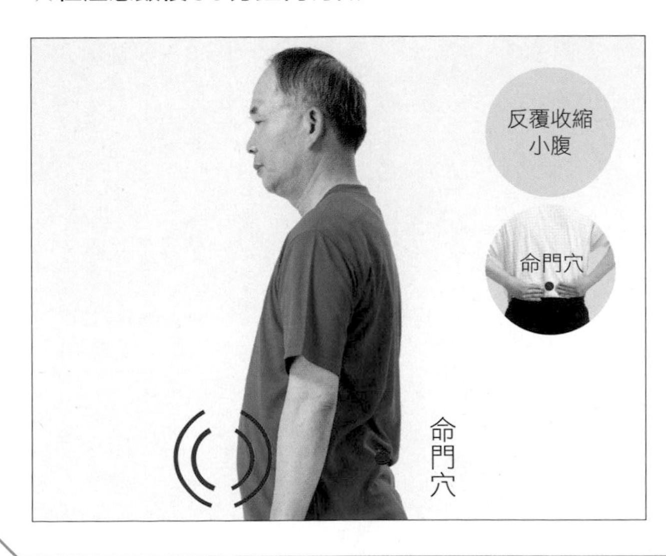

大腿前後移

拉動臀胯，安撫神經

端坐在椅子的1/3處，雙腿膝蓋前後輕移（左進右退、左退右進，腳掌不動），以拉動大腿、臀部、尾椎等穴道。幫助尾椎、胯部運動，刺激坐骨神經，改善背痛、便秘、膝蓋無力。

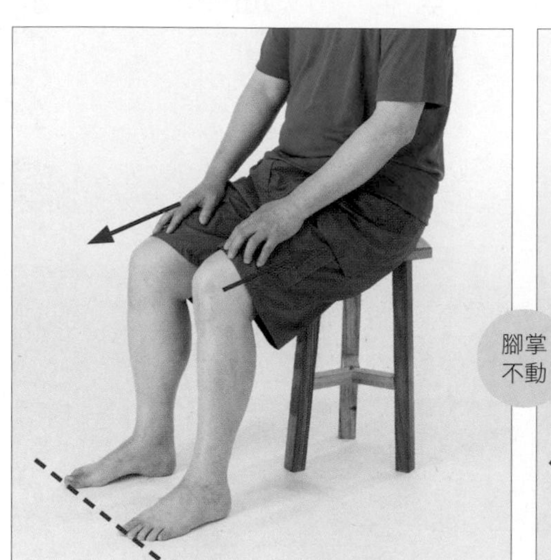

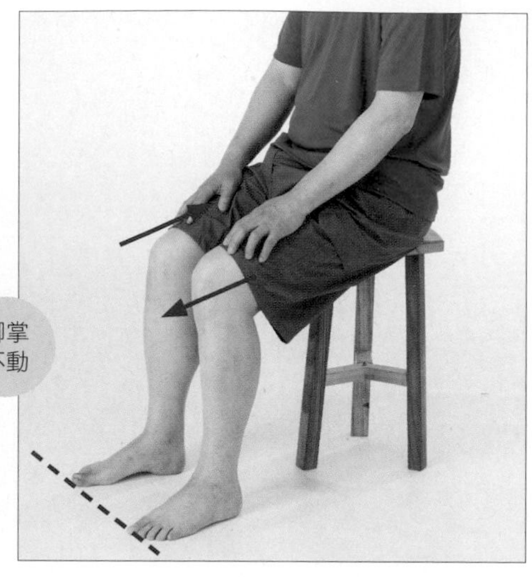

腰上下拉

動作示範 8-2

拉動腰臀，安撫神經

將力道集中在腰部肌肉，反覆往上下拉動，可運動連接上身與下身之間的脊椎，直接改善腰痠、僵直性脊椎炎、骨刺。

★腰受傷者慢慢地做，找到不痛的角度來做即可。

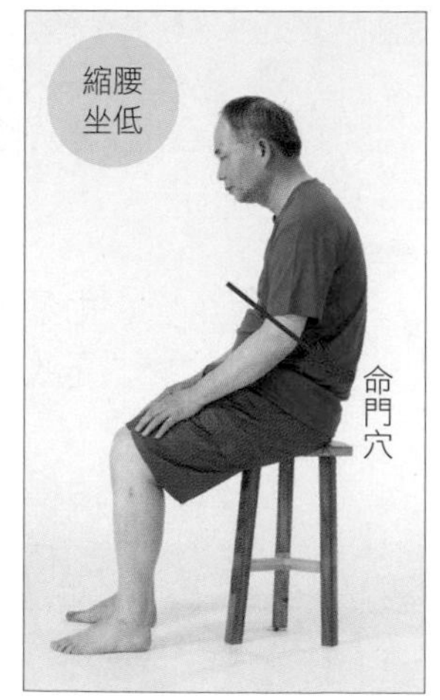

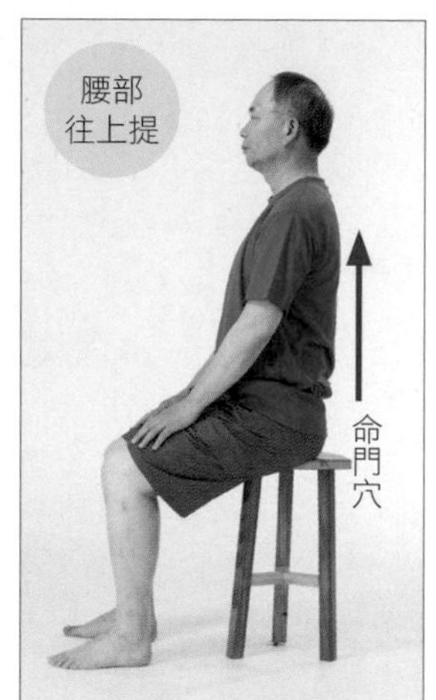

E 臀部 大腿・膝蓋 41

痔瘡疼痛

直腸尾和肛門回流不良造成曲張、出血、疼痛

【症狀】痔瘡是最常見的肛門疾病，部位很私密往往諱疾忌醫。直腸下段和肛門口的血管因回流不良而曲張，依位置又分：**內痔**、**外痔**、**混合痔**，當腫脹發炎時，會引起出血和疼痛。

【改善要領】痔瘡發作令人坐立難安，可做「鼻吸少、嘴呼多」先止痛，做「縮小腹」活絡下半身的血液循環。平日建議多做「大腿往後踢」和「提肛」，拉動鼠蹊周邊穴位，並鍛鍊肛門括約肌。「大腿前後移」和「腰上下拉」可強化胯部和後腰，改善便秘困擾。

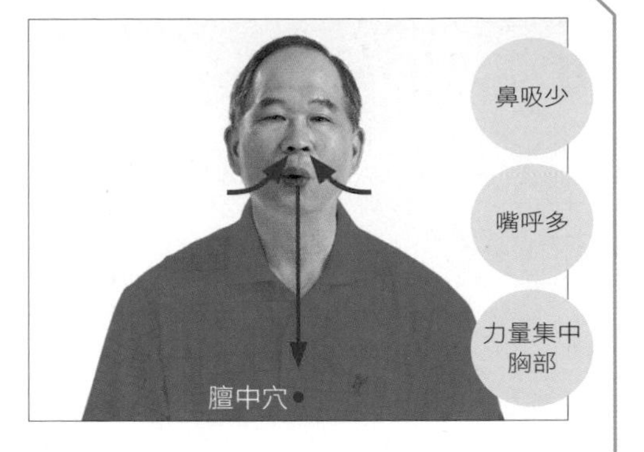

鼻吸少、嘴呼多

發作時立即止痛

力量放在胸部中央（膻中穴），先由鼻子吸氣，再緩緩從嘴呼出又細又長的氣，鼻吸氣少、嘴呼氣多。透過廢氣排出、交換氧氣的動作，促使細胞有氧化。可降火氣、改善憂鬱恐懼症、減輕壓力、解毒、改善運動過程中產生之不適反應與好轉反應。

大腿往後踢

拉動鼠蹊，鍛鍊肛門

身體站直，單腳腳跟往臀部踢，可拉動膝下「足三里穴」、大腿、鼠蹊部等脈穴。左右腿交替做，至少3分鐘，可改善便秘、痔瘡。

【注意】尾椎附近的肛門口是神經系統的末端，痔瘡是靜脈曲張的問題，**如果放任不治療，恐演變為直腸癌**。經常便秘、長期腹瀉、排便過度用力、排便時間過長、懷孕、飲食缺乏纖維質、常使用灌腸劑、過重、遺傳、年老等，都會提高罹患痔瘡的風險。平日多做以下運動，將三部分的問題一併解決。

縮小腹

活絡下身血液循環

反覆收縮肚臍周圍的腹肌，拉動下腹部與丹田，與後腰中心「命門穴」產生共振。可改善氣血不足或血液滯留；促進下身內分泌，強化腸胃、子宮與膀胱。

★**但注意飯後90分鐘內勿做。**

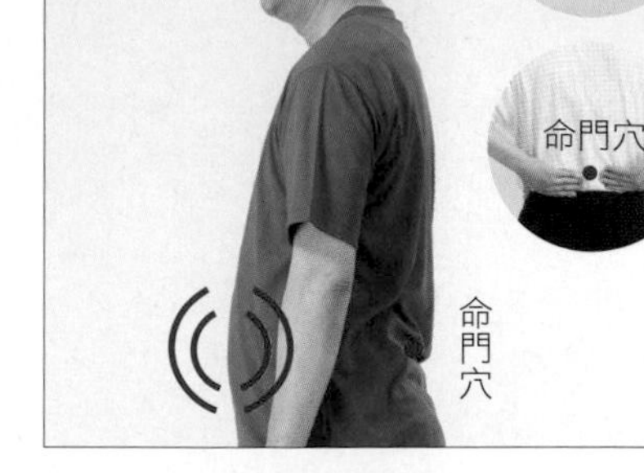

提肛

鍛鍊肛門括約肌

肛門向上提縮，似憋大便狀，可拉動擴約肌及腹肌，運動腎臟和陰道，有助改善腎結石、單純的腎臟病、排除尿酸。

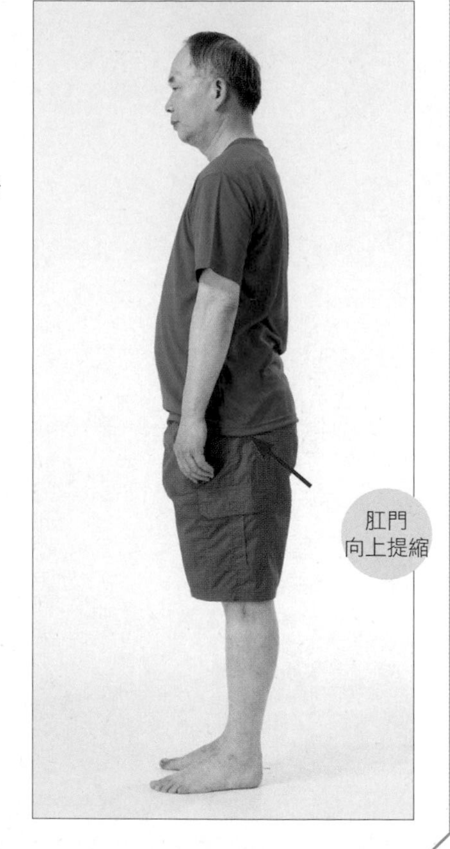

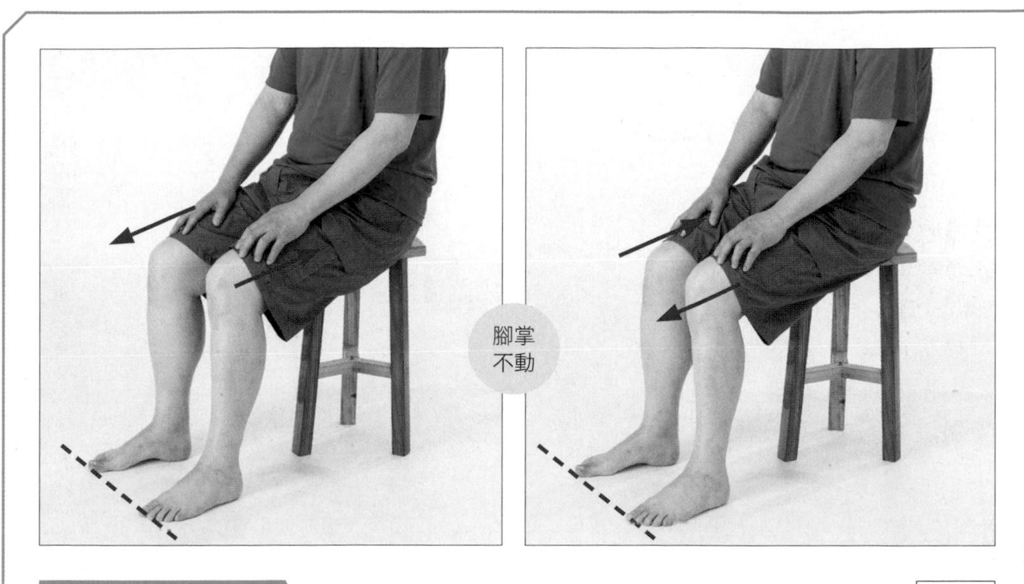

大腿前後移

動作示範 8-1

強化胯部，改善便秘

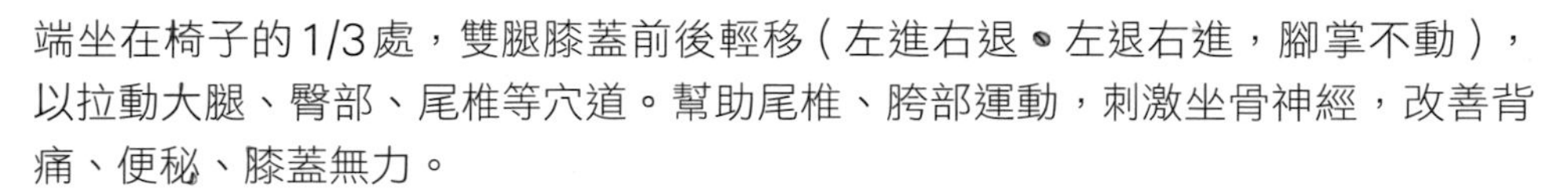

端坐在椅子的1/3處，雙腿膝蓋前後輕移（左進右退 ➘ 左退右進，腳掌不動），以拉動大腿、臀部、尾椎等穴道。幫助尾椎、胯部運動，刺激坐骨神經，改善背痛、便秘、膝蓋無力。

腰上下拉

動作示範 8-2

強化後腰和臀部

將力道集中在腰部肌肉，反覆往上下拉動，可運動連接上身與下身之間的脊椎，直接改善腰痠、僵直性脊椎炎、骨刺。

★腰受傷者慢慢地做，找到不痛的角度來做即可。

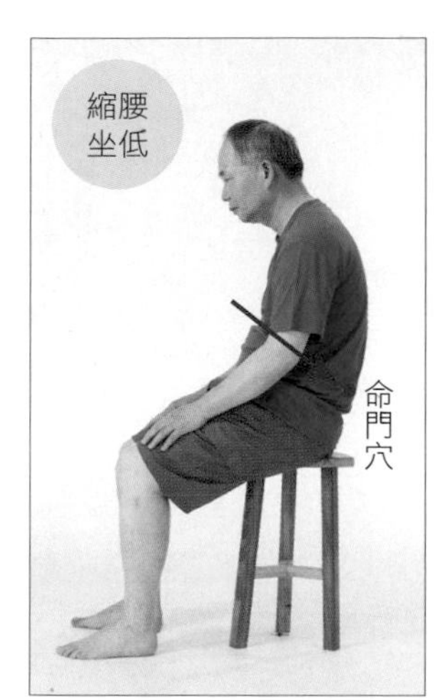

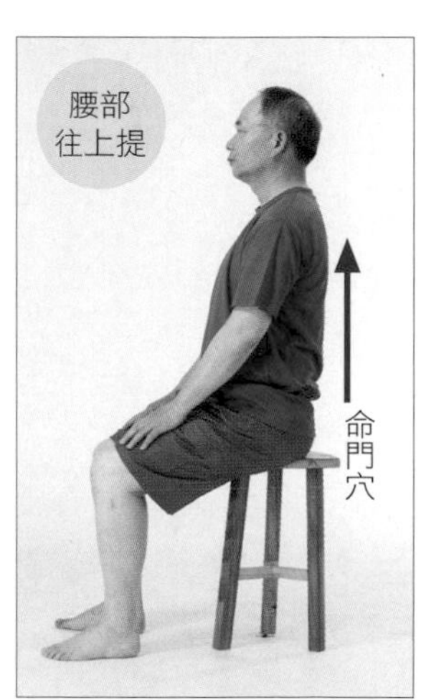

E
臀部
大腿・膝蓋
42

大腿外側麻痛

臀腿交接處到膝蓋 痠、刺痛、燒灼或發麻

【症狀】從臀部和大腿交接處延伸而下，產生痠痛、刺痛、燒灼或發麻的感覺，有時症狀會向下蔓延至膝蓋或小腿外側，或向上蔓延至臀部外側，很容易被誤診為坐骨神經痛。本症原因有二：一**是闊筋膜張肌**、**髂脛束扭傷**；**二是股外側皮神經炎**，發炎期間腿部肌力和行動力多少會受影響。

【改善要領】自癒運動的做法和坐骨神經痛相似，但要額外做「腳掌上下」，拉動膝下的「足三里穴」，以及腳底「湧泉穴」和「失眠穴」，將病氣向下疏導，排出體外。

【注意】闊筋膜張肌、髂脛束扭傷，常因姿勢不良、骨盆歪斜、意外摔傷，或發生在過度訓練的運動員和舞者身上。股外側皮神經炎是股外側皮神經受到壓迫所致，包括骨盆歪斜或骨折、跨欄選手、體操選手、孕婦、肥胖、糖尿病患、緊身褲愛好者，都是高危險群。大腿外側有「膽經」經過，凡是肝、膽、脾不好的人應多做「腳掌上下」運動，把病氣從腳底「湧泉穴」排出。

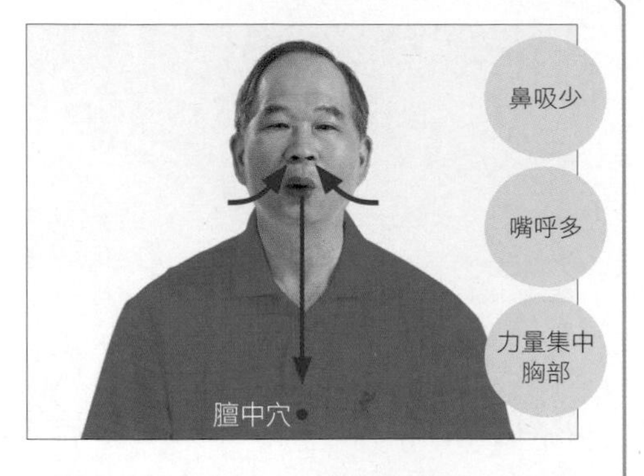

鼻吸少、嘴呼多

動作示範 1-1

發作時立即止痛

力量放在胸部中央（膻中穴），先由鼻子吸氣，再緩緩從嘴呼出又細又長的氣，鼻吸氣少、嘴呼氣多。透過廢氣排出、交換氧氣的動作，促使細胞有氧化。可降火氣、改善憂鬱恐懼症、減輕壓力、解毒、改善運動過程中產生之不適反應與好轉反應。

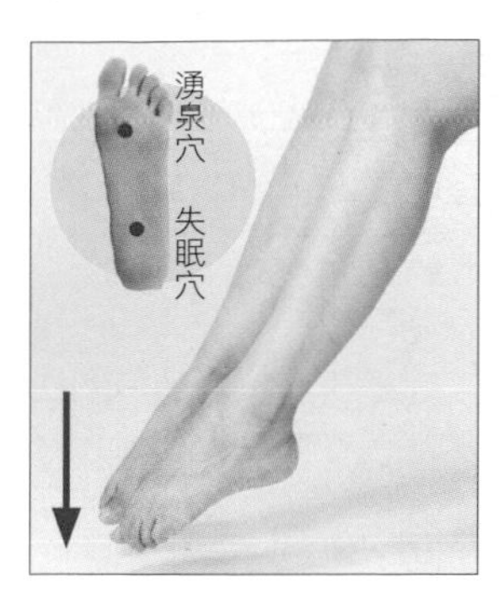

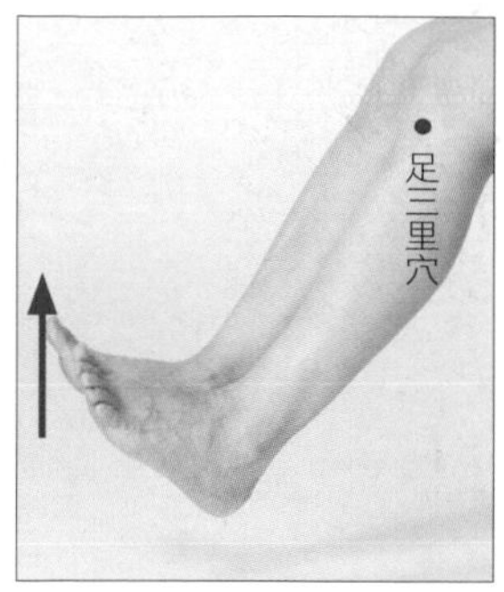

腳掌上下

動作示範 3-5

疏導病氣從腳排出

腳掌反覆由上向下壓，使腳尖朝下，拉動到腳踝關節，刺激足三里穴、失眠穴、湧泉穴，有助好眠和胃部運動，及可改善低血壓、腳抽筋、懷孕害喜。

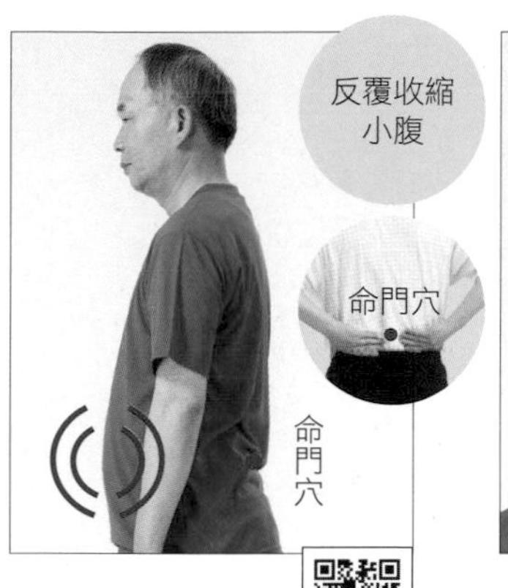

動作示範 7-1

縮小腹

活絡下身血液循環

反覆收縮肚臍周圍的腹肌，拉動下腹部與丹田，與後腰中心「命門穴」產生共振。可改善氣血不足或血液滯留；促進下身內分泌，強化腸胃、子宮與膀胱。

★**但注意飯後90分鐘內勿做。**

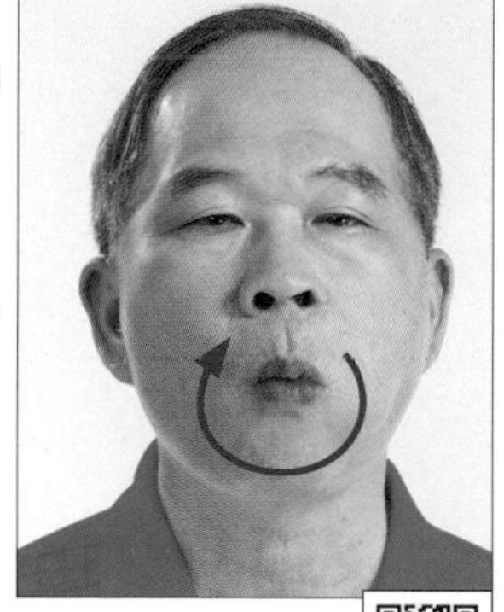

動作示範 5-3

繞舌頭

運動中樞神經

舌尖沿著上下排牙齒的外側繞圈，可運動中樞神經，改善脊椎疼痛和神經麻痺，也是口吃、帕金森氏症、中風後的復健運動。

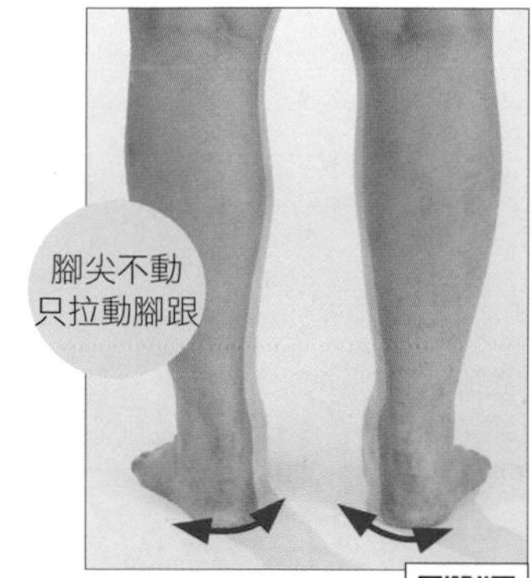

動作示範 3-3

動腳跟

鍛鍊胯部筋肉

雙腳站立與肩同寬，腳尖不動，兩腳跟往內、往外微微拉動，反覆3分鐘。可拉動胯部和臀部，有助於耐久站，不易疲累。躺著做也可以，換成腳跟不動，腳尖向外、向內轉，見第87頁「平躺、動尾椎」。

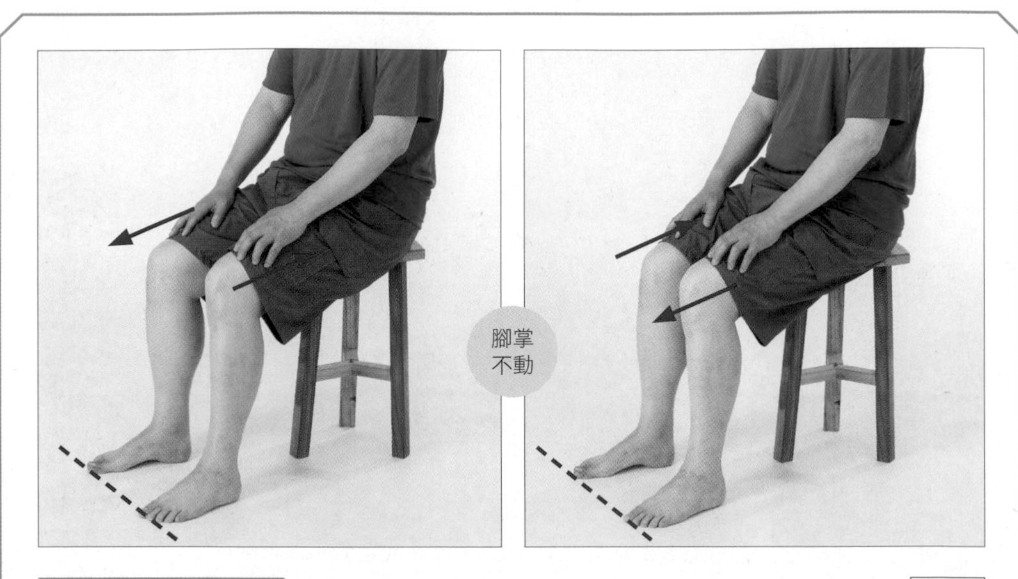

大腿前後移

強化胯部，改善痠痛

端坐在椅子的1/3處，雙腿膝蓋前後輕移（左進右退、左退右進，腳掌不動），以拉動大腿、臀部、尾椎等穴道。幫助尾椎、胯部運動，刺激坐骨神經，改善背痛、便秘、膝蓋無力。

腰上下拉

拉動後腰和臀腿側

將力道集中在腰部肌肉，反覆往上下拉動，可運動連接上身與下身之間的脊椎，直接改善腰痠、僵直性脊椎炎、骨刺。

★腰受傷者慢慢地做，找到不痛的角度來做即可。

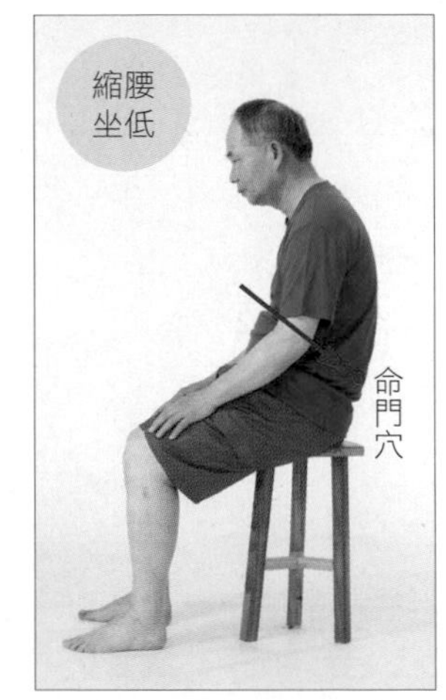

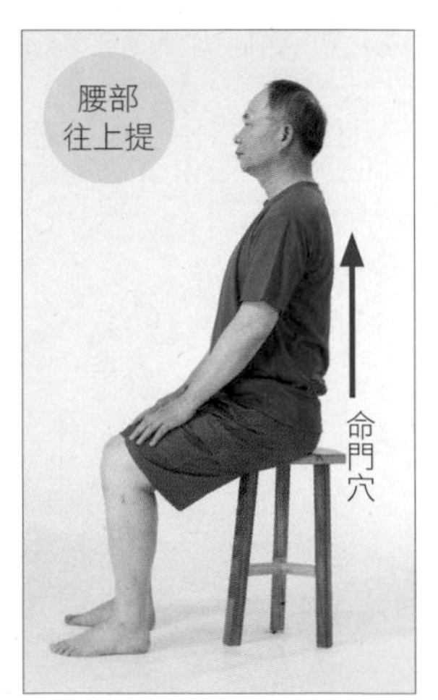

E 臀部 大腿・膝蓋 43

膝蓋痠痛無力・膝軟骨磨損 膝韌帶受傷・半月板撕裂

膝蓋痠、痛、麻、無力 一蹲下就站不起來

【症狀】為負荷自身重量並吸收活動時的衝擊力，膝蓋有骨骼、軟骨、韌帶、肌肉協同作用，讓我們能輕鬆活動。無論膝軟骨磨損、膝韌帶受傷或斷裂、半月板撕裂，症狀都是膝蓋痠、痛、麻、無力，一蹲下就站不起來，一活動就像快散開，**常被誤診為「退化性關節炎」**。

【改善要領】從腰做起，以「縮小腹」和「腰上下拉」刺激腰椎和命門，讓氣血走順。做「大腿前後移」強化大腿四頭肌，做「膝蓋運動」鍛鍊膝韌帶，「膝蓋軟骨運動」則保護膝軟骨。

縮小腹

動作示範 7-1

從腰腹運動做起

反覆收縮肚臍周圍的腹肌，拉動下腹部與丹田，與後腰中心「命門穴」產生共振。可改善氣血不足或血液滯留；促進下身內分泌，強化腸胃、子宮與膀胱。

★**但注意飯後90分鐘內勿做。**

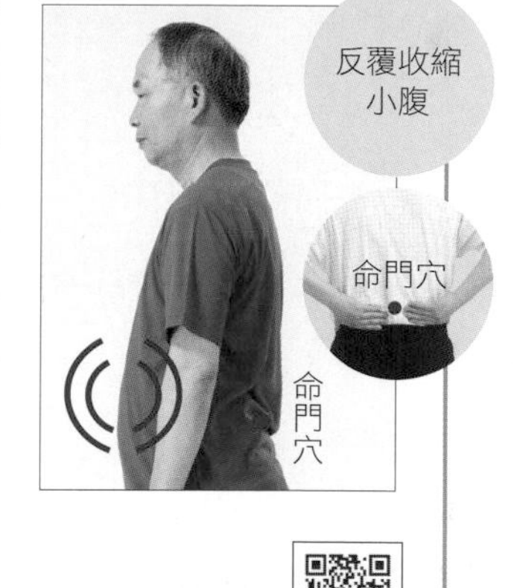

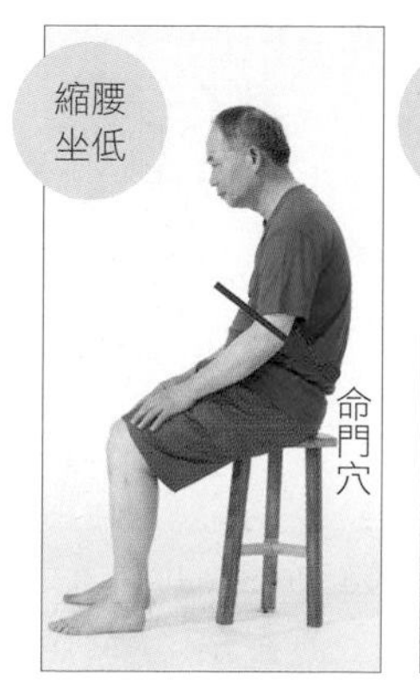

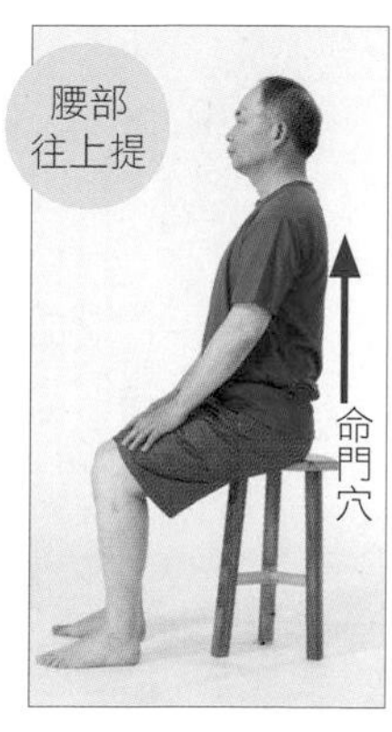

腰上下拉

動作示範 8-2

拉振後腰和命門

將力道集中在腰部，反覆往上下拉動，可運動上下身間的脊椎，改善腰痠、僵直性脊椎炎、骨刺。

★**腰受傷者慢慢地做，找到不痛的角度來做。**

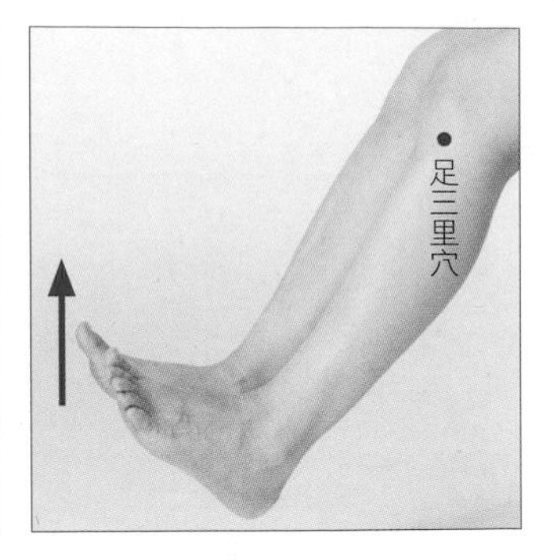

腳掌上下

促使病氣從腳排出

動作示範 3-5

腳掌反覆由上向下壓，使腳尖朝下，拉動到腳踝關節，刺激足三里穴、失眠穴、湧泉穴，有助好眠和胃部運動，及可改善低血壓、腳抽筋、懷孕害喜。

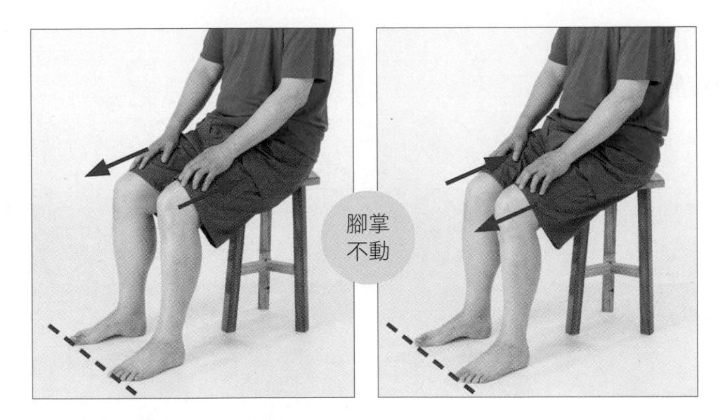

大腿前後移

強化大腿四頭肌

動作示範 8-1

坐在椅子的1/3處，雙腿膝蓋前後輕移（左進右退、左退右進，腳掌不動），以拉動大腿、臀部、尾椎等穴道。幫助尾椎、胯部運動，刺激坐骨神經，改善膝蓋無力。

【注意】膝關節是人體最大、最辛苦的關節，**走在平地需負擔體重4倍的壓力，下樓梯則是7倍！**過胖、大腿四頭肌無力、膝蓋前後十字韌帶曾受傷或斷裂、半月板受損、O型腿或X型腿、常穿高跟鞋、從事負重工作、常過度訓練的運動員等，是膝蓋痠痛無力的主要族群。

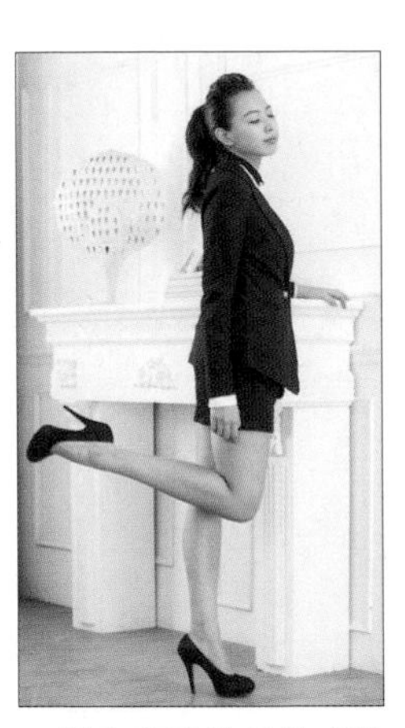

▲常穿高跟鞋是造成膝蓋痠痛、損傷的主要原因之一。

膝蓋運動

強化膝韌帶

雙腳腳跟點地，腳尖翹起往左右平移，拉動膝蓋跟著轉動，幫助膝蓋、韌帶運動。

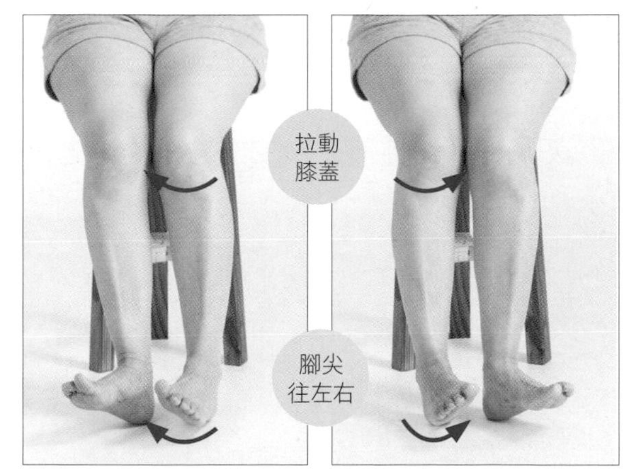

膝蓋軟骨運動

保護膝軟骨

站或坐姿，一腿往前伸直，腳板保持貼地。前腿用膝蓋上方的肌肉和軟骨拉動膝蓋，反覆拉動3分鐘，換腿進行。可保護軟骨，減緩退化，預防膝關節炎。

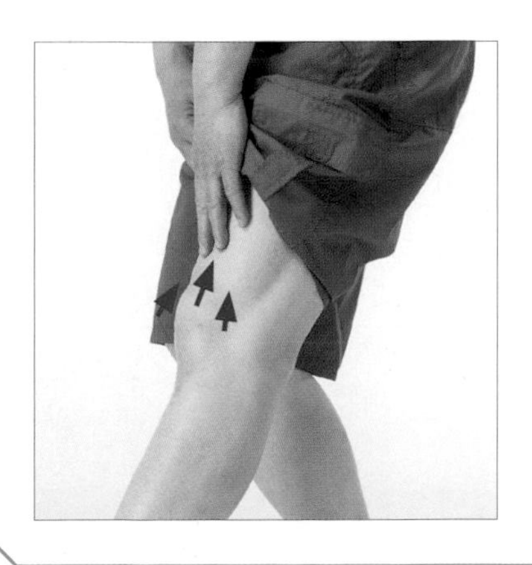

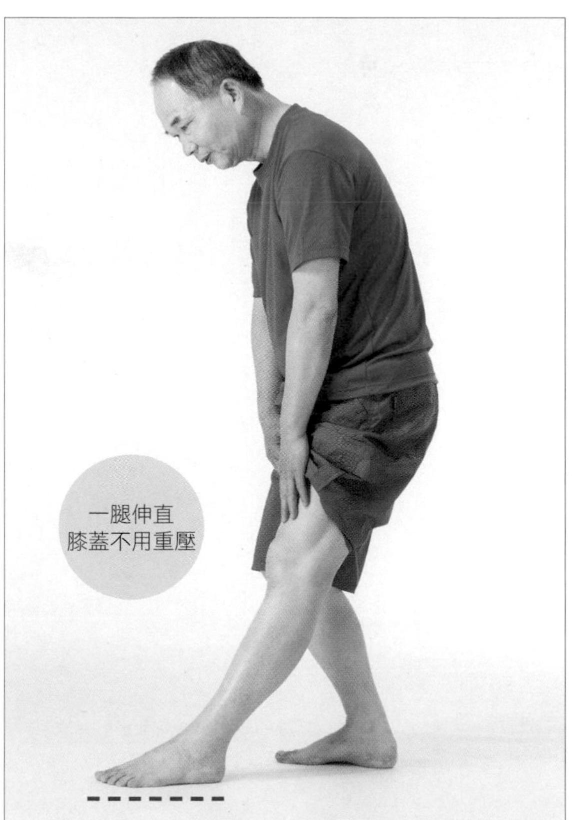

E
臀部
大腿・膝蓋
44

退化性關節炎

關節軟骨病變，好發於膝蓋僵痛、腫脹、變形

【症狀】退化性關節炎發生在骨頭和骨頭的接觸面，即關節軟骨病變；可能發生在身體任何部位，以膝蓋最常見。患者的軟骨會發生磨損，關節腔變窄，甚至產生骨刺，症狀包括活動關節時發出喀喀聲，以及僵硬、疼痛、腫脹、變形等。患者最好**減少爬樓梯、登山、爬坡、跑步、久蹲等耗損較大的動作，隨時保暖，並維持正常體重**。

【改善要領】急性期做「鼻吸少、嘴呼多」止痛。平時多做「推手造血」、「拉下巴」、「新疆舞」、「縮小腹」來強化免疫力。

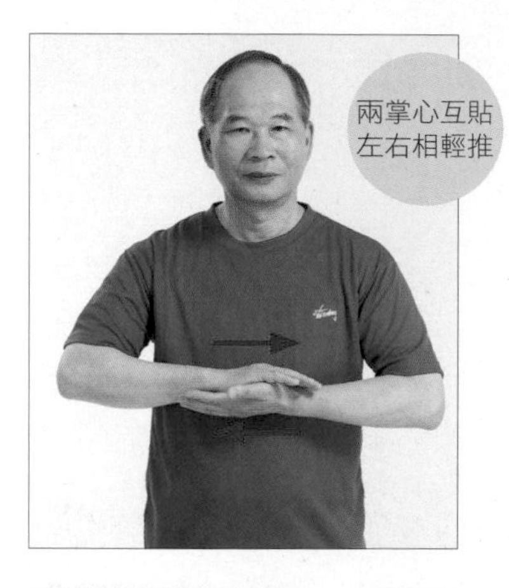

推手造血

動作示範 2-2

加強血流滋養

掌心相貼，僅用掌心之力左右相輕推。促進造血、改善貧血；同時加速血液循環，有助排除血中廢物，及改善高血脂、平衡白血球與紅血球。

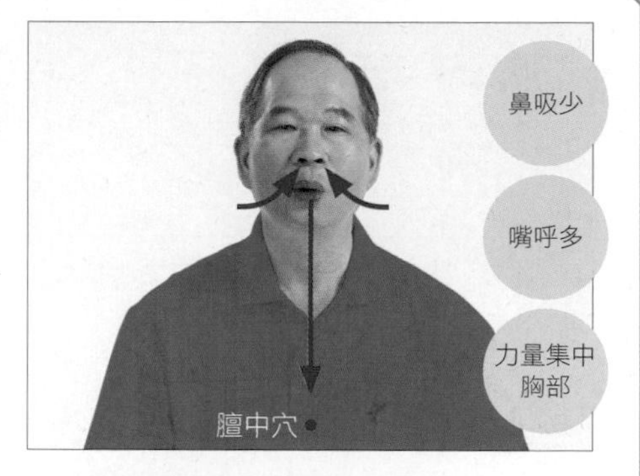

鼻吸少、嘴呼多

動作示範 1-1

急性期止痛舒緩

力量放在胸部中央（膻中穴），先由鼻子吸氣，再緩緩從嘴呼出又細又長的氣，鼻吸氣少、嘴呼氣多。透過廢氣排出、交換氧氣的動作，促使細胞有氧化。可降火氣、改善憂鬱恐懼症、減輕壓力、解毒、改善運動過程中產生之不適反應與好轉反應。

【注意】關節炎種類繁多，其中以「退化性關節炎」、「類風濕性關節炎」最常見也最容易混淆。前者是局部性的關節軟骨病變，老化、過重和使用過度是主要原因；後者是自體免疫系統所引起的疾病，**任何年齡層都可能發生**。

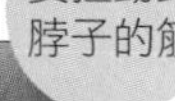

拉下巴

動作示範 4-2

刺激上身免疫腺

嘴角向下用力，似齜牙裂嘴狀，可拉動頸部、前胸及腺體，刺激甲狀腺、乳腺、淋巴腺，提升上半身內分泌和免疫力。

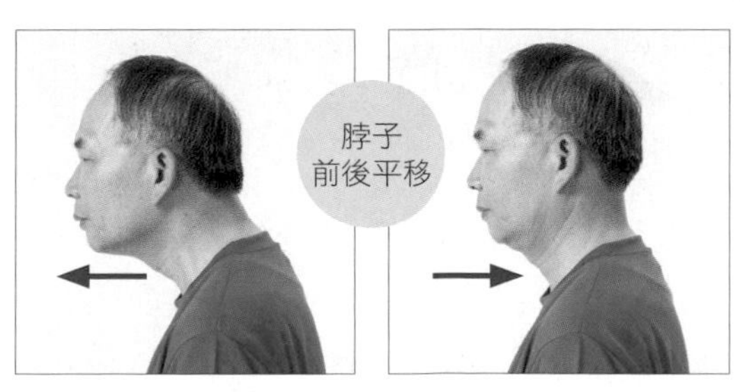

新疆舞

動作示範 6-1

強化中樞核心

肩膀不動，脖子前後平移，拉動後頸和肩膀，能改善肩頸痠痛、脖子僵硬；刺激頭頸間脊椎橋段、後半身之內分泌，與中樞神經系統，也有效防感冒、高血壓、鼻子過敏、氣喘。

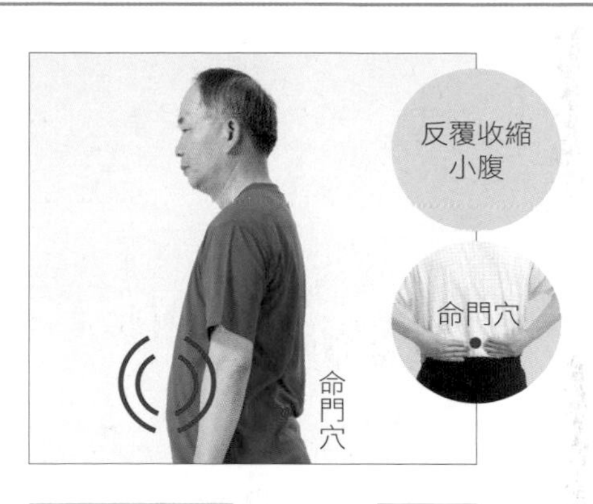

縮小腹

動作示範 7-1

提振免疫力

反覆收縮肚臍周圍的腹肌，拉動下腹部與丹田，與後腰中心「命門穴」產生共振。可改善氣血不足或血液滯留；促進下身內分泌，強化腸胃、子宮與膀胱。

★但注意飯後90分鐘內勿做。

E 臀部 大腿・膝蓋 45

肌肉拉傷・運動後鐵腿

用力過度或不正常扭轉 肌肉纖維或肌肉斷裂

【**症狀**】只要運動方向正確、力量合理，肌肉能正常伸縮達到活動目的。如果用力過度或突然不正常扭轉，肌肉便會拉傷。輕微拉傷代表肌纖維少量斷裂，觸碰會熱痛；嚴重拉傷會肌肉斷裂或出血，需立刻就醫。運動過量常造成鐵腿，肌纖維發生小勞損並痠痛，**幾天內應自動痊癒**。

【**改善要領**】做「腳趾比一四」和「腳掌上下」，運動末梢神經和牽動踝關節，讓腿部穴位受到刺激，並把病氣排除。「膝蓋運動」則可**鍛鍊肌力和韌帶，減少拉傷和鐵腿發生**。

【**注意**】避免肌肉拉傷，運動前應做暖身。拉傷急性期宜冰敷，目的是讓血管收縮、減輕發炎和疼痛，同時應將受傷部位抬高以避免腫脹；等2～3天後，紅腫熱痛獲得緩解，便可改為熱敷來促進循環代謝，加速痊癒。無論冰敷或熱敷，**每敷10～20分鐘，至少應休息10分鐘**。

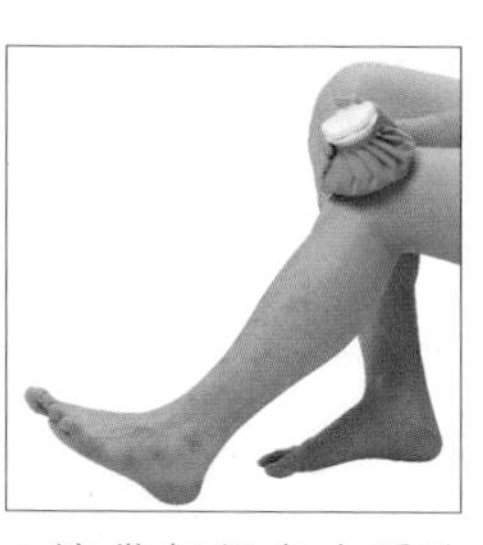

▲這幾年很多人愛跑步，剛跑完時，建議冰敷腿肌膝蓋，減緩熱腫發炎。

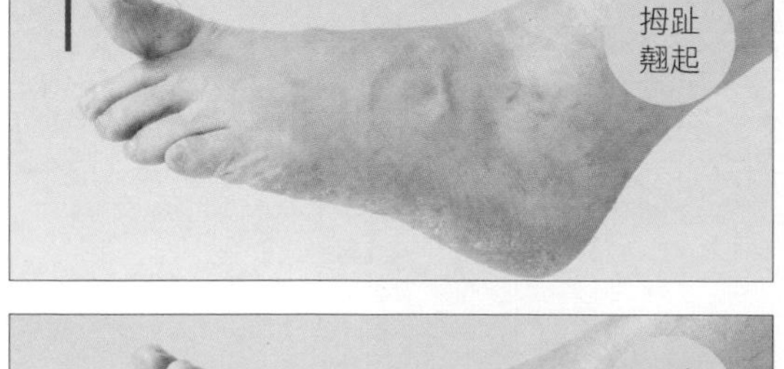

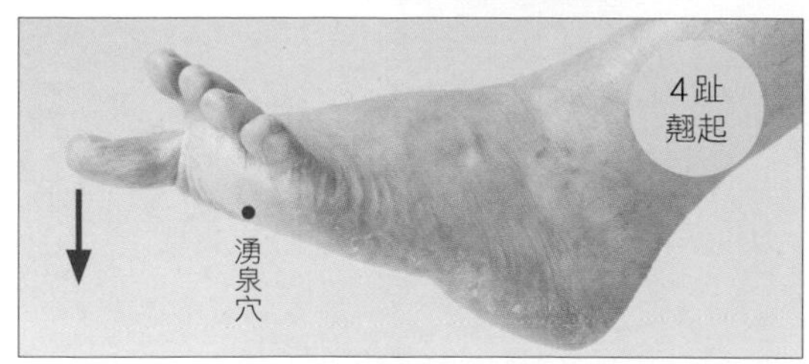

腳趾比一四

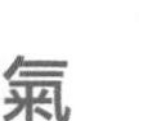

運動末梢，促排病氣

同「手指比一四」（第45頁），雙腳姆趾與四趾交互抬落，拉動腳趾，刺激末梢神經和血循，可改善腳冰冷、懷孕害喜。

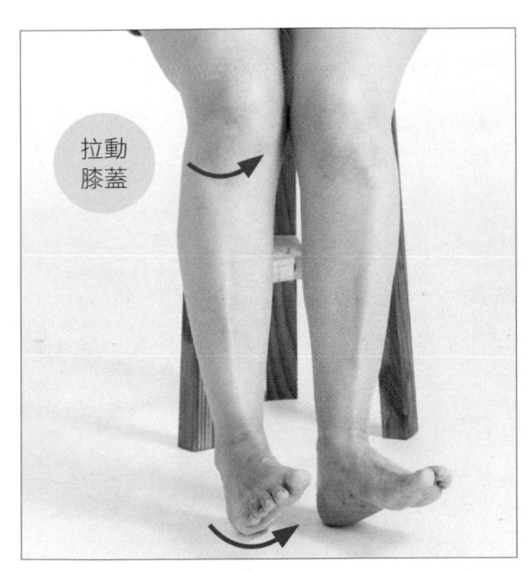

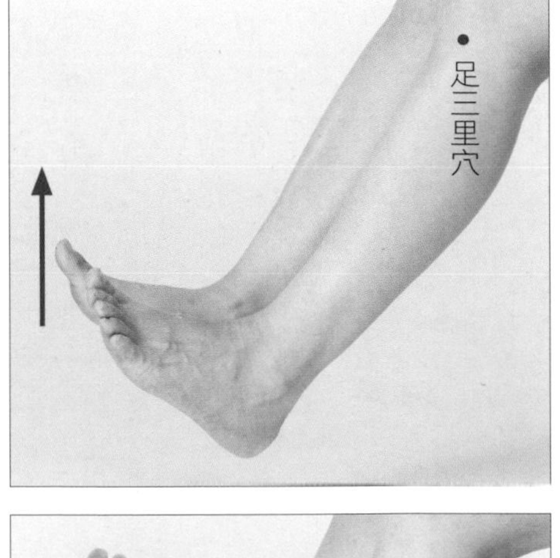

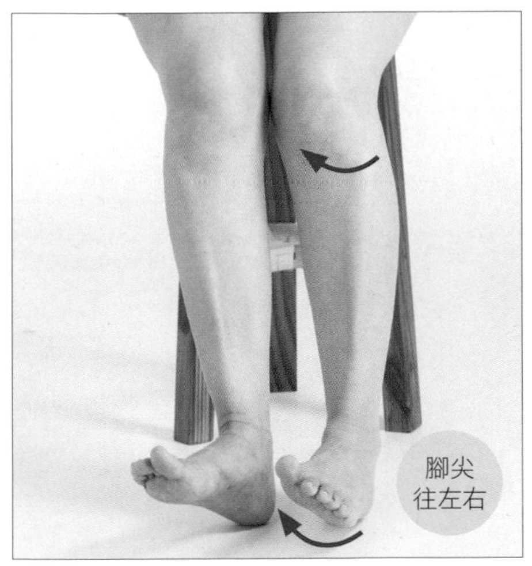

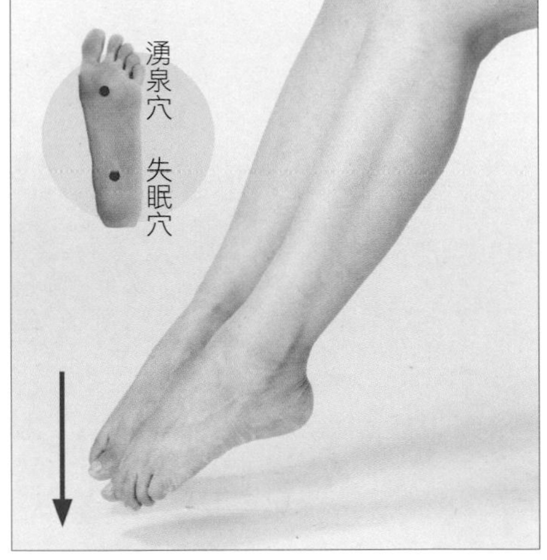

膝蓋運動

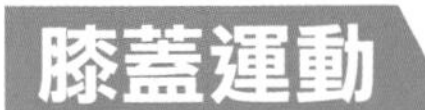

鍛鍊肌力和韌帶

雙腳腳跟點地，腳尖翹起往左右平移，拉動膝蓋跟著轉動，幫助膝蓋、韌帶運動。

腳掌上下

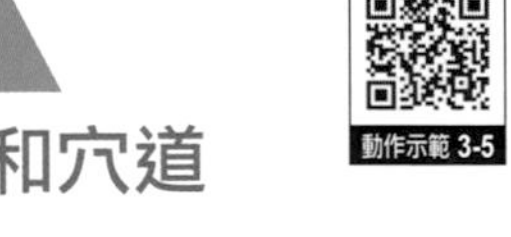

牽動踝關節和穴道

腳掌反覆由上向下壓，使腳尖朝下，拉動到腳踝關節，刺激足三里穴、失眠穴、湧泉穴，有助好眠和胃部運動，及可改善低血壓、腳抽筋、懷孕害喜。

生長痛

骨骼發育較快，落後肌肉肌腱受牽引而痛

【症狀】生長痛大都發生在幼兒園和小學階段，少部分出現在青春期。疼痛部位下肢多於上肢，**常有對稱性，疼痛點卻不固定，且常於半夜發生，**年紀小的孩子會因而嚎啕大哭，但白天行動力不受影響。肌肉、肌腱和骨骼發育速度不協調是主因，常見情況是骨骼發育速度較快，落後的肌肉和肌腱便受到牽引拉扯，於是發生疼痛。

【改善要領】做「鼻吸少、鼻呼多」可把身體的火氣吐掉。搭配「推手造血」、「拉下巴」、「新疆舞」、「縮小腹」提升免疫力。

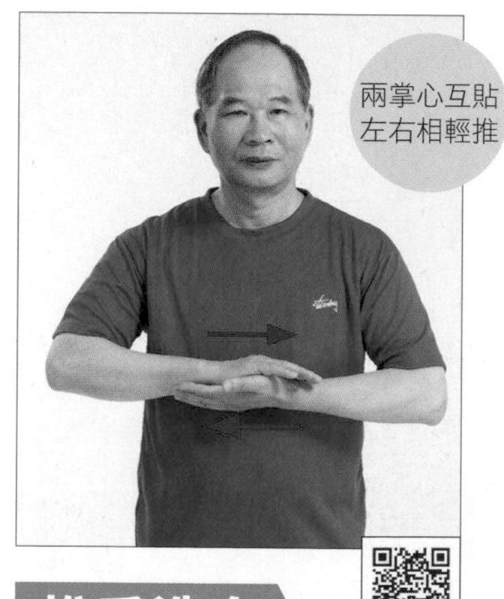

推手造血

動作示範 2-2

提升心血供給營養

掌心相貼，僅用掌心之力左右相輕推。促進造血、改善貧血；同時加速血液循環，有助排除血中廢物，及改善高血脂、平衡白血球與紅血球。

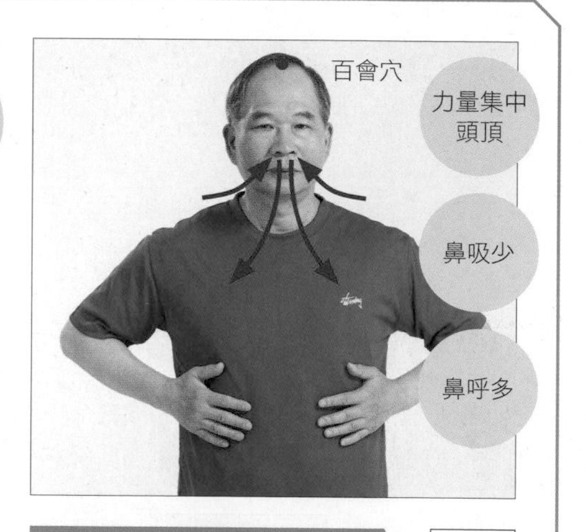

鼻吸少、鼻呼多

把火氣、病氣吐掉

力量放在頭頂「百會穴」，由鼻子吸氣，再緩緩從鼻子呼出又細又長的氣，吸氣少、呼氣多，讓氧氣進入腦內再排出。有助減輕腦壓、偏頭痛、頭暈、改善腦壓內分泌不平衡。

【注意】我認為生長痛和飲食有關，現代學童吃太多油炸食物，不僅蛋白質變性有害健康，某些肉類因含有雌激素，會干擾成長速度，同時造成內分泌失衡。本症最重要的運動是**「鼻吸少、鼻呼多」，就是為了把飲食不當帶來的火氣排出體外。**

新疆舞

動作示範 6-1

鍛鍊自癒免疫中樞

肩膀不動，脖子前後平移，拉動後頸和肩膀，能改善肩頸痠痛、脖子僵硬；刺激頭頸間脊椎橋段、後半身之內分泌，與中樞神經系統，也有效防感冒、高血壓、鼻子過敏、氣喘。

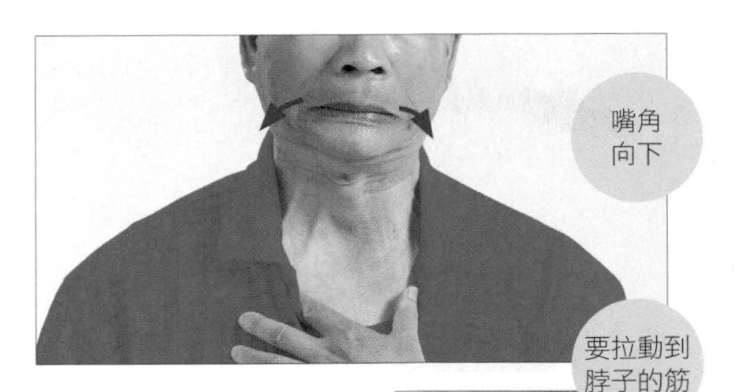

拉下巴

動作示範 4-2

刺激免疫腺分泌

嘴角向下用力，似齜牙裂嘴狀，可拉動頸部、前胸及腺體，刺激甲狀腺、乳腺、淋巴腺，提升上半身內分泌和免疫力。

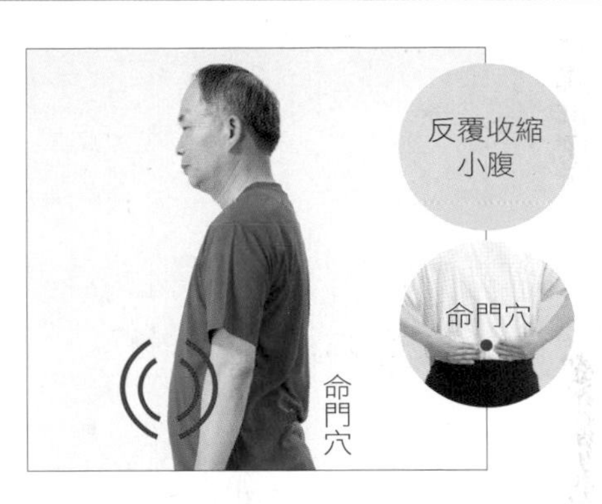

縮小腹

動作示範 7-1

促心臟命門共振

反覆收縮肚臍周圍的腹肌，拉動下腹部與丹田，與後腰中心「命門穴」產生共振。可改善氣血不足或血液滯留；促進下身內分泌，強化腸胃、子宮與膀胱。

★但注意飯後90分鐘內勿做。

E
臀部
大腿・膝蓋
47

風濕痛

免疫系統耗弱所引發會痛且影響行動

【症狀】風濕病隸屬免疫系統疾病，囊括一百多種病症，可能侵犯骨骼、關節、肌肉、肌腱、韌帶、軟骨等部位，影響活動機能，並造成疼痛和行動不便，嚴重破壞生命品質。罹患風濕痛的老人很多，但並非老人的專利，**年輕人也可能風濕痛**。

【改善要領】做「鼻吸少、鼻呼多」，**把不好的風濕之氣排掉**。再做「推手造血」、「縮小腹」，增加血流量。做「拉下巴」啟動甲狀腺、淋巴腺、乳腺等免疫系統，並刺激上半身內分泌，讓抵抗力增強，不容易發病。

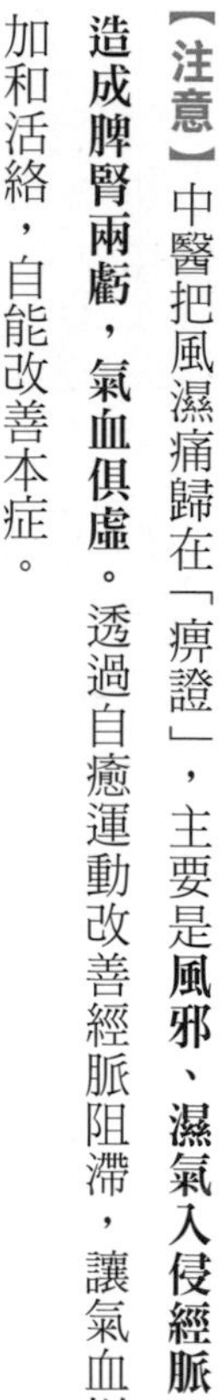

【注意】中醫把風濕痛歸在「痹證」，主要是**風邪、濕氣入侵經脈，造成脾腎兩虧，氣血俱虛**。透過自癒運動改善經脈阻滯，讓氣血增加和活絡，自能改善本症。

百會穴
力量集中頭頂
鼻吸少
鼻呼多

鼻吸少、鼻呼多

動作示範 1-2

吐掉風濕之氣

力量放在頭頂「百會穴」，由鼻子吸氣，再緩緩從鼻子呼出又細又長的氣，吸氣少、呼氣多，讓氧氣進入腦內再排出。有助減輕腦壓、偏頭痛、頭暈、改善腦壓內分泌不平衡。

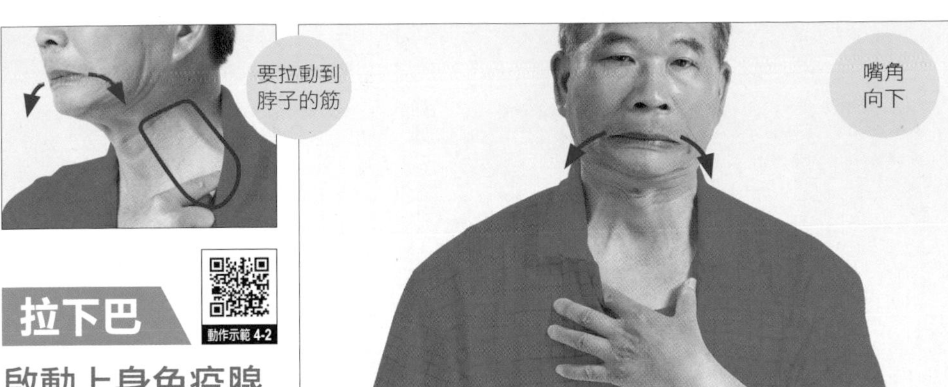

拉下巴

動作示範 4-2

啟動上身免疫腺

嘴角向下用力，似齜牙裂嘴狀，可拉動頸部、前胸及腺體，刺激甲狀腺、乳腺、淋巴腺，提升上半身內分泌和免疫力。

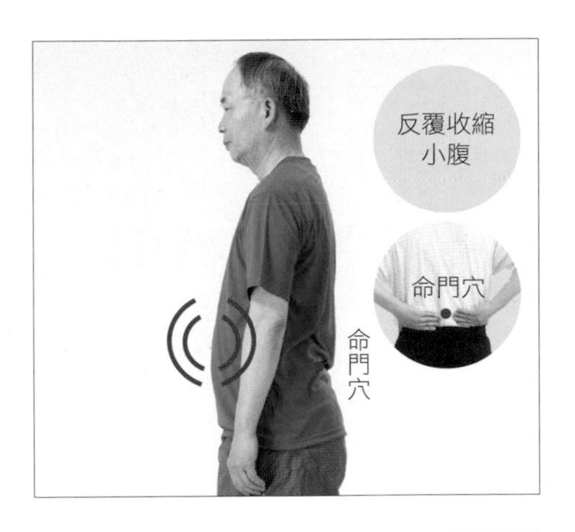

縮小腹

動作示範 7-1

共振心臟，促進代謝

反覆收縮肚臍周圍的腹肌，拉動下腹部與丹田，與後腰中心「命門穴」產生共振。可改善氣血不足或血液滯留；促進下身內分泌，強化腸胃、子宮與膀胱。★**但注意飯後90分鐘內勿做。**

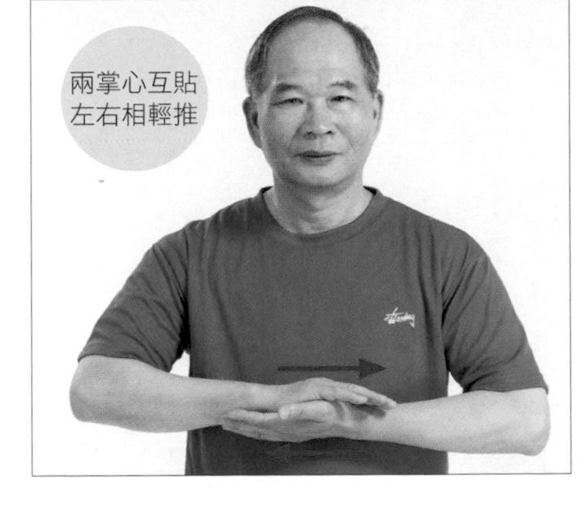

推手造血

動作示範 2-2

增加血流血量代謝

雙手掌心相貼，僅用掌心之力左右相輕推。促進造血、改善貧血；同時加速血液循環，有助排除血中廢物，及改善高血脂、平衡白血球與紅血球。

F 小腿腳底 48

小腿水腫

按壓皮膚無法立即彈回有時伴隨腫脹不適感

【症狀】水腫的定義很簡單，肌膚壓下去幾秒鐘之內，凹陷沒恢復原狀即是；除了小腿，還常發生在臉部、眼皮、手臂、腳踝、腳背等，有時會伴隨腫脹的不適感。一般人聽到水腫會聯想到腎臟問題，事實上，**也可能是心臟、肝臟、肺臟、甲狀腺等出狀況，導致循環不良。**

【改善要領】治療水腫要**把不該留在體內的水分和脂肪排除**。做「縮小腹」促進血液循環，提高代謝率。「腳板轉圈」把腫脹之氣往下輸送，再做「腳掌上下」把壞氣從「湧泉穴」排出。

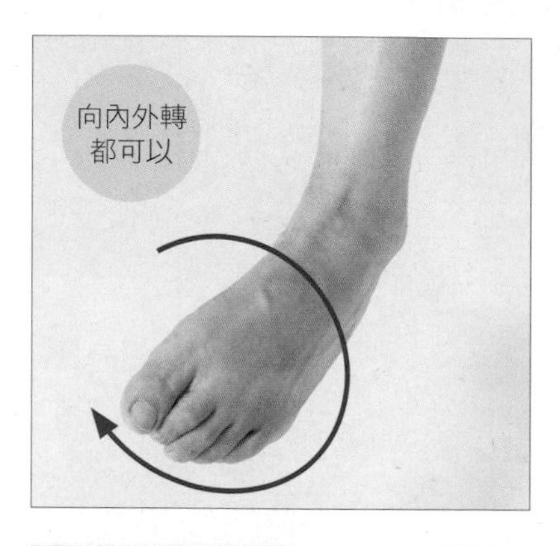

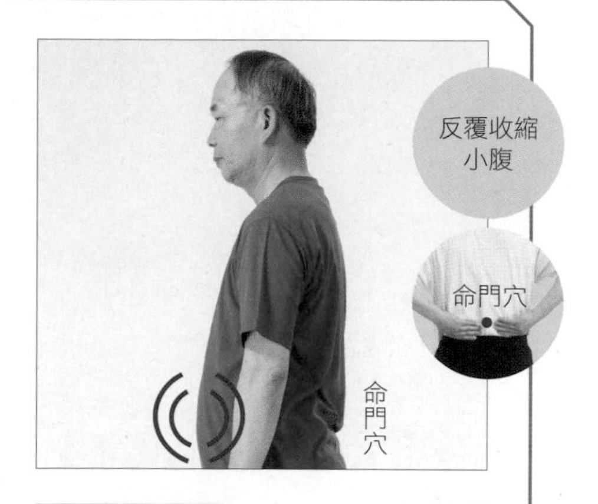

腳板轉圈

動作示範 3-7

往腳疏導腫脹之氣

腳板轉圈可拉動腳踝關節（向內、向外轉都可以），促使病氣下降至腳，有助改善骨炎背痛引起的頭痛胸緊。

縮小腹

動作示範 7-1

促進血液循環

反覆收縮肚臍周圍的腹肌，拉動下腹部與丹田，與後腰中心「命門穴」產生共振。可改善氣血不足或血液滯留；促進下身內分泌，強化腸胃、子宮與膀胱。

★但注意飯後90分鐘內勿做。

【注意】**孕婦在懷孕中後期也容易出現水腫**，這是因為腹部逐漸增大，下肢受到壓迫，血液和體液回流不佳所致，產後大都能自動恢復正常。

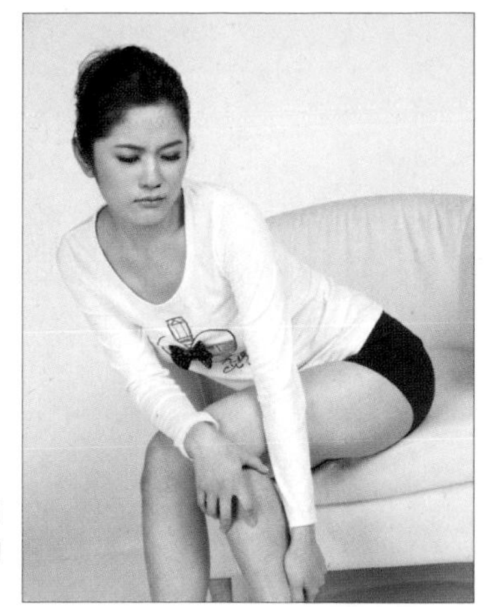

▶孕婦水腫，若產後沒有自己漸漸恢復，做下半身的自癒運動能更快消腫。

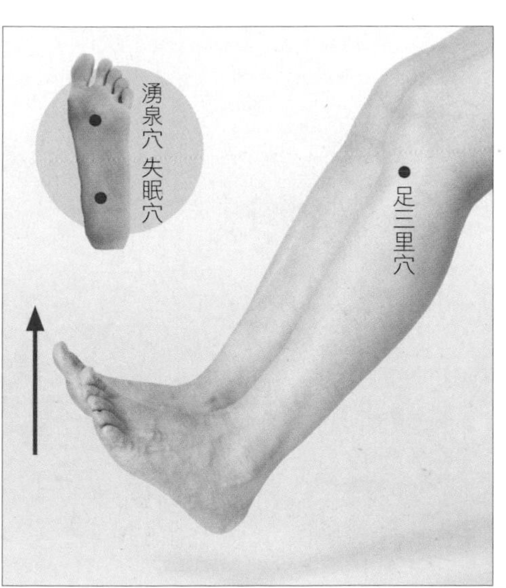

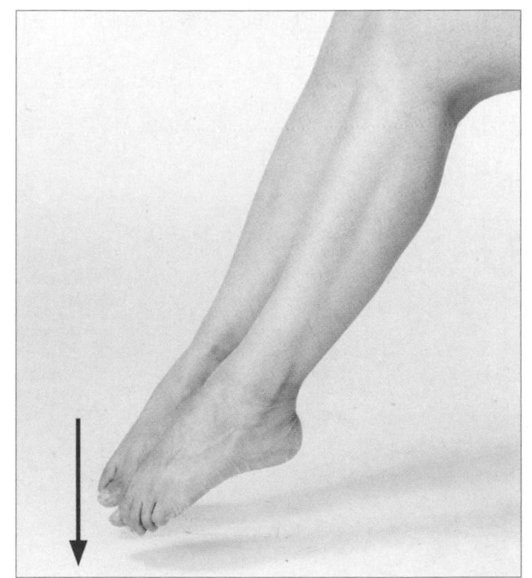

腳掌上下

促進壞氣從湧泉穴排出

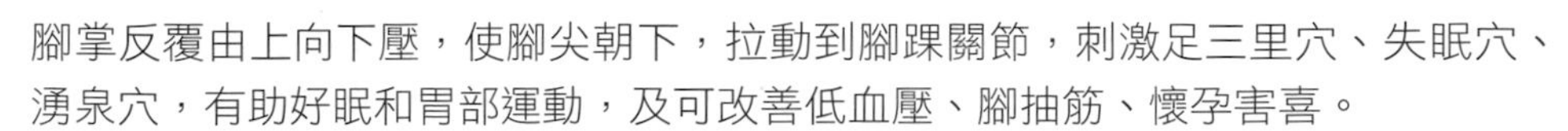

腳掌反覆由上向下壓，使腳尖朝下，拉動到腳踝關節，刺激足三里穴、失眠穴、湧泉穴，有助好眠和胃部運動，及可改善低血壓、腳抽筋、懷孕害喜。

F 小腿 腳底 49

小腿抽筋

小腿或腳趾肌肉痙攣 平日多鍛鍊腳趾

【症狀】抽筋就是「肌肉痙攣」，最常發生在小腿和腳趾。引起抽筋的原因有：劇烈運動後乳酸堆積、骨刺或椎間盤壓迫到坐骨神經、血液循環不良、服用利尿劑或血脂藥、水分攝取不足以致電解質不平衡、維持某姿勢過久造成肌肉疲勞等。

【改善要領】「鼻吸少、鼻呼多」可增加細胞含氧量，舒緩不適。平日多做「腳趾比一四」刺激末梢神經，促進下半身氣血循環。**「腳掌上下」能預防抽筋，夜間抽筋休息之後做，也能安撫緊繃肌肉**，重新好好睡一覺。

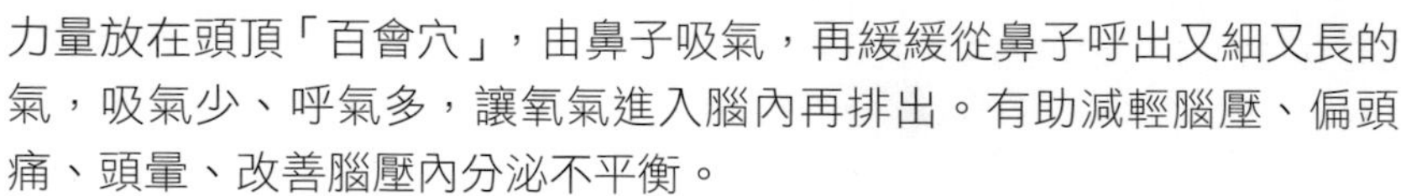

動作示範 1-2

增加含氧量，舒緩不適

力量放在頭頂「百會穴」，由鼻子吸氣，再緩緩從鼻子呼出又細又長的氣，吸氣少、呼氣多，讓氧氣進入腦內再排出。有助減輕腦壓、偏頭痛、頭暈、改善腦壓內分泌不平衡。

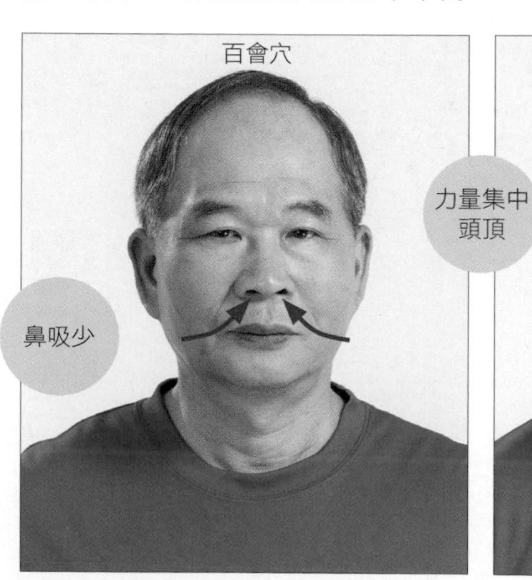

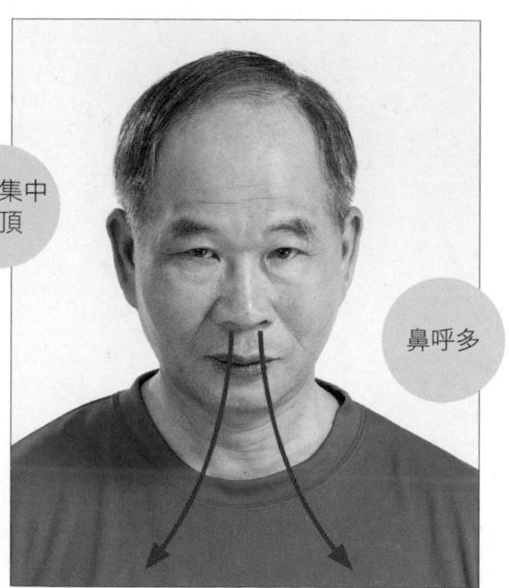

【注意】青春期和懷孕期間，特別容易發生小腿抽筋，必需留意「鈣、鎂」的攝取，並確保「維生素B、E」充足；夏天電風扇和冷氣不要直接對著腳吹，冬天則要盡量讓下肢保暖，能減少抽筋的發生。**以下3項對症動作孕婦都能做**，進行「腳趾比一四」、「腳掌上下」時，請坐在安全的椅子上或平躺在床上做，小心不要摔倒。

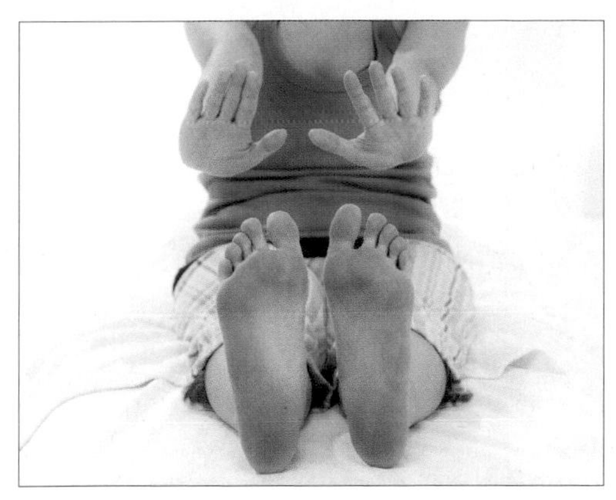

▲即使孕婦、生病臥床，也能做腳部自癒運動，防治抽筋、促進末梢血液循環。

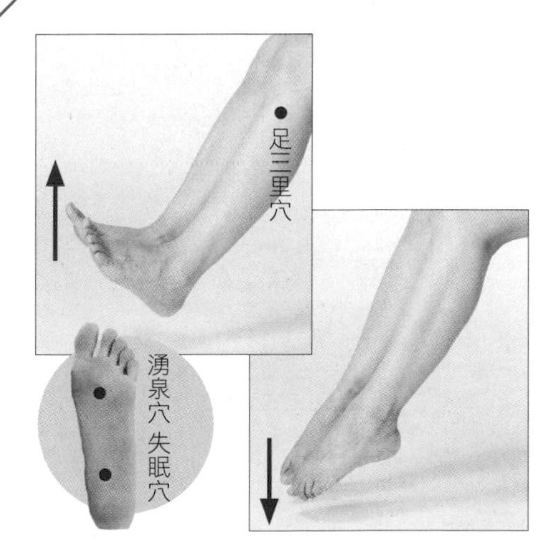

腳掌上下

動作示範 3-5

紓解腿腳緊繃筋肉

腳掌反覆由上向下壓，使腳尖朝下，拉動到腳踝關節，刺激足三里穴、失眠穴、湧泉穴，有助好眠和胃部運動，及可改善低血壓、腳抽筋、懷孕害喜。

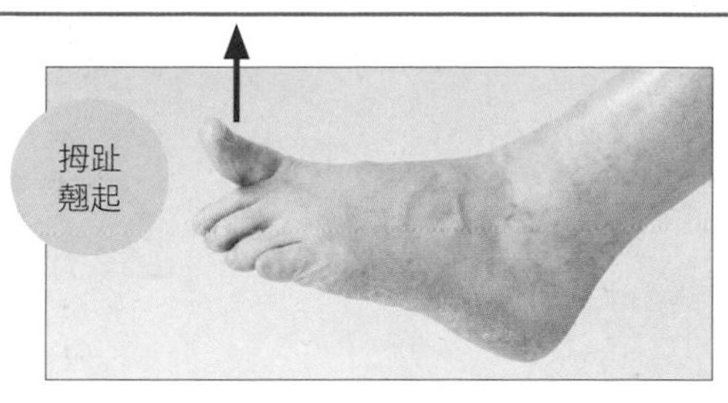

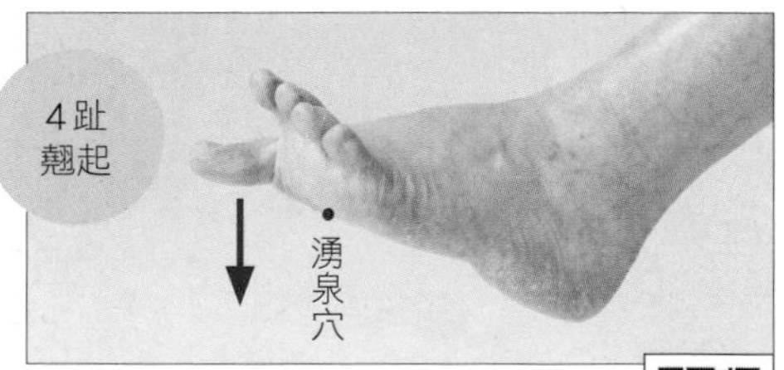

腳趾比一四

刺激末梢和下身血液循環

同「手指比一四」，雙腳拇趾與4趾交互抬落，拉動腳趾，刺激末梢神經和血液循環，可改善腳冰冷、懷孕害喜。

F 小腿腳底 50

腳踝扭傷

固定勿動、冰敷2~3天消腫再做腳踝自癒運動

【症狀】腳踝扭傷就是腳踝韌帶受到過度的拉扯或扭轉，以致受傷疼痛，是最常見的運動傷害和意外傷害。腳踝扭傷的**急性期必需設法固定傷處**，**還要避免走動**，以免受到二次傷害；同時應冰敷2~3天，沒做冰敷時，可用彈性繃帶從腳背往小腿包紮加壓，並盡可能將傷肢抬高，以降低腫脹。

【改善要領】等消腫後再做「腳踝左右擺」，訓練腳板適應內外翻角度、鍛鍊腳跟強度。做「腳掌上下」和「腳趾比一四」，可訓練腳踝關節和末梢神經的靈活度。

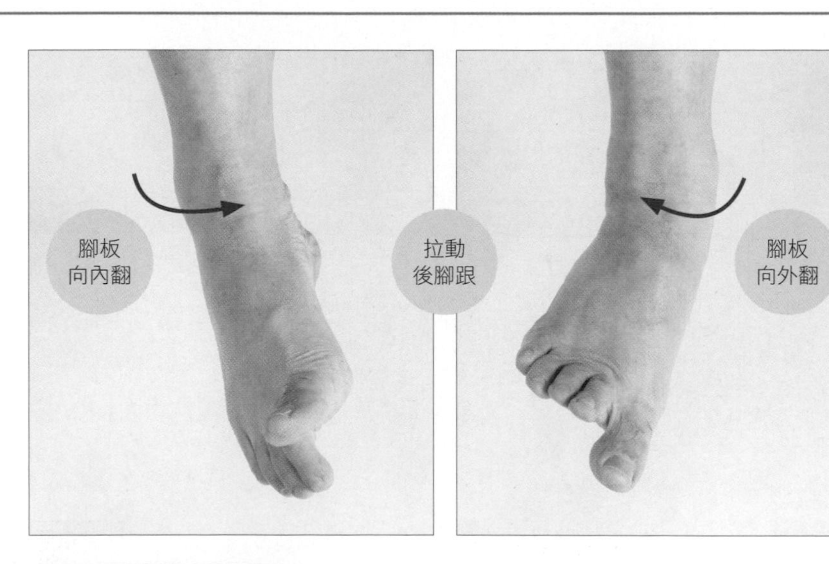

腳踝左右擺

訓練腳板活動角度

單腳或雙腳同時做皆可。腳離地，腳板向外、向內交替擺動，反覆3分鐘。可拉動腳後跟，緩解僵硬疼痛、足底筋膜炎；刺激此區子宮卵巢反射區，改善卵巢疾病。

【注意】腳踝扭傷需要時間讓身體自我修復，這段期間盡量勿走勿動，避免再度扭傷；遵照醫囑耐心復健至完全康復，否則很容易變成習慣性扭傷。

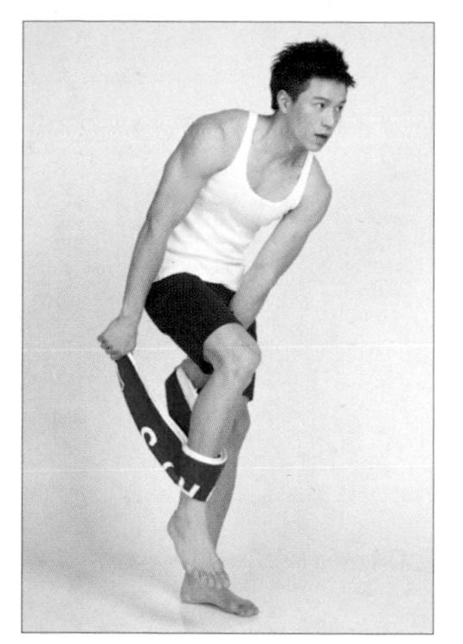

▶ 意外無法避免，但鍛鍊腳踝強健，可以避免扭到時的傷害程度。

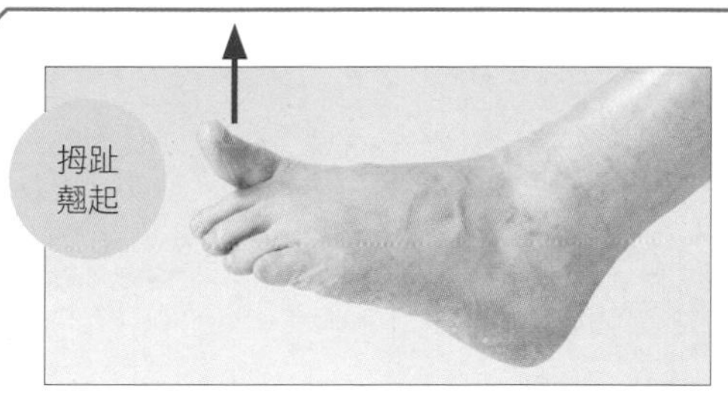

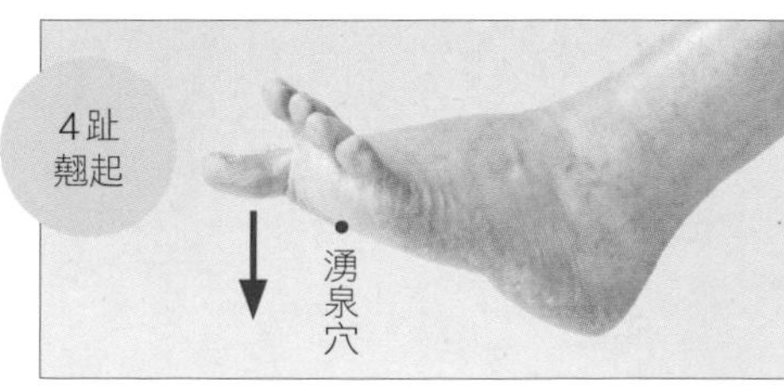

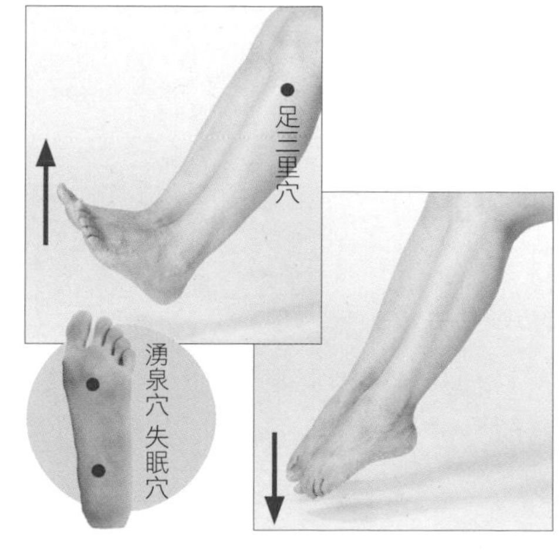

腳趾比一四

動作示範 3-4

靈活末梢神經

同「手指比一四」，雙腳拇趾與4趾交互抬落，拉動腳趾，刺激末梢神經和血循，可改善腳冰冷、懷孕害喜。

腳掌上下

動作示範 3-5

強化腳踝關節

腳掌反覆由上向下壓，使腳尖朝下，拉動到腳踝關節，刺激足三里穴、失眠穴、湧泉穴，有助好眠和胃部運動，及可改善低血壓、腳抽筋、懷孕害喜。

F 小腿腳底 51

腳跟痛・腳底痛・足底筋膜炎

後跟阿基里斯腱損傷
腳底足底筋膜發炎

【症狀】腳跟痛指「跟腱」拉傷，就是「阿基里斯腱」受損引發疼痛。阿基里斯腱從後小腿肌連到腳跟骨，離地跳躍若不小心，常造成阿基里斯腱發炎或斷裂，引起急性疼痛，過度使用也易導致阿基里斯腱慢性發炎而疼痛。腳底痛指「足底筋膜炎」，足底筋膜是足弓的支撐，若久站、走路、負重、鞋不合宜而承受過大壓力，即緊繃、發炎疼痛。

【改善要領】做「腳踝左右擺」和「腳掌上下」，讓腳板習慣上下內外翻，讓腳跟適應轉動的力量，腳底也獲得伸展。

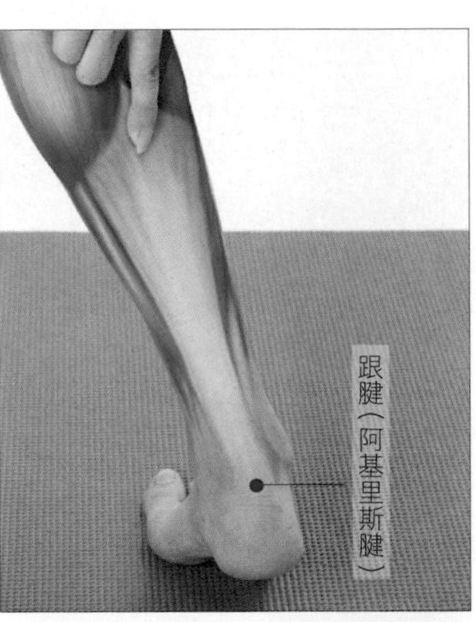

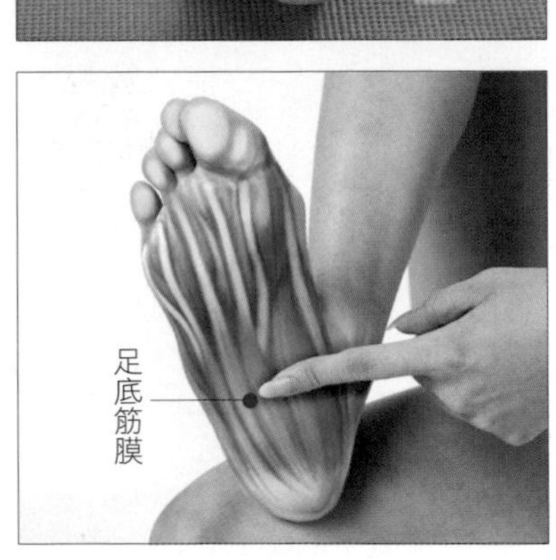

【注意】「阿基里斯腱」（跟腱）是人體數一數二強壯的肌腱，走路、跑步、彈跳都會運用到它。在跟腱拉傷的復健過程，**增加關節靈活度和增加小腿肌力一樣重要**；而扁平足的人容易在運動中拉傷跟腱，除了加強前述兩種能力，有必要針對足弓塌陷的特性，去選擇合適的運動鞋。此外，「足底筋膜炎」的典型症狀，則是早晨起床一踩到地就劇痛，合宜的鞋對於預防此症也有幫助。男女性的「生殖器反射區」位在腳跟到足底處，**發生「足底筋膜炎」代表男性睪丸退化，女性子宮、卵巢退化**。

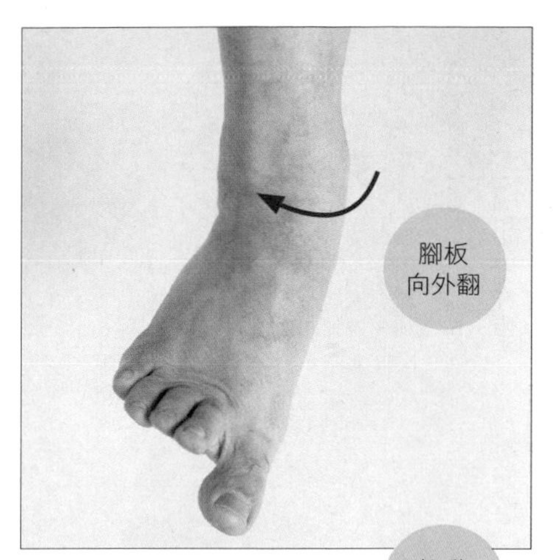

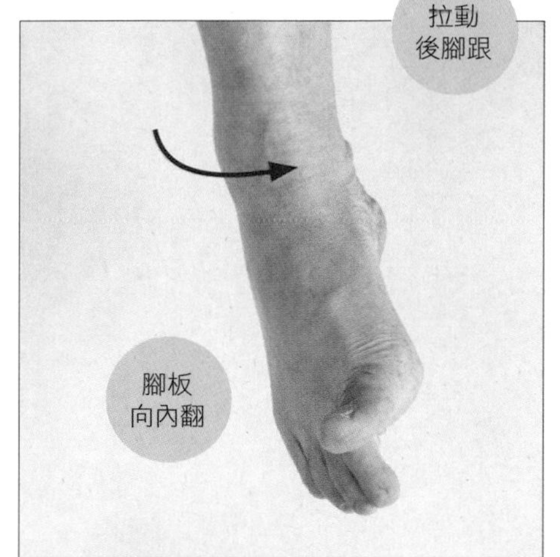

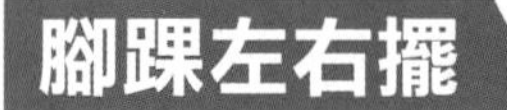

腳踝左右擺

動作示範 3-6

讓腳板靈活左右轉動

單腳或雙腳同時做皆可。腳離地，腳板向外、向內交替擺動，反覆3分鐘。可拉動腳後跟，緩解僵硬疼痛、足底筋膜炎；刺激此區子宮卵巢反射區，改善卵巢疾病。

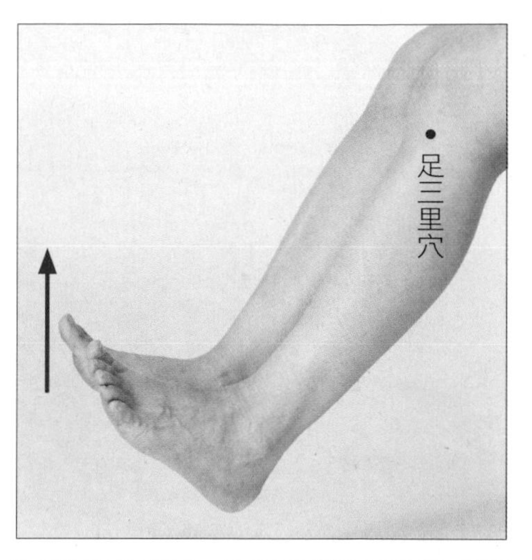

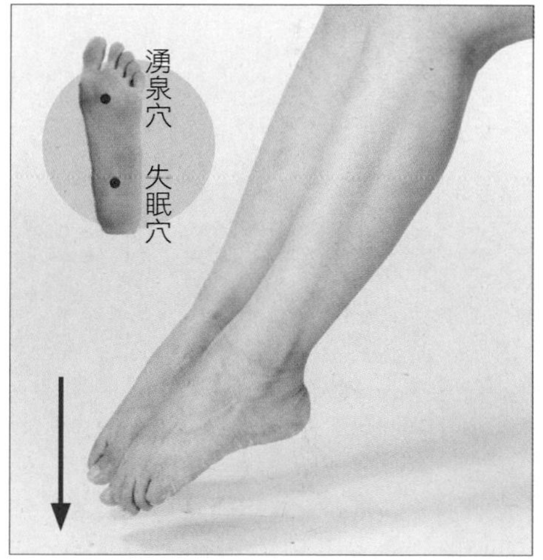

腳掌上下

動作示範 3-5

讓腳板靈活上下活動

腳掌反覆由上向下壓，使腳尖朝下，拉動到腳踝關節，刺激足三里穴、失眠穴、湧泉穴，有助好眠和胃部運動，及可改善低血壓、腳抽筋、懷孕害喜。

F 小腿腳底 52

腳麻

形成原因很多 最常見壓迫性神經炎

【症狀】「椎間盤突出」或「椎管狹窄」引起神經壓迫、糖尿病造成足周邊神經病變、動脈硬化、靜脈阻塞、跗管症候群，都是腳麻的原因。臨床以「壓迫性神經炎」最常見，許多腰椎間盤突出、長骨刺、脊椎側彎、腰肌扭傷的病患都會腳麻，嚴重還會造成神經損傷。中醫看腳麻，全然是**氣滯血瘀造成**，**需設法讓氣血通暢才能改善**。

【改善要領】「繞舌頭」可運動中樞神經，改善神經麻痺。「腳板轉圈」和「腳趾比一四」是針對腳部做鍛鍊，有利氣血流通。

【注意】「腦中風」也會造成突然的麻痺感，**即使出現在腳部，還會覺得單側臉部或肢體無力**，這是鑑別的特點。

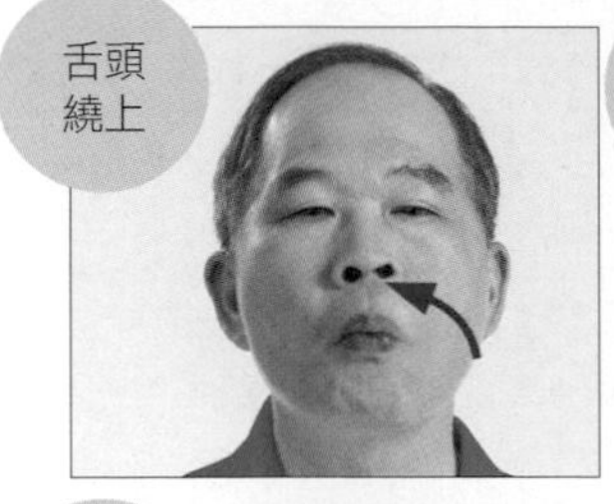

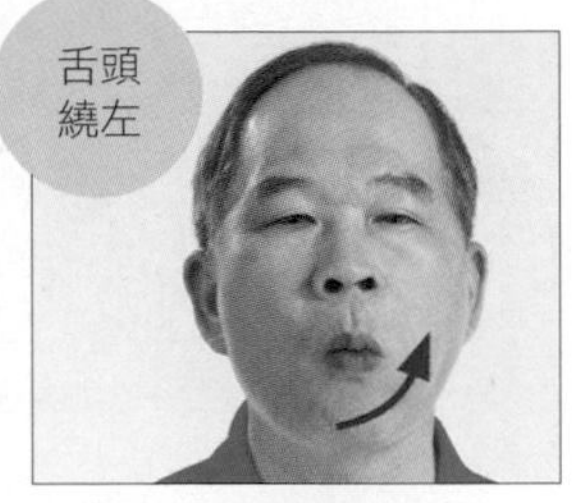

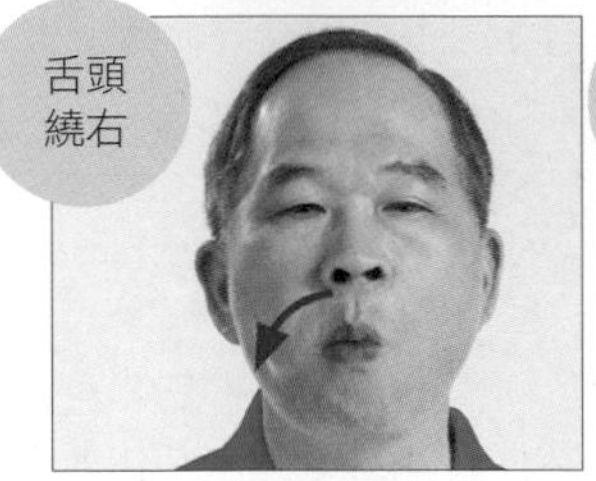

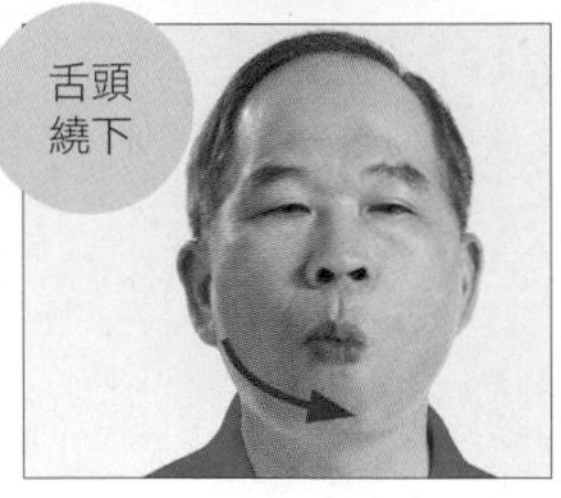

繞舌頭

動作示範 5-3

運動中樞，改善麻痺

舌尖沿著上下排牙齒的外側繞圈，可運動中樞神經，改善脊椎疼痛和神經麻痺，也是口吃、帕金森氏症、中風後的復健運動。

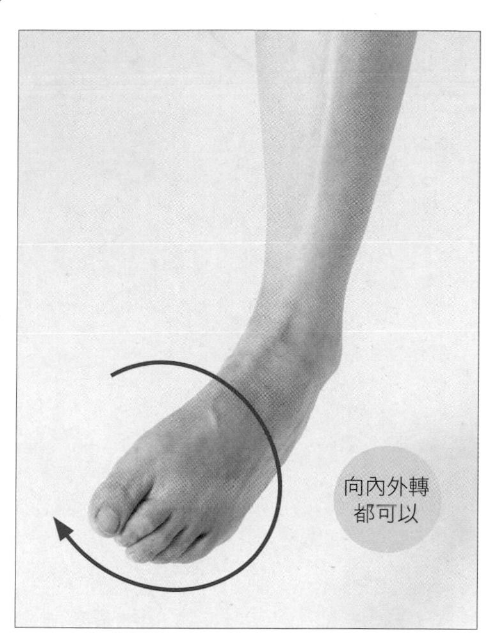

腳板轉圈

強化腳部和氣血

腳板轉圈可拉動腳踝關節（向內、向外轉都可以），促使病氣下降至腳，有助改善骨炎背痛引起的頭痛胸緊。

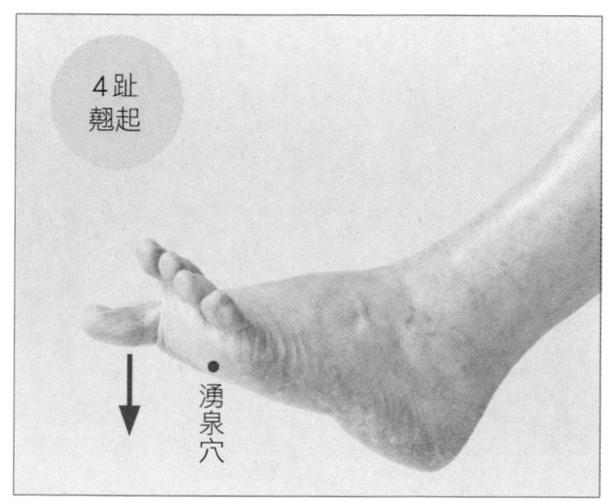

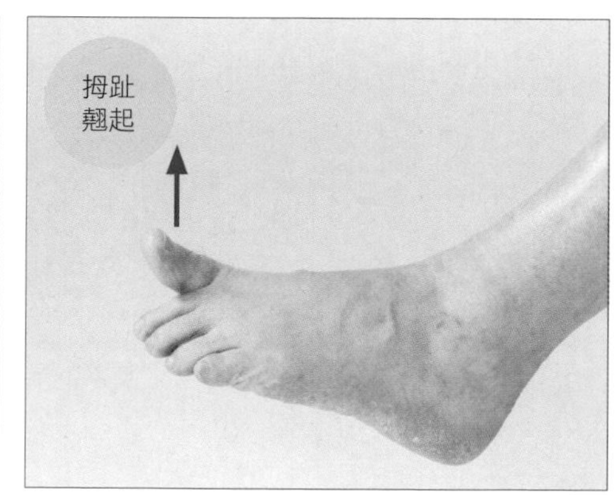

腳趾比一四

運動末梢神經

同「手指比一四」，雙腳拇趾與4趾交互抬落，拉動腳趾，刺激末梢神經和血液循環，可改善腳冰冷、懷孕害喜。

F 小腿腳底 53

腳拇趾外翻

拇趾向第二趾傾斜受壓變形使站和走會痛

【症狀】腳拇趾根部關節脫位，向第二趾方向傾斜15度以上，並擠壓到第二趾，而拇趾根部突出和鞋摩擦而發炎、腫痛、變形。造成原因有三：一是先天腳拇趾特別短且足弓特別低；二是長時間穿高跟鞋；三是走路姿勢不正確，都造成拇趾承受過大壓力。拇趾外翻嚴重時，**不僅腳拇趾肌力變差，還會影響站立的平衡，走路也會疼痛**。

【改善要領】多做「抓腳趾」動作，一來透過腳趾抓毛巾對歪斜的大拇趾做矯正，二來要訓練所有腳趾的末梢神經。

【注意】本症患者在疼痛時幾乎無法穿鞋，走路也會跛足，很多人受不了而接受手術治療。建議平時以寬楦頭的鞋子取代尖頭鞋，且鞋跟不宜過高，讓全身重量平均分布在整個足底；必要時選購有防震功能的鞋，對拇趾外翻應能有所改善。

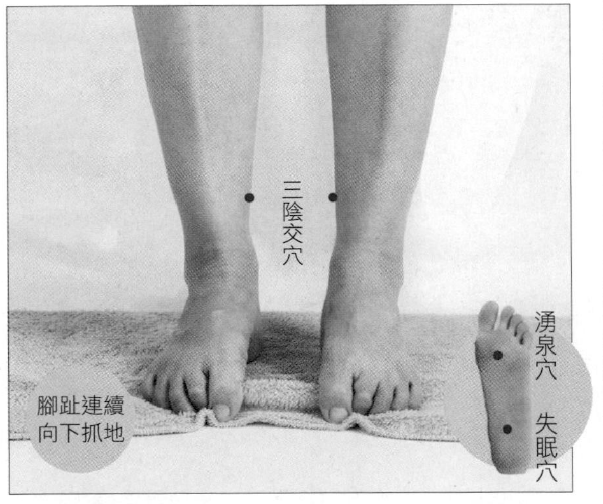

抓腳趾

動作示範 3-8

矯正趾骨位置，運動末梢

站著或坐著，腳掌貼地，腳趾5趾連續做抓地動作，可拉動活絡腳趾末梢神經、預防骨骼鈣質流失。做時可在腳下鋪毛巾，避免磨傷腳皮。

F 小腿腳底 54

痛風

尿酸鹽晶體積在關節 造成發熱、紅腫、痠痛

【症狀】一般正常時，尿酸會在血液裡分解，經腎臟過濾，隨尿液排出。但**當血中尿酸增加或腎臟機能降低**，尿酸鹽晶體會沉積在關節之間，沉積處會發生在腳拇趾和手指關節，最常嚴重發熱、紅腫和痠痛，這就是讓很多人困擾的「痛風」。

【改善要領】做「鼻吸少、鼻呼多」讓腦有氧，活化細胞代謝。做「拉下巴」提升免疫力。做「縮小腹」強化腹腔臟器和循環，做「推手造血」排除血中廢物。「腰上下拉」讓腰腎不好的熱氣從耳朵跑掉。「手貼耳、腰上下拉」強化腎臟機能，可改善痛風和尿酸，耳朵摀住會讓壞氣從皮膚毛孔散逸，減輕腎臟負擔。

【注意】從中醫角度來看，**痛風是腎機能不佳，所吃食物也有問題**，以致身體酸鹼性偏差。患者以男性居多，女性患者大都在更年期後才發病。常吃高普林食物、體重超標、經常飲酒、不喝水、長期服用利尿劑、有高尿酸血症和痛風家族病史的人，是本症的高危險群。此即現代人繼三高問題之後，第四高「高尿酸」由來。

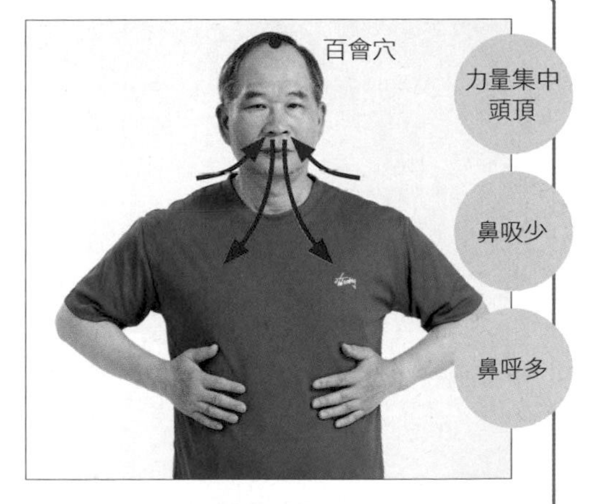

鼻吸少、鼻呼多

活化細胞代謝

力量放在頭頂「百會穴」，由鼻子吸氣，再緩緩從鼻子呼出又細又長的氣，吸氣少、呼氣多，讓氧氣進入腦內再排出。有助減輕腦壓、偏頭痛、頭暈、改善腦壓內分泌不平衡。

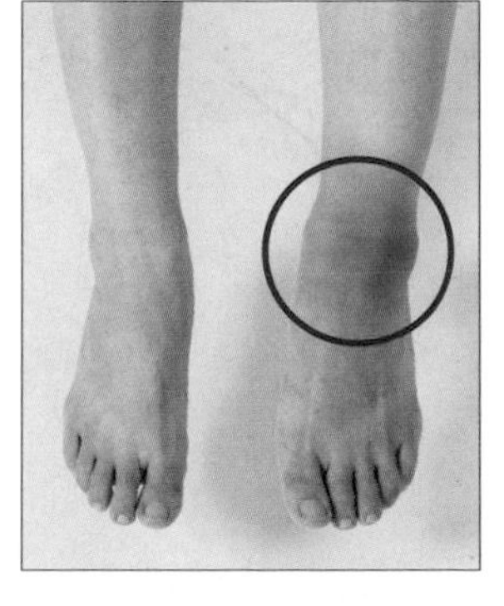

◀痛風最常發生在腳手關節處，單邊或雙邊都有可能，比較另一邊的腳手粗細就可看出，該處也有熱腫痠痛感。

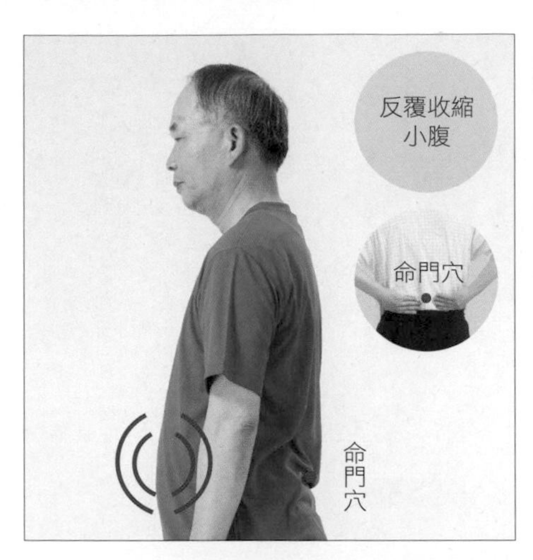

縮小腹

強化腹腔臟器代謝

反覆收縮肚臍周圍的腹肌，拉動下腹部與丹田，與後腰中心「命門穴」產生共振。可改善氣血不足或血液滯留；促進下身內分泌，強化腸胃、子宮與膀胱。

★但注意飯後90分鐘內勿做。

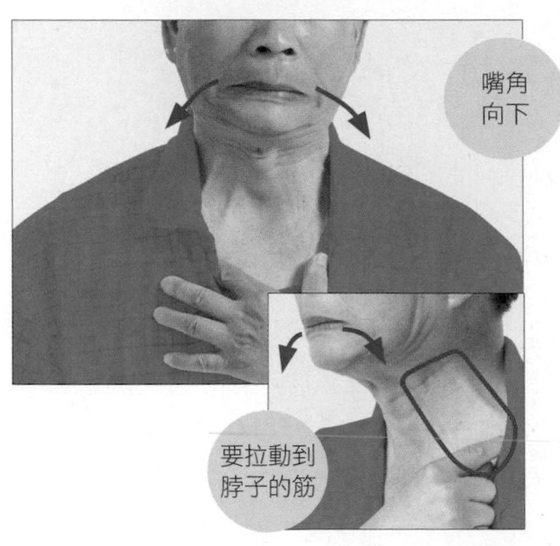

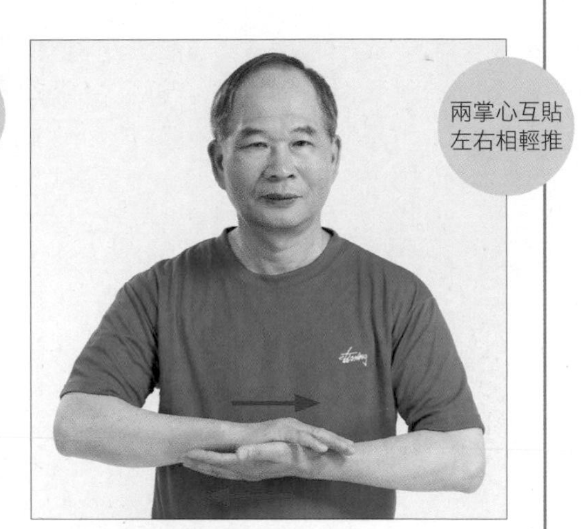

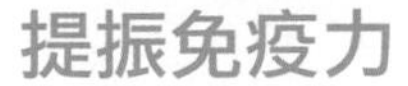

拉下巴

提振免疫力

嘴角向下用力，似齜牙裂嘴狀，可拉動頸部、前胸及腺體，刺激甲狀腺、乳腺、淋巴腺，提升上半身內分泌和免疫力。

推手造血

促排血中廢物

掌心相貼，僅用掌心之力左右相輕推。促進造血、改善貧血；同時加速血液循環，有助排除血中廢物，及改善高血脂、平衡白血球與紅血球。

腰上下拉

促腰腎壞氣從耳朵排出

將力道集中在腰部肌肉，反覆往上下拉動，可運動連接上身與下身之間的脊椎，直接改善腰痠、僵直性脊椎炎、骨刺。

★**腰受傷者慢慢地做，找到不痛的角度來做即可。**

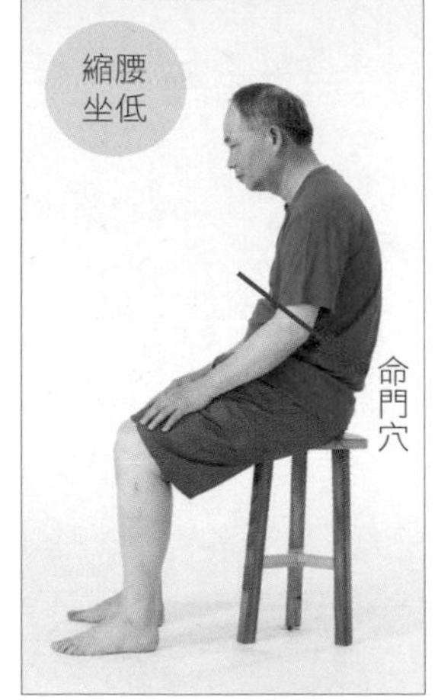

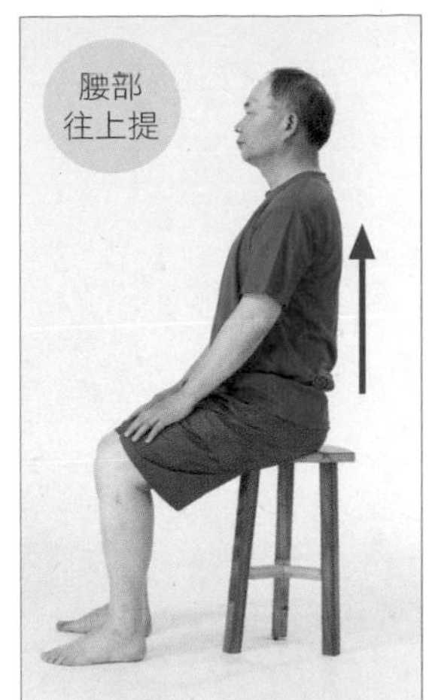

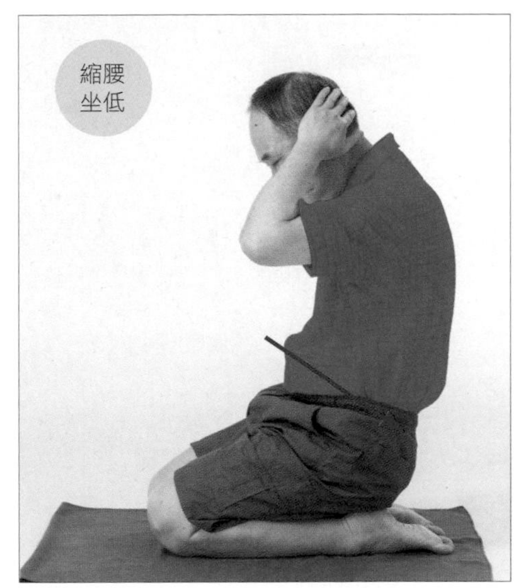

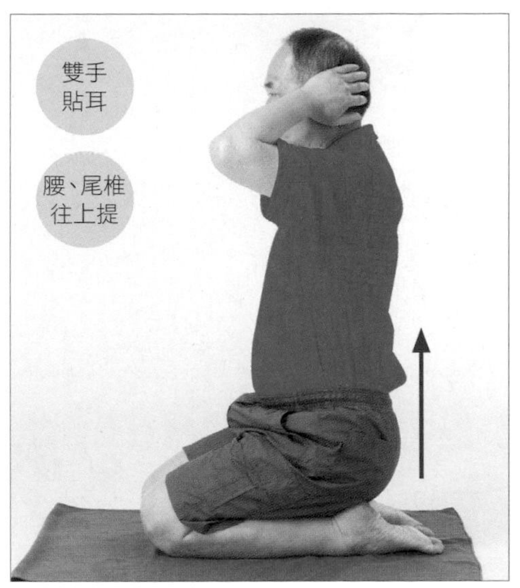

手貼耳、腰上下拉

促腎臟壞氣從皮膚排出

雙手貼耳，同時做「腰上下拉」，縮腰時身體盡量放低，做完後身體會發熱並出汗。可運動到腎臟，改善腎臟功能退化（用於複雜的腎臟疾病）及痛風（排除尿酸）。

全身痠痛病症 VS. 自癒運動索引

A 頭臉・頸部病痛

B 胸腹・骨盆・鼠蹊病痛

C 後腰・背部病痛

D 肩膀・手臂病痛

序	病痛／自癒運動	頁碼
33	手麻（P172～173）	
	推手造血	45
	繞舌頭	67
	手指比一四	45
	縮小腹	74
34	網球肘・高爾夫球肘（P174～175）	
	手腕上下搖	49
	手腕左右搖	49
	鼻吸少、嘴呼多	38
35	電腦手（P176～177）	
	手指比一四	45
	轉手	50
	新疆舞	70
36	媽媽手（P178～179）	
	鼻吸少、嘴呼多	38
	手腕左右搖	49
	張手	47
	手指比一四	45
37	板機指（P180）	
	手指比一四	45
	張手	47
38	手指關節僵痛（P181～183）	
	推手造血	45
	拉下巴	63
	新疆舞	70
	縮小腹	74

序	病痛／自癒運動	頁碼
31	肩膀痠痛（P168～169）	
	新疆舞	70
	轉手	50
	手腕繞圓圈	51
	張手	47
32	五十肩（P170～171）	
	鼻吸少、嘴呼多	38
	推手造血	45
	縮小腹	74
	張手	47
	新疆舞	70

E 臀部・大腿・膝蓋病痛

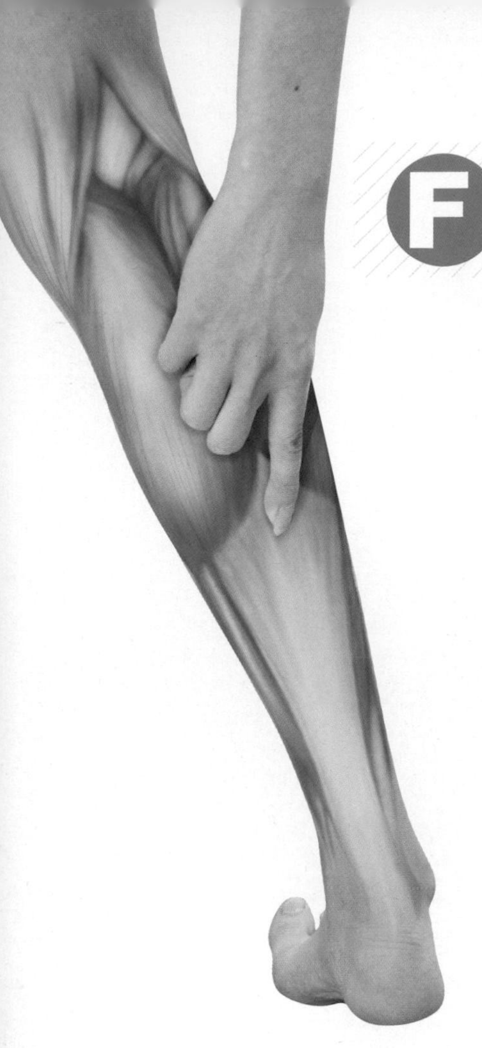

F 小腿・腳底病痛

序	病痛／自癒運動	頁碼
48	小腿水腫（P206～207）	
	縮小腹	74
	腳板轉圈	57
	腳掌上下	56
49	小腿抽筋（P208～209）	
	鼻吸少、鼻呼多	38
	腳趾比一四	55
	腳掌上下	56
50	腳踝扭傷（P210～211）	
	腳踝左右擺	56
	腳掌上下	56
	腳趾比一四	55
51	腳跟痛・腳底痛・足底筋膜炎（P212～213）	
	腳掌上下	56
	腳踝左右擺	56
52	腳麻（P214～215）	
	繞舌頭	67
	腳板轉圈	57
	腳趾比一四	55
53	腳拇趾外翻（P216）	
	抓腳趾	57
54	痛風（P217～219）	
	鼻吸少、鼻呼多	38
	縮小腹	74
	推手造血	45
	拉下巴	63
	腰上下拉	81
	手貼耳、腰上下拉	83

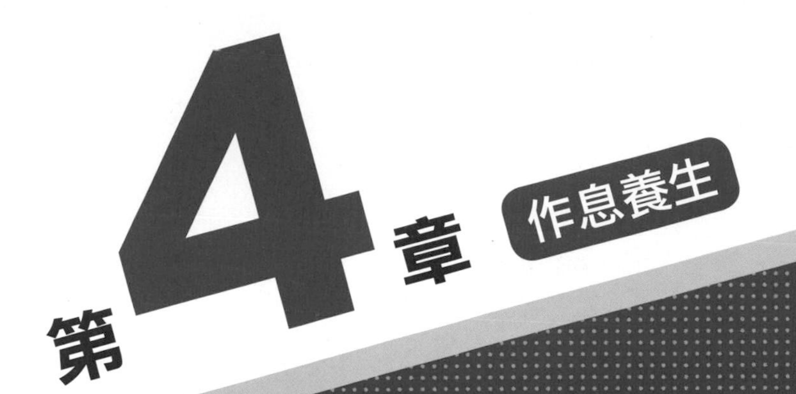

無痠無痛的輕鬆人生，把握黃金時段做自癒運動養生！

融合作息做自癒療法，治瘦保健效果更好！

融合一天作息時段做「人體自癒療法」重點動作，保健效果最是彰顯。再次提醒你練習原則，可視習慣、體力、症狀彈性選擇。

❶一次做1個動作，一個動作做3分鐘，每天做5次。避免一次就把5次做完。

❷飯後120分鐘內勿做腹部「定肌法」；飯後90分鐘內勿做「縮小腹」、「減肥運動」、「胃部運動」（第74、76、76頁）。

❸生活再忙，每天至少做這4個動作，就能促進氣血循環，達到基本的治瘦防病效果：①拉下巴．②縮小腹．③推手造血．④提肛。（第63、74、46、77頁）

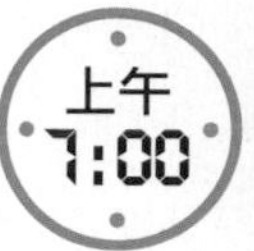

剛起床時 暖身×呼吸排氣

鼻吸、嘴呼、至腹部 活化氣血 促排氣

鼻子吸氣到胸部，再嘴巴呼氣到腹部使鼓起，促進氣血循環、四大組織暢通。每早以呼吸、推手造血、活動手腳關節等運動，來喚醒身體機能、排除廢氣。

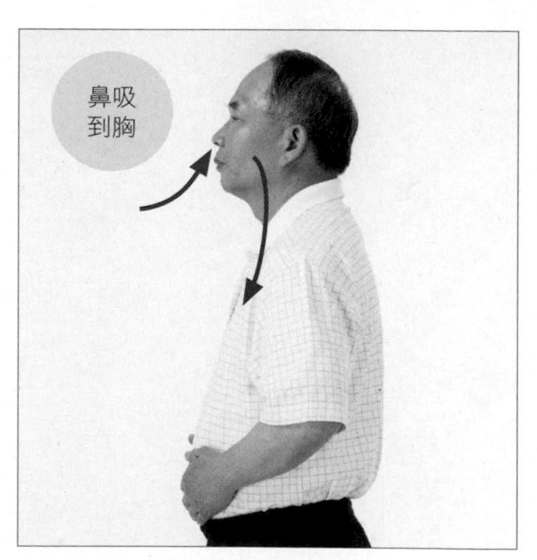

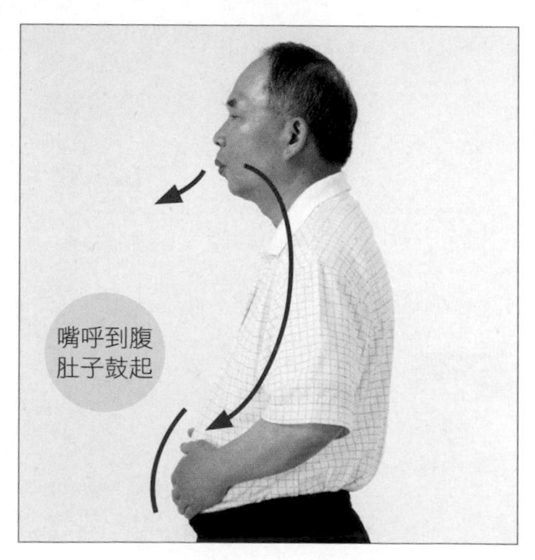

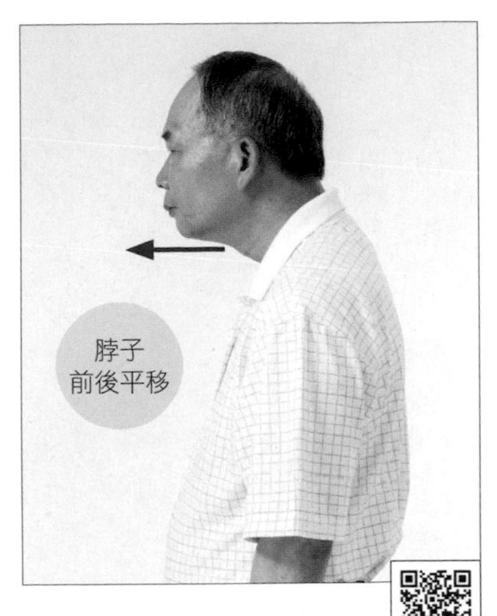

新疆舞

動作示範 6-1

改善起床時下背痛 **胸悶**
活絡頸關節

脖子前後平移拉動，可改善頸背痠痛、僵直性脊椎炎，以及鼻子過敏、中樞神經失調、預防感冒。

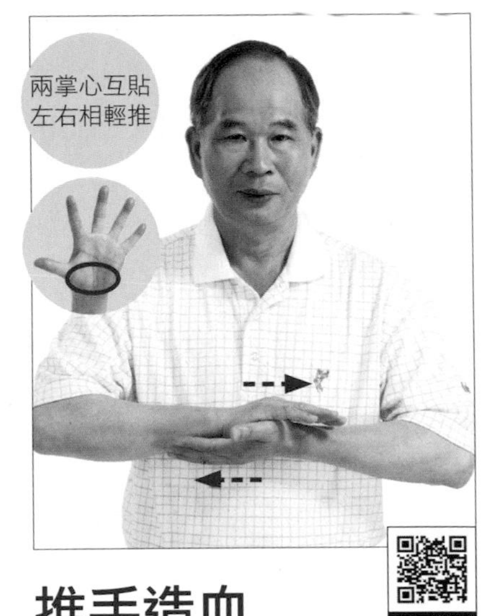

推手造血

動作示範 2-2

促進血液循環 **暖身**

兩掌心平貼、僅用掌心之力相輕推，可加速血液循環，喚起精神，擁有好氣色；有益改善貧血和高血脂。

拉下巴

動作示範 4-2

活化甲狀腺 **乳腺** **淋巴腺**

嘴角兩邊向下用力拉，好像齜牙裂嘴的表情。要拉到脖子上的筋，反覆拉動3分鐘；動作要確實，不貪快。可拉動刺激頸部、前胸、上身腺體（甲狀腺、乳腺、淋巴腺），提升免疫力，每天必做。

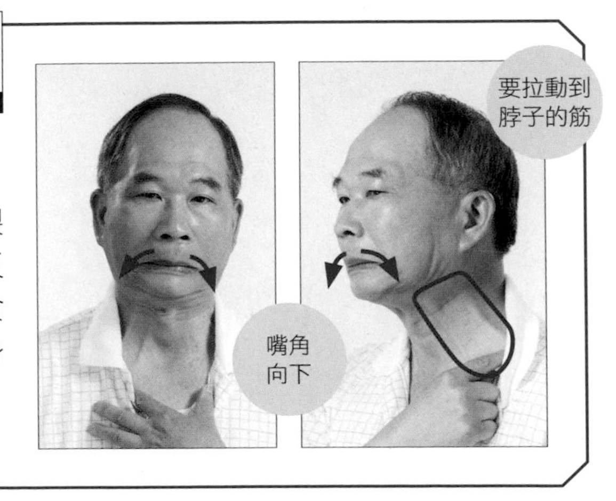

多動手腳腰打氣活血，空氣差勿做呼吸運動！

很多董事長或努力打拚的業務員常問我，「我工作很忙，怎麼會有時間運動？」可是，也有因病術後來找我上課的CEO有感而發，「現在我每天都不只做5次自癒運動，希望早點好起來。沒有健康哪裡都不能去，還要麻煩家人……。」我們不是沒有時間做運動，只是沒有把**「自己照顧自己」**這件事情擺在生活的第一位順位。

上班族在每天通勤路上，搭車或開車就能邊做自癒運動，以活動手腳末梢、腰部「命門穴」幫自己打氣活血，提供一天活力。但路上空氣差，避免做呼吸運動。

上午8:00 通勤坐車 舒張四肢×活動腰臀

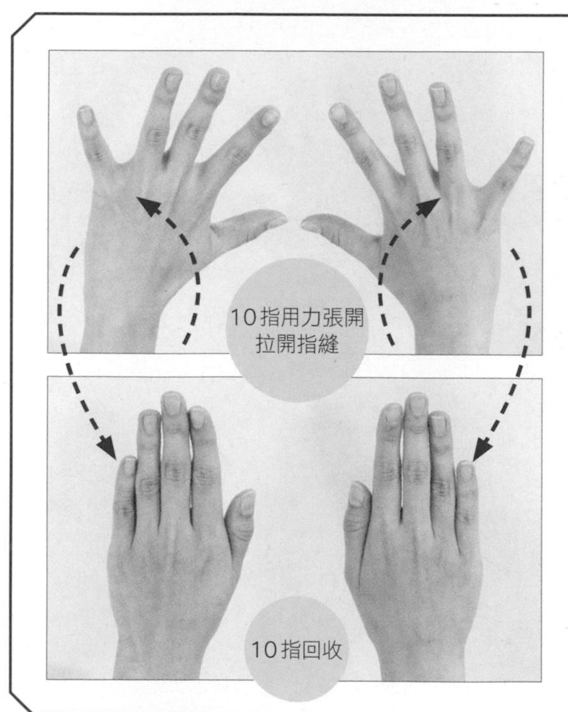

張手

排除病氣

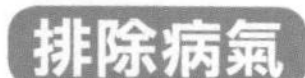

改善手、腋下腫脹

雙手10指重複張開、收縮，促使病氣從指縫排出。手指、手腕、轉手、捏腋窩等手部動作，在大眾交通工具上做不致於太突兀；而馬路上空氣不好，不宜做「呼吸運動」。

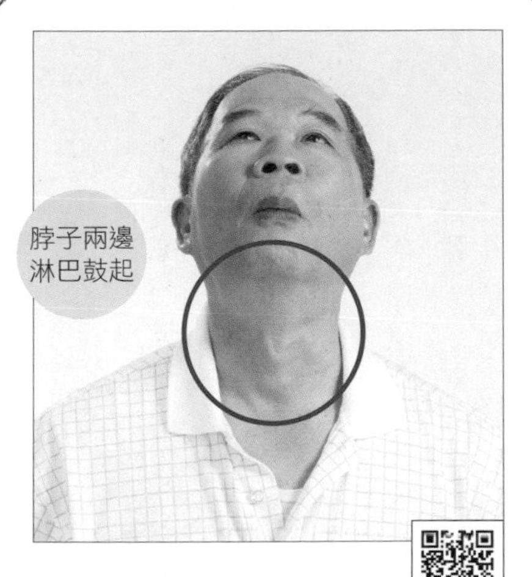

吞舌根

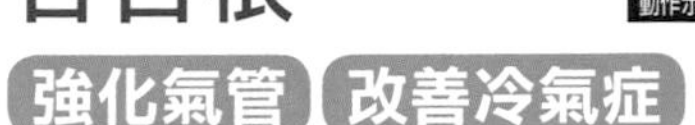

嘴巴閉著，舌根平行往前後伸縮，使脖子兩邊淋巴腺鼓起。有助強化氣管與肺部、運動肺部，防治咽喉發炎、扁桃腺、甲狀腺、肺疾問題。

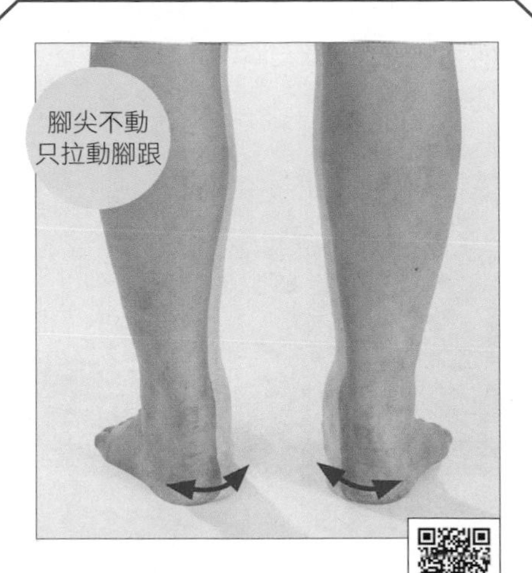

動腳跟

久站腳痠　運動胯部

等車或搭車久站時，腳尖不動，腳跟向內、向外微微拉動，運動到胯部與臀部，有助耐站、不易疲累。

腰上下拉

久坐腰痠　脊椎運動　避免骨刺

力道集中在腰部肌肉，反覆上下拉動腰部和脊椎，避免坐車腰痠、腰痛，改善骨刺、僵直性脊椎炎。

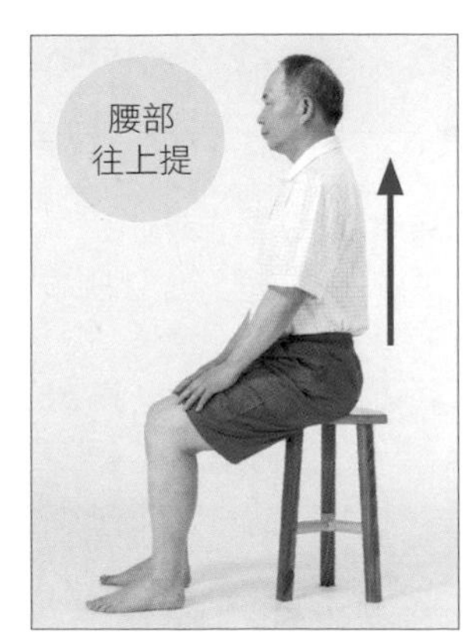

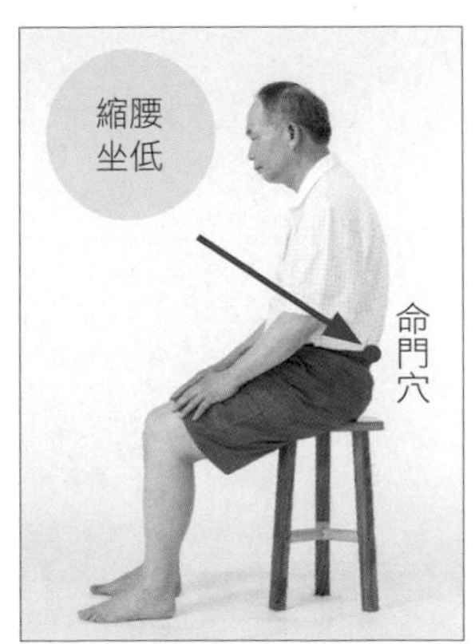

痠痛過勞壓力招百病，呼吸、伸展促排病氣！

「上班族症候群」、「3C症候群」、「痠痛症候群」、「代謝症候群」……，勞碌的現代人自己製造了很多文明病，症狀包含急性、慢性的疑難雜症都有，90%連醫生也檢查不出原因。根據學員們的狀況，我通稱這些是**「生活習慣病」**，工作過勞、久坐不動、小痠小病不處理所導致。

建議大家要改正致病的惡習，同時利用零碎時間做人體自癒運動：呼吸、眼睛運動有助紓壓醒腦；點頭拉頸部、轉動雙臂、弓背有助治痠解痛。**身心壓力都消除了，也能降低失眠、失智、憂鬱症發生率。**

下午 3:00 工作休息 頭眼頸減壓×關節伸展

鼻吸少、鼻呼多 減輕腦壓 頭痛頭暈

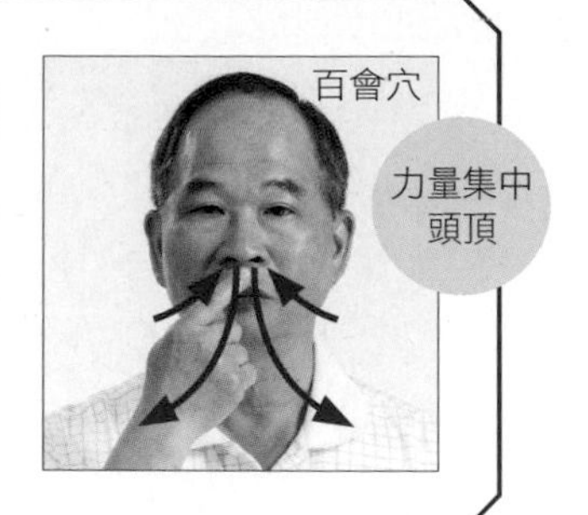

常到下午就偏頭痛的上班族宜多做。力量放在頭頂「百會穴」，鼻子吸氣少，呼氣細長多，讓氧氣進入腦再排出，減輕腦壓、偏頭痛、頭暈、改善腦壓內分泌不平衡。

張閉眼皮

眼睛疲勞 乾眼症 假性老花 假性近視

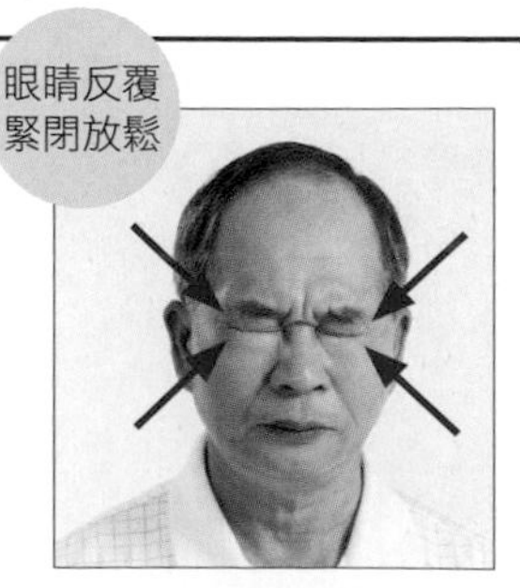

雙眼反覆緊閉、放鬆，拉動眉首和視神經，可改善眼睛疲勞、乾眼症、眼疾等，3C族、假性老花、假性近視者尤其要多做。

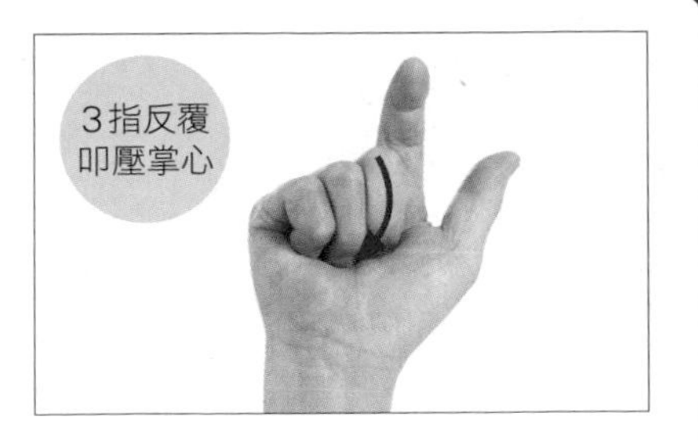

手指壓掌心

記憶力衰退 **預防失智**

反覆用中指、無名指、小指用力叩壓掌心，有助提高記憶力、改善記憶退化。

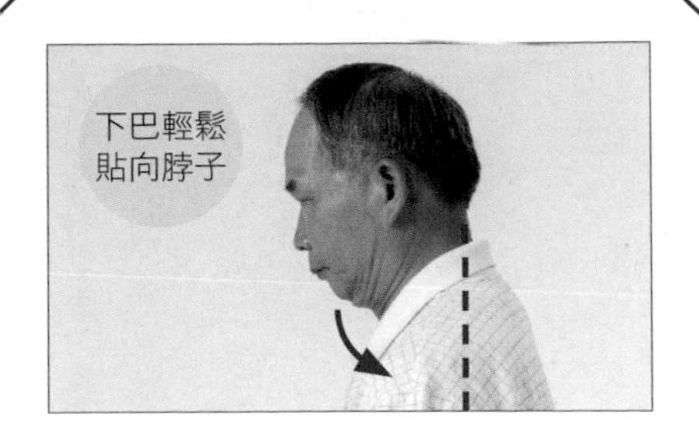

點頭

硬頸 **消除壓力**

下巴輕鬆貼向脖子，拉動後頸部和腦下垂體，可消除頭頸壓力、提升記憶力、預防痴呆、促進生長。

轉手 **肩膀痠痛** **五十肩**

手臂伸直，雙手握拳或張開，向內、向外轉動，可拉動肩膀，改善肩膀痠痛、五十肩。

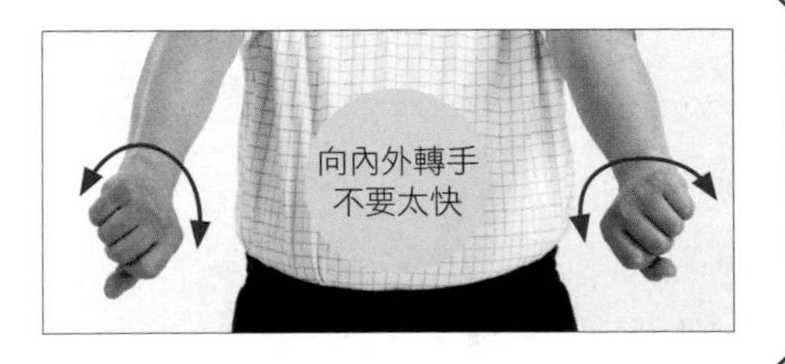

弓背

紓緩背痛 **改善胸悶**

久坐常引起背痛、胸悶，可做雙肘彎曲、反覆夾胸擴背的動作，拉動後背和胸椎來緩解。

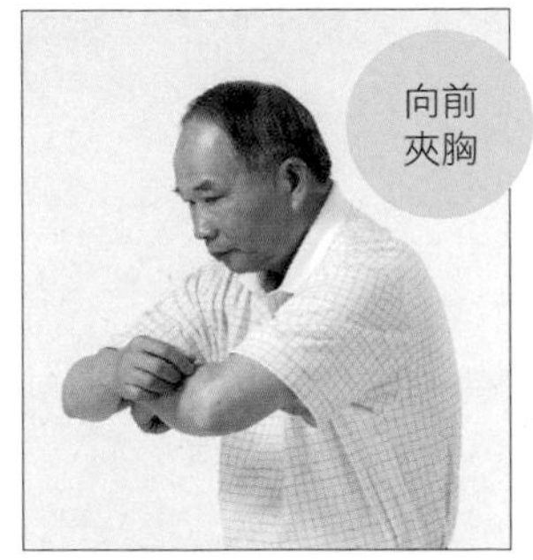

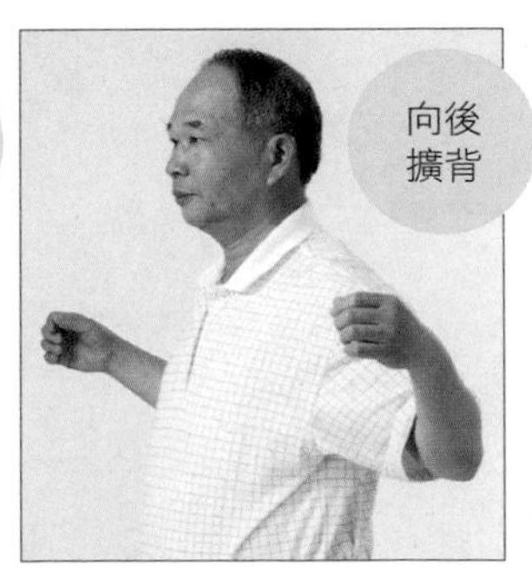

善用最佳燃脂時段，下午運動效果加倍！

大多數的痠痛病症，都能藉由做人體自癒療法運動來防治；針對重病術後的調養，也能幫助減緩不適、恢復體力。即使平常就身強體壯、鮮少不適的人，隨著生理時鐘老化，代謝會越來越慢、肌肉也會流失越來越多，不僅讓我們變胖，伴隨四高等各種代謝症候群，也會失去運動、活動、甚至行動的功能和品質。

對抗衰老虛胖，運動是最佳方法，掌握每天4～6點之間，人體燃燒脂肪、運動能力最巔峰時機，**進行重點部位「腰腹臀」自癒運動，讓你保持纖瘦體態和年輕的肌肉！**

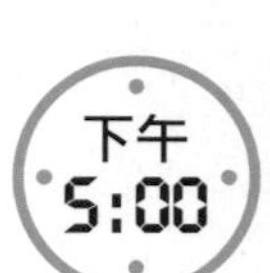

傍晚減肥 瘦身×健身黃金時段

減肥運動

瘦身 強健腿肌、膝蓋

傍晚是人體燃燒脂肪最快的時段，此時可多做瘦身運動。手肘彎曲，反覆用右手肘碰左膝蓋、左手肘碰右膝蓋，也可強健腿部肌肉關節。

★飯後90分鐘內勿做，且僅限於原地動作。

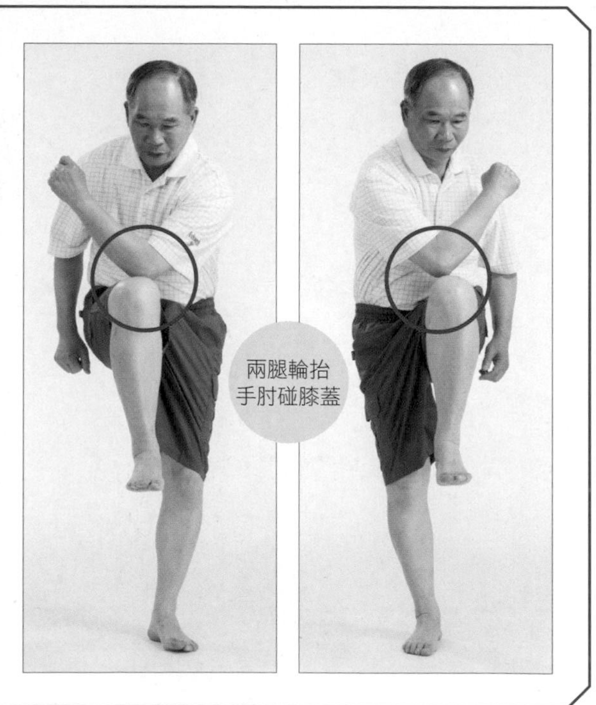

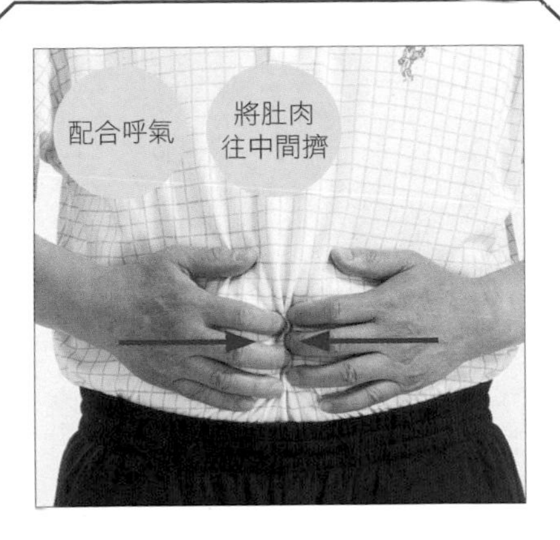

胃部運動

收縮腹部 **強化腹肌**

雙手各放在腹部左右側，先吸一口氣，呼氣時用手將腹部兩邊的肉往肚臍中間內擠，維持幾秒，連續動作，以收縮腹部。可消除內臟脂肪，改善中廣肚圍，排除胃脹氣，並強化胃部肌肉。

★飯後90分鐘內勿做。

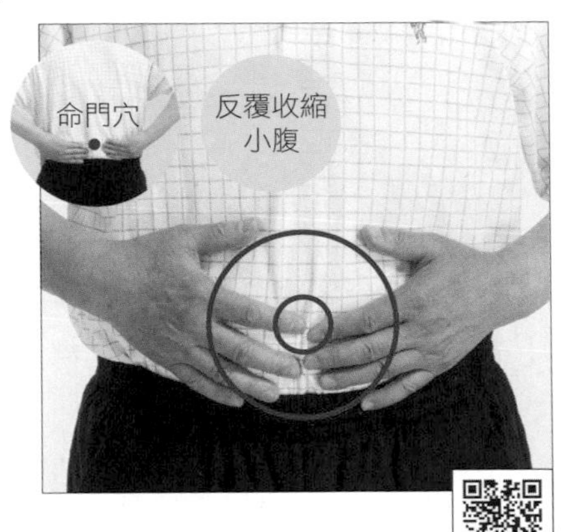

縮小腹

消除鮪魚肚 **胃脹** **經痛**

反覆收縮肚臍周圍的腹肌，拉動下腹與丹田，與後腰「命門穴」產生共振，可配合呼吸一起做：吸氣到胸，呼氣到腹部鼓起，加倍強化燃脂、腸胃蠕動、下身內分泌、子宮和膀胱機能，改善氣血不足或滯留。

★飯後90分鐘內勿做。

抬大腿

消瘦馬鞍部 **健腿強膝**

交互提高單腳膝蓋，使大腿和身體呈90度，拉動鼠蹊部，可消除馬鞍部贅肉、強化攝護腺、改善腹瀉。

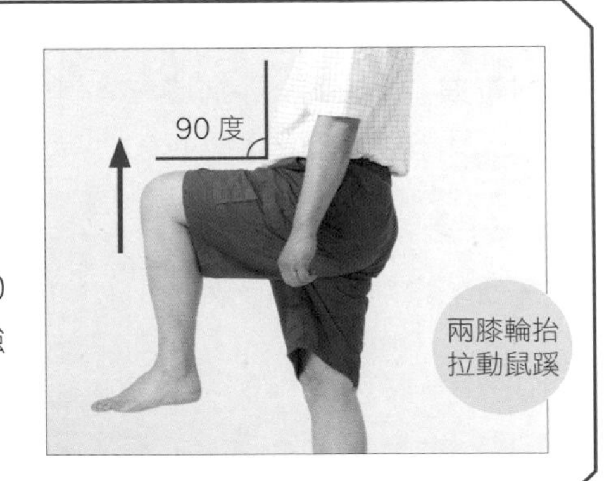

台灣廣廈 國際出版集團 Taiwan Mansion International Group

國家圖書館出版品預行編目（CIP）資料

黃木村的痠痛自癒療法（附示範影片QR碼）：百萬人都在學，3分鐘解痛！揉一揉、拉一拉，圖解對症根治99%痠痛/ 黃木村作. -- 初版. -- 新北市：蘋果屋, 2019.07
面； 公分
ISBN 978-986-97343-4-9
1.運動健康

411.71 108007634

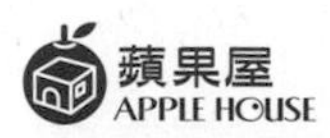

黃木村的痠痛自癒療法（附示範影片QR碼）

百萬人都在學，3分鐘解痛！揉一揉、拉一拉，圖解對症根治99%痠痛

作　　者／黃木村
執行編輯／蕭珺文・楊麗雯
文字協力／陳培英
平面攝影／子宇影像工作室
模 特 兒／黃木村・
宋育玲（星銳演藝經紀）
插　　畫／湯翔麟

編輯中心編輯長／張秀環
編　　輯／劉俊甫
封面設計／何偉凱
內頁排版／何偉凱・莊匀青
製版・印刷・裝訂／皇甫彩藝印刷有限公司

行企研發中心總監／陳冠蒨
媒體公關組／徐毓庭

整合行銷組／陳宜鈴
綜合業務組／何欣穎

發 行 人／江媛珍
法律顧問／第一國際法律事務所 余淑杏律師・北辰著作權事務所 蕭雄淋律師
出　　版／蘋果屋
發　　行／蘋果屋出版社有限公司
地址：新北市235中和區中山路二段359巷7號2樓
電話：（886）2-2225-5777・傳真：（886）2-2225-8052

代理印務・全球總經銷／知遠文化事業有限公司
地址：新北市222深坑區北深路三段155巷25號5樓
電話：（886）2-2664-8800・傳真：（886）2-2664-8801
網址：www.booknews.com.tw（博訊書網）
郵政劃撥／劃撥帳號：18836722
劃撥戶名：知遠文化事業有限公司（※單次購書金額未達500元，請另付60元郵資。）

■出版日期：2019年07月
■再版日期：2022年08月三刷
ISBN：978-986-97343-4-9